M. Ruben

Farbatlas der Kontaktlinsenanpassung

Übersetzt und bearbeitet von E. Mehdorn

Mit 605, überwiegend farbigen Abbildungen

Springer-Verlag
Berlin Heidelberg New York Tokyo 1984

Prof. Montague Ruben
Consultant Ophthalmologist and Director
Department of Contact Lenses and Prosthetics
Moorfield Eye Hospital, GB-London

Übersetzer und Bearbeiter:

Priv.-Doz. Dr. med. habil. Ekkehard Mehdorn
Augenklinik der Medizinischen Hochschule Lübeck
Ratzeburger Allee 160, 2400 Lübeck

Titel der englischen Ausgabe: M. Ruben, A Colour Atlas of Contact Lenses

3 Conway Street, London W1P 6HE, United Kingdom

CIP-Kurztitelaufnahme der Deutschen Bibliothek

Ruben, Montague: Farbatlas der Kontaktlinsenanpassung / M. Ruben.
Übers. u. bearb. von E. Mehdorn.
– Berlin ; Heidelberg ; New York ; Tokyo : Springer, 1984.
Einheitssacht.: A colour atlas of contact lenses ⟨dt.⟩

ISBN 978-3-642-69618-3 ISBN 978-3-642-69617-6 (eBook)
DOI 10.1007/978-3-642-69617-6

NE: Mehdorn, Ekkehard [Bearb.]

Softcover reprint of the hardcover 1st edition 1984

Gesamtherstellung: K. Triltsch, Würzburg
2119/3140-543210

Vorwort

Die Kontaktlinsenanpassung hat sich während der letzten 25 Jahre von Grund auf gewandelt. Aber im Gegensatz zu anderen Gebieten der Medizin, wo es der Fortschritt mit sich brachte, daß neue Therapieverfahren die alten ablösten, sind auf dem Gebiet der Kontaktlinsenanpassung trotz zahlreicher Neuentwicklungen immer noch Linsen der älteren Generationen in Gebrauch. Die technologische Entwicklung hat bislang noch keine Linse hervorgebracht, die alle optischen und physiologischen Probleme löst. Selbst wenn eines Tages Materialien aller Härtegrade und von höchster Gasdurchlässigkeit zur Verfügung stehen sollten, muß das noch nicht bedeuten, daß man damit auch das Material der Wahl in der Hand hat, das es einem ganz bestimmten Patienten ermöglicht, gut zu sehen und die Linse ein Leben lang ohne Schwierigkeiten zu vertragen. Umgekehrt kann man auch davon ausgehen, daß bei vielen Augenerkrankungen Linsen nicht gerade besonders geeignet sind, die ursprünglich nur für die Korrektur geringer Myopien gedacht waren. Diese letztgenannte Gruppe macht aber den Großteil der Kontaktlinsenanpassung aus, und die Energie, welche in Forschung und Entwicklung dieser Linsentypen gesteckt wird, übertrifft bei weitem ihre Anwendung auf anderen Gebieten.

In diesem Atlas soll deshalb die Geschichte der letzten Jahrzehnte ebenso dargestellt werden wie die augenblickliche Anpaßpraxis. Die Herstellung von Linsen kann nur kurz gestreift werden. Dieses Buch ist für den in der Klinik tätigen Anpasser als Ergänzung zu dem üblichen Lehrbuch gedacht, das oft nur eine kleine Auswahl farbiger Abbildungen enthält. Es ist unmöglich, in einem Atlas ausführlich auf die theoretischen Grundlagen einzugehen; diese müssen mit Hilfe eines größeren Lehrbuchs erarbeitet oder von einem Lehrer vermittelt werden.

Dieser Atlas mag für Leser von Nutzen sein, die sich auf dem Gebiet der Kontaktlinsenanpassung spezialisieren wollen oder für Augenärzte, Optometristen und Optiker, welche die ganze Vielfalt der Kontaktlinsenanpassung besser verstehen möchten. Dargestellt sind die zahlreichen unterschiedlichen Anwendungsmöglichkeiten der Kontaktlinsen und einige Beispiele für Augenprothesen.

Die Fotografien wurden im Verlauf mehrerer Jahre zusammengetragen, und die meisten Patienten wurden von mir selbst am Moorfields Eye Hospital behandelt. Viele der Zeichnungen waren für Vorlesungen und Veröffentlichungen entworfen worden und wurden vom Medical Illustration Department des Institute of Ophthalmology, London, ausgeführt (Zeichner Mr. Tarrant). Neue Zeichnungen wurden vom Verlagszeichner entworfen. Einige Photos und Abbildungen wurden mit freundlicher Genehmigung der Urheber abgedruckt, was jeweils im Text dankbar vermerkt ist.

Ich möchte Frau Margaret Ryder für ihre Hilfe beim Anfertigen der älteren Photos und Frau Sarah Harding für das Schreiben der Legenden danken.

Dankbar erwähnen möchte ich auch die Unterstützung durch frühere und jetzige Augenärzte, Optiker und Techniker des Moorfields Contact Lens Department, sowohl bei National-Health- als auch bei Privatpatienten; ihre Mitarbeit spiegeln die folgenden Seiten wider.

Montague Ruben

Inhaltsverzeichnis

Abkürzungen

CAB	Celluloseacetobutyrat
dpt	Dioptrie(n)
HH	Hornhaut
PHEMA	Polyhdroxyethylmethacrylat
PMMA	Polyhdrxymethylmethacrylat
Δ	Prismendioptrie

Literatur

Ruben M (1978) Kontaktlinsenanpassung. Fischer, Stuttgart New York
Ruben M (ed) (1978) Soft lenses. Bailliere Tindall, London

Weiterführende Literatur

Bier N, Lowther J (1977) Contact lens corrections. Butterworths, London
Stone J, Phillips A (1980) Contact lenses, vol 1, 2. Butterworths, London
Mandell R (1979) Contact lens practice. Thomas, Springfield, Ill.

Darin zeigt sich der Kenner,
daß er in den einzelnen Gebieten
je den Grad an Genauigkeit verlangt,
den die Natur der Sache zuläßt

———————————— *Aristoteles*

(Übersetzt nach: G. Bien (Hrsg.)
Aristoteles – Nikomachische Ethik
F. Meiner, Hamburg, 1972, S. 3)

1 Material und Linse

Physikochemische Eigenschaften

1 Einige Kontaktlinsenmaterialien

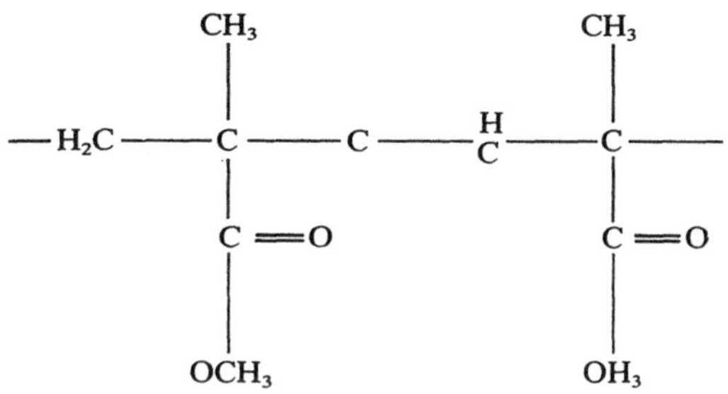

Methacrylat

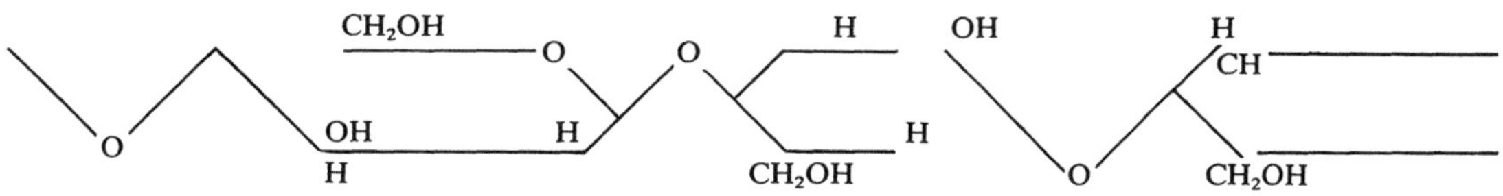

Zellulose

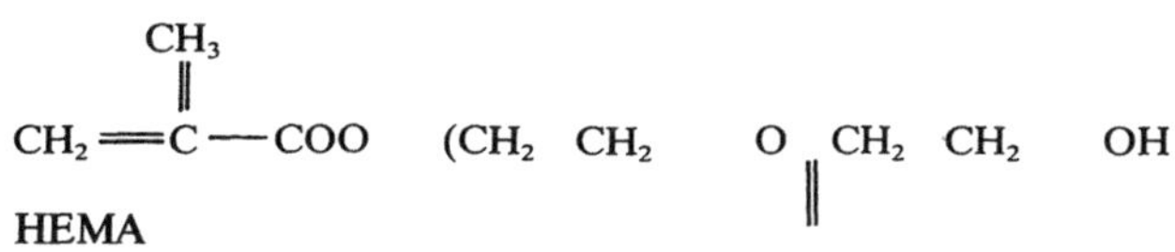

HEMA

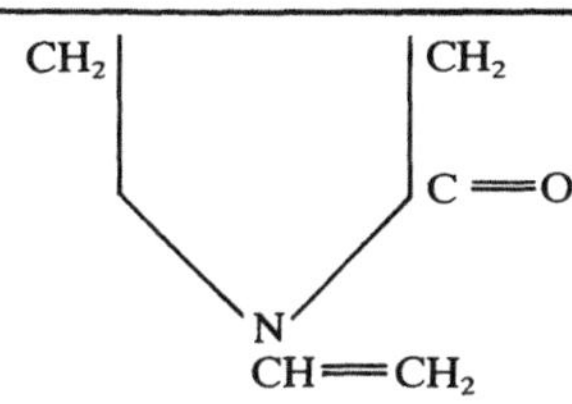

Vinyl

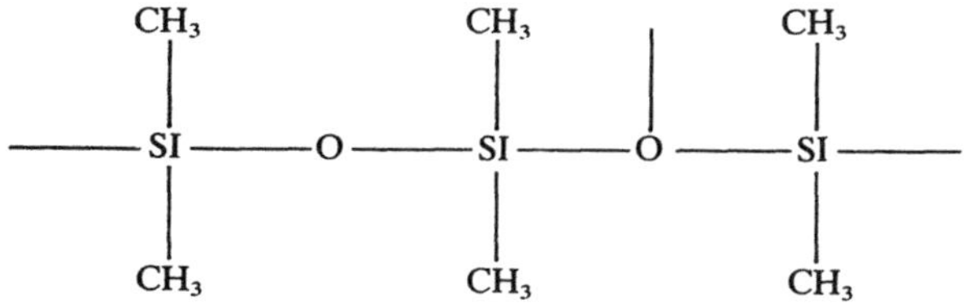

Siloxan

2 Linsensitz und Trageverhalten kann von folgenden Faktoren abgeleitet werden:

Spezifisches Gewicht
Mikropenetration (Härte)
Elastizität
Plastizität
Zugfestigkeit
Wasserabsorption
Oberflächenbenetzbarkeit
Verformbarkeit
Gasdurchlässigkeit
Wärmeleitfähigkeit
Temperaturkoeffizient (Größe/Temperatur; lineare Ausdehnung)
Wasserkoeffizient (Größe/Wassergehalt; lineare Ausdehnung)
Brechungsindex
optische Eigenschaft
Lichttransmission (%)
Gasdurchlässigkeit der Linse in Abhängigkeit von der Dicke
Materialreinheitsgrad
Polymerstabilität usw.

3 Polymethylmethacrylat-Spezifikationen (am Beispiel der USA-Spezifikationen für PMMA-Material zur Kontaktlinsenherstellung)

Spezifisches Gewicht	1,18 – 1,19
Brechungsindex	1,49 – 1,50
Zugfestigkeit	7000 – 9000
Härtegrad	M 80 – M 100
Schmelzpunkt	160 – 195 °C
Volumenverlust durch Polymerisation	6%
Wasserabsorption einer 3-mm-Probe	0,2 – 0,5% in 24 h

4 Linsengröße und -dicke in Abhängigkeit von physikalischen Eigenschaften

Material	Relative Härte	Wasser-gehalt %	Relative Sauerstoff-durchlässig-keit	Benetz-barkeit (Kontakt-winkel)	Optimaler Linsen-duchmesser	Mittlere Dicke (mm)
PMMA	1,00	1	0	70 – 50 °	7 – 12	0,12
CAB[a]	0,80	3	3 – 6	70 – 50 °	9 – 12	0,12
Siloxan-acrylbutyrat[a]	0,80 – 0,60	1 – 3	6 – 9	30 – 20 °	9 – 13	0,12
Silikon-kautschuk	0,050	0	100	90 – 50 °	11 – 13	0,20
PHEMA und Kopolymere	0,030	26 – 38	9 – 25	60 °	12 – 15	0,10
Vinyl-Hema[a]	0,020	45 – 70	25 – 60	40 °	12 – 15	0,12
Amidoamine[a]	0,015	75	60	40 °	13 – 15	0,20
Vinyl[a]	0,010	80	60 +	40 °	13 – 15	0,20

[a] Gasdurchlässigkeit hängt von Temperatur und Dicke ab. Kontaktwinkel – kleinere und größere Winkel bei harten Materialien.
Merke: Tatsächliche Mitten- und Randdicke hängen von der Brechkraft ab.

5 Die harte Linse (Definition)

Eine Linse, die sich bei normalem Liddruck, bei Körpertemperatur und einem in Tränenflüssigkeit stabilisierten Wassergehalt nicht der Augenoberfläche anformt.

6 Die weiche Linse (Definition)

Eine Linse, die sich bei normalem Liddruck, bei Körpertemperatur und einem in Tränenflüssigkeit stabilisierten Wassergehalt der Augenoberfläche anformt [normaler Liddruck = 2,5 atm (~ 253 kPa)]

7 Die flexible Linse (Definition)

Jede Linse, die sich auf dem Auge verformen kann, aber sonst die Eigenschaften einer harten Linse besitzt. Beispiel: Eine sehr dünne Hartlinse kann sich unter starkem Liddruck verformen. Biegefestigkeit: Anzahl der Verformungen, die notwendig sind, um Linsenbruch herbeizuführen.

8 Hysterese

Eine Linse ändert unter Krafteinwirkung ihre Form. Wenn die Krafteinwirkung beendet ist, geht die Linse, insbesondere die Weichlinse, nicht zwangsläufig in ihre ursprüngliche Form zurück. Das Diagramm zeigt, wie sich das Kontaktlinsenmaterial verformt, wenn die Kraft einwirkt und dann wieder nachläßt.

8

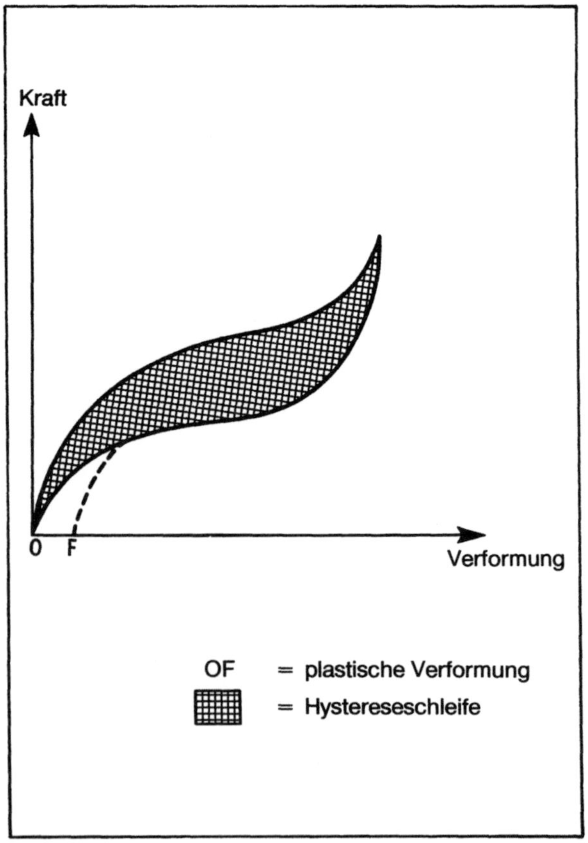

Dickenmessung bei Weichlinsen

9 Dickenmesser (Pachymeter). Das Strahlenteilerpachymeter wird an der Spaltlampe befestigt. Die Linsendicke kann in einer feuchten Kammer oder direkt auf dem Auge bestimmt werden.

10 Dickenmeßuhr. Die übliche Dickenmeßuhr mit rundem Stempel kann an einen Tongeber angeschlossen werden, so daß bei Berührung des Stempels ein Signal ertönt und keine Eindellung des Materials erfolgt (nur für hydrophile oder elektrisch leitende Materialien).

9

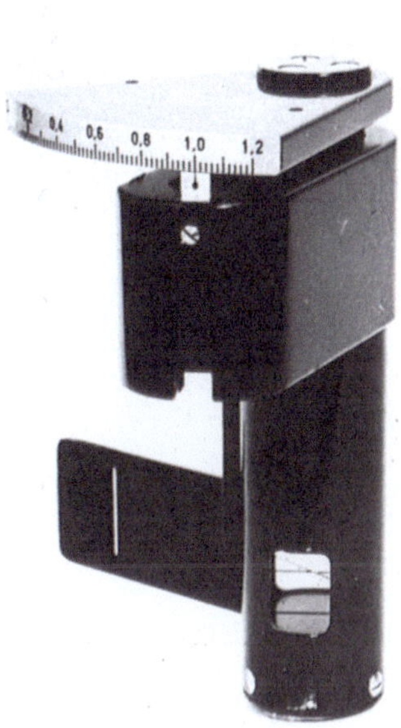

10

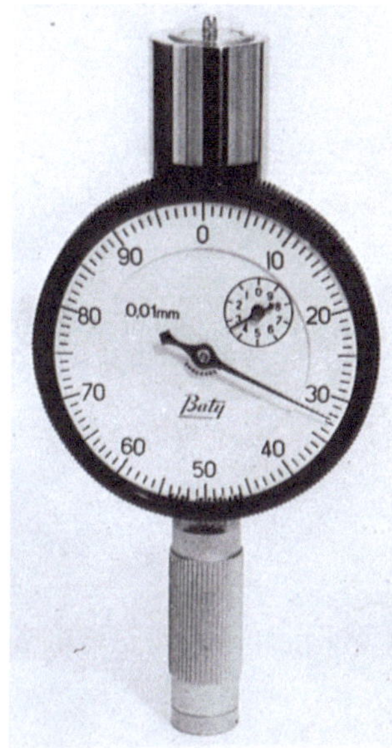

Gasdurchlässigkeit (O_2) von Material und Linse

11 Der Gasdurchtritt durch die Linse kann in einer Doppelkammer gemessen werden. Es wird die zeitliche Änderung der Gasspannung auf beiden Seiten der Linse bestimmt. Die Messung erfolgt in physiologischer Kochsalzlösung. Die Bestimmung der Gasdurchlässigkeit kann bei verschiedenen Temperaturen und Gasspannungsgradienten erfolgen, so daß sich die Gasdurchlässigkeit in Abhängigkeit von diesen Größen darstellen läßt.

11

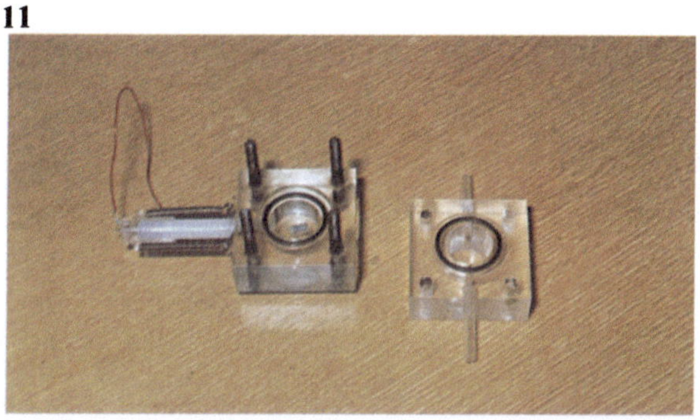

12, 13 Die Gasspannung (O_2) kann in einer Polyäthylenmembran gemessen werden, auf die eine Platinsonde gehalten wird. Wird diese Sonde auf eine hydrophile Weichlinse aufgesetzt, so läßt sich der zeitliche Verlauf der Sauerstoffaufnahme oder -abgabe der Membran erfassen. Die Sonde kann auch auf die Hornhaut oder die Linse *in situ* aufgesetzt werden.

12

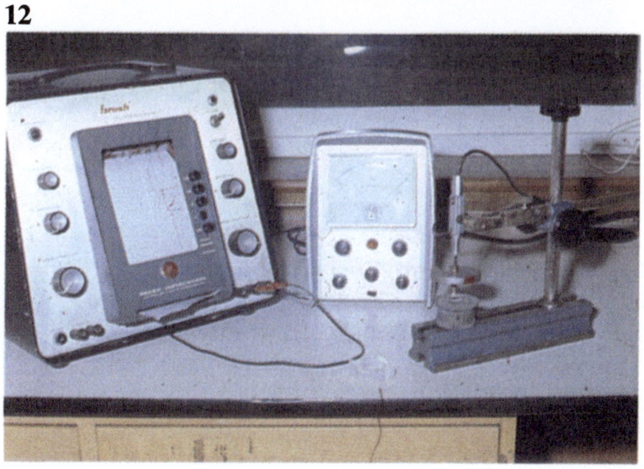

13

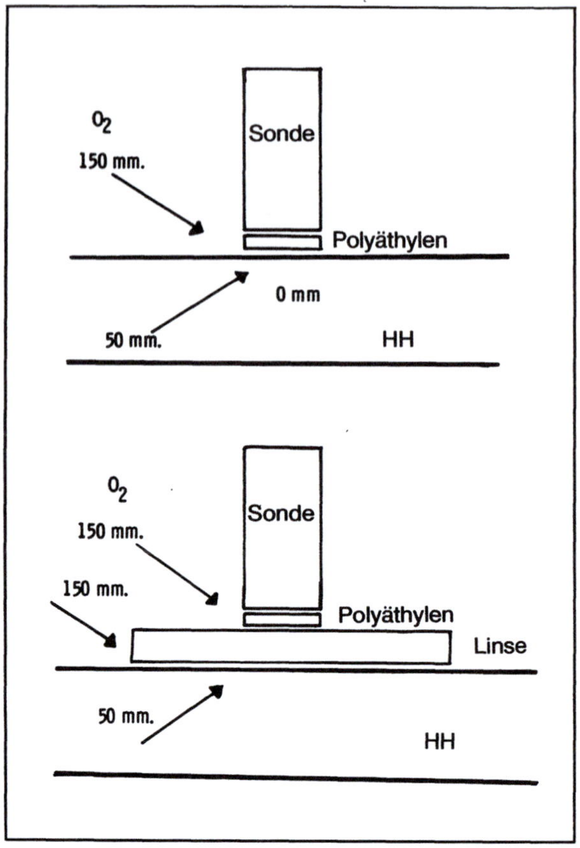

O_2-Permeabilität = O_2-Diffusionskoeffizient (D) · O_2-Löslichkeit im Material (k) = $D \cdot k \cdot 10^{-11}$ (cm^2/s) (ml O_2/ml · mmHg).

Für eine Kontaktlinse der Dicke L gilt:

$$O_2\text{-Durchtritt} = \frac{D \cdot k}{L} \cdot 10^{-9}$$

Physikalische Eigenschaften

14

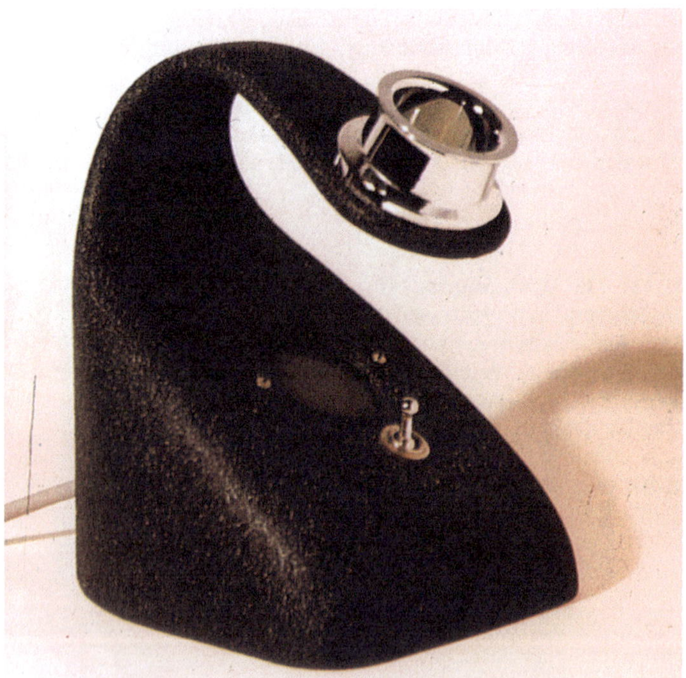

14 Polarisator. Beim Durchtritt von polarisiertem Licht durch Linsenmaterial oder durch die fertige Linse werden inhomogene Zonen sichtbar. Inhomogenitätsmuster treten bei raschem Aushärten oder abnormer Beanspruchung von Polymeren auf.

15 **Spannungslinien in 2 Kunststoffscheiben.** Nur in einer der beiden Scheiben treten Spannungslinien auf. Das Material der anderen Scheibe ist für die Herstellung von Linsen besser geeignet.

15

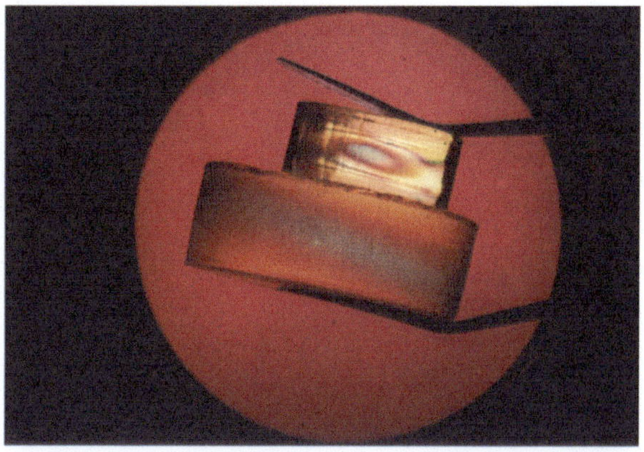

16 **Spannungslinien.** Ein weiteres Beispiel für Spannungslinien in Kunststoffmaterial, das zur Linsenherstellung verwendet wird. Bei Verformungstests werden die Zugfestigkeit und das Kriechverhalten (allmähliche Verformung) unter langdauernder Krafteinwirkung studiert.

16

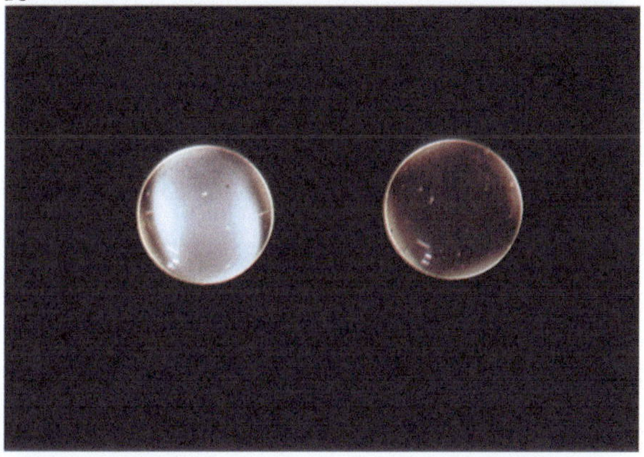

17 **Mikropenetrationstest (1).** Es wird die Kraft ermittelt, die notwendig ist, um die Nadel eine bestimmte Strecke in die Linse zu drücken. Damit erhält man ein Maß für die relative Härte der Linsen.

17

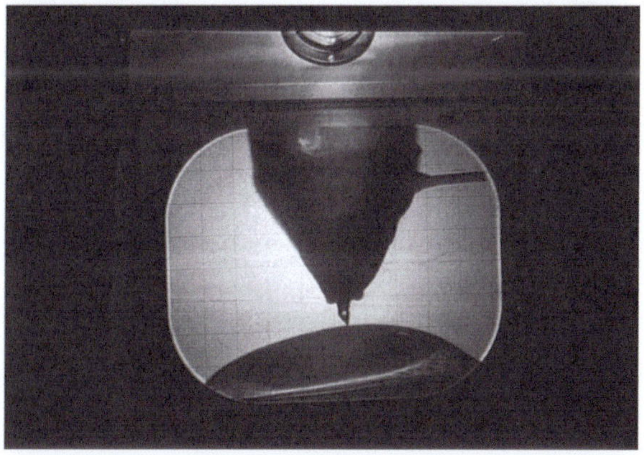

18 **Mikropenetrationstest (2).** Die Nadel steckt jetzt in der Linse.

Ergebnisbeispiel:

$$\frac{\text{PMMA (harte Linse)}}{\text{PHEMA 38\% (weiche Linse)}} = \frac{50}{1}$$

Die Härte der Weichlinse beträgt also $^1/_{50}$ des harten Materials. Härte = Widerstand gegen Eindringen der Nadel. Für die Beurteilung der Widerstandsfähigkeit eines Materials sind auch die Messungen der Zugfestigkeit und der Kratzfestigkeit von Bedeutung.

18

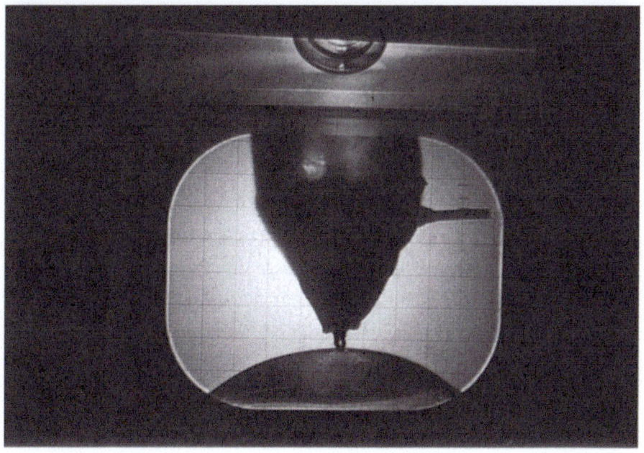

Vermessung der Form bei Weichlinsen (Schattenmeßverfahren)

19

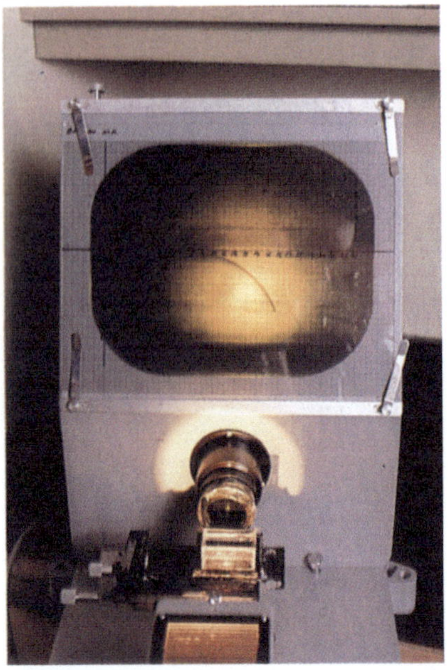

20

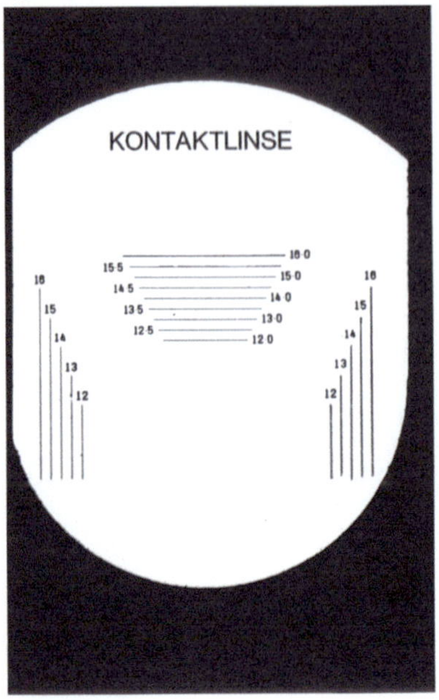

21

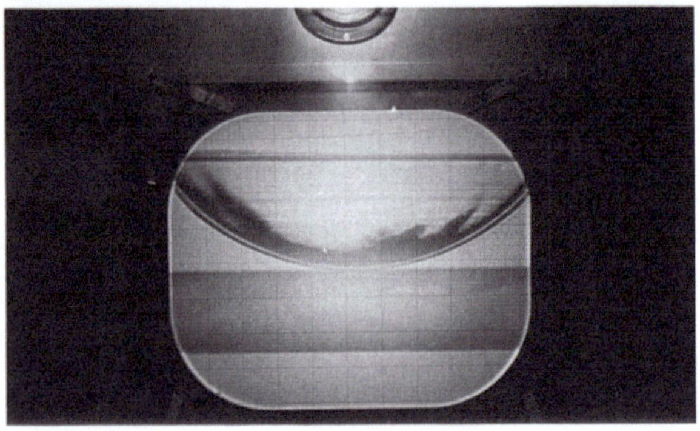

19 – 21 Schattenmeßverfahren. Der vergrößerte Schatten des Linsenprofils wird ausgemessen. Innerhalb bestimmter Grenzen lassen sich die Linsenkrümmungen aus Sehne und Scheitelhöhe berechnen. Die Linsendicke kann mit diesem Verfahren ebenfalls ermittelt werden. Die Messung kann bei 21 °C erfolgen (zum Vergleich mit den Standardtoleranzen) oder bei 33 °C, was Aufschluß über die Formänderung der Linse auf dem Auge gibt und zur Berechnung der Wärmekoeffizienten der Linse notwendig ist. Scheitelhöhe, Dicke, Größe und Krümmungen können mit diesem Verfahren gemessen werden (andere Dickenmessungen s. Abb. 9, 10).

22

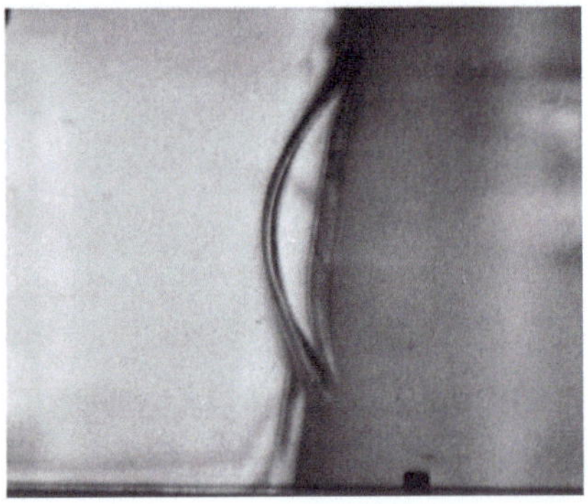

23

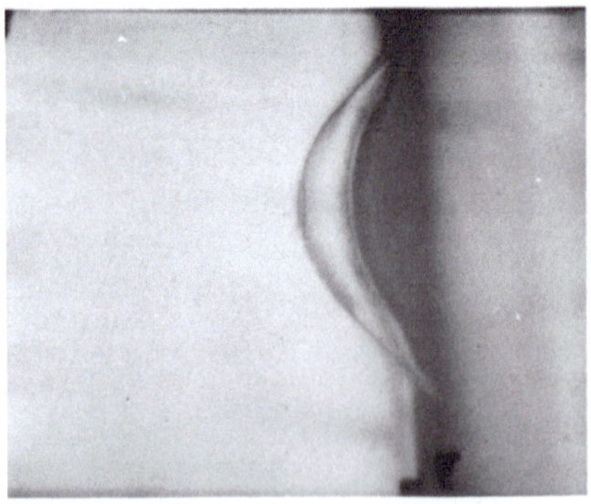

22 Schattenbild einer weichen Bifokallinse. Weiche Bifokallinse mit konzentrischem Nahteil (Focus Laboratory). Das Schattenbild macht die Form der bifokalen Linse sichtbar. Der äußere Teil der Linse hat eine stärker positive Brechkraft als der innere Teil.

23 Weiche Bifokallinse mit konzentrischem Nahteil (Focus Laboratory). Das Schattenbild zeigt die flache Innenkurve der kleinen zentralen optischen Zone im Vergleich zur ausgedehnten Nahzone (vgl. die harte Bifokallinse in Abb. 89 – 93).

24

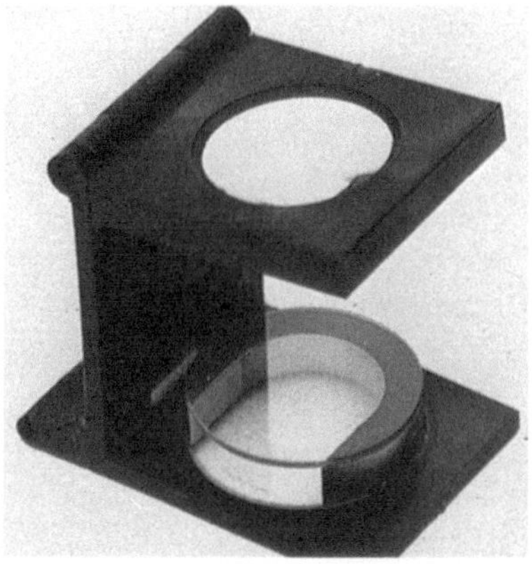

25

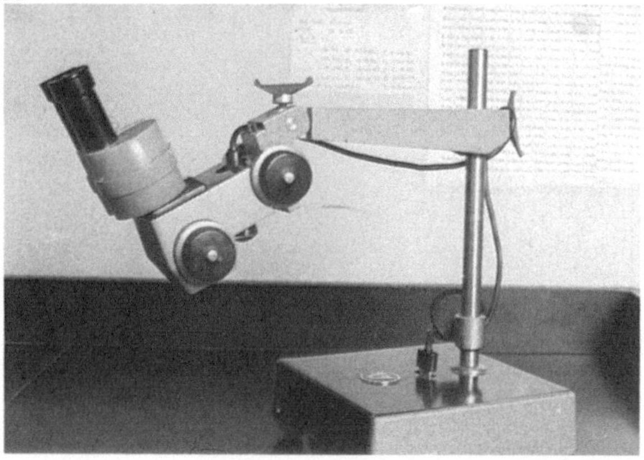

24 Einfache Meßlupe. Mit diesem einfachen Vergrößerungsglas lassen sich grobe Defekte erkennen und die Größe der Linse ausmessen. (Die Größenmessung kann auch mit der „V-Schlitz"-Lehre erfolgen, ohne Abbildung.)

25 Binokularmikroskop mit schwacher Vergrößerung. Zur Qualitätskontrolle und Manipulation von Kontaktlinsen bei schräg einfallendem Licht.

26

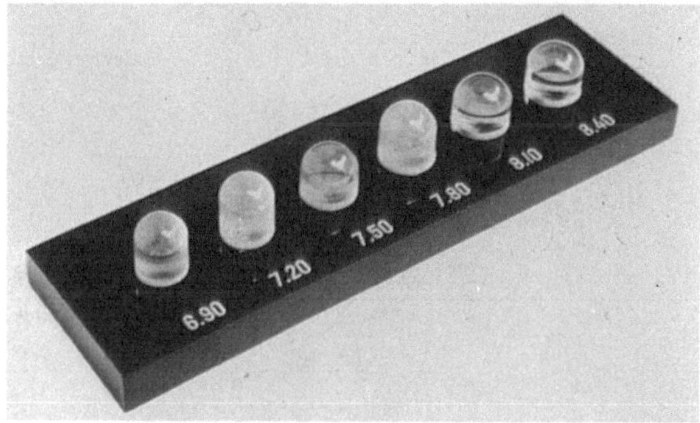

26 Sphärische Testkalotten. Satz sphärischer Testkalotten, auf die weiche Linsen aufgelegt werden können, um die Innenkurve näherungsweise zu bestimmen.

27

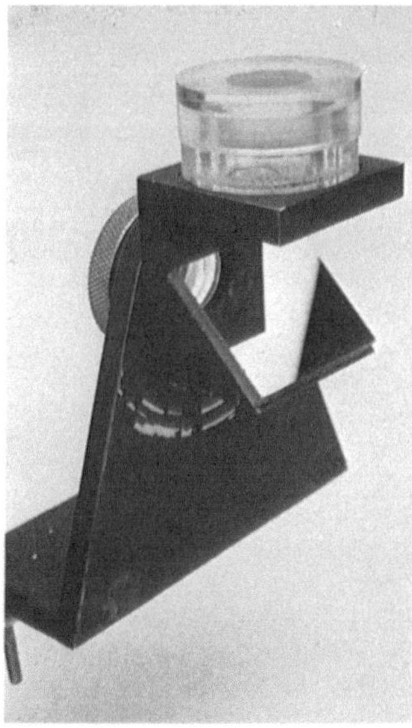

28

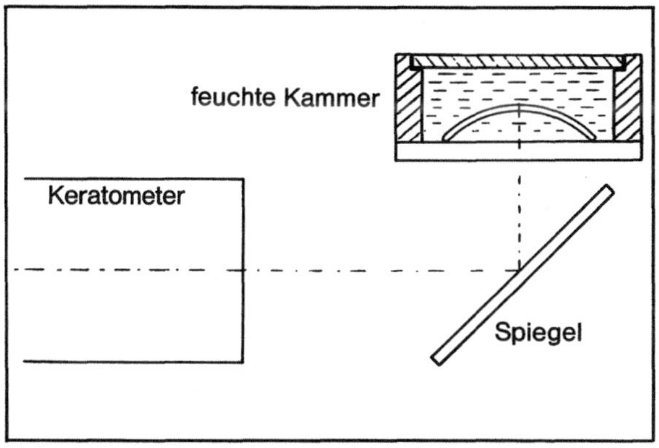

27, 28 Feuchte Kammer mit Halterung für die Keratometrie. In Verbindung mit einem Spiegel erlaubt die feuchte Kammer die Messung der Radien auch bei Gellinsen (Modell Chaston).

29

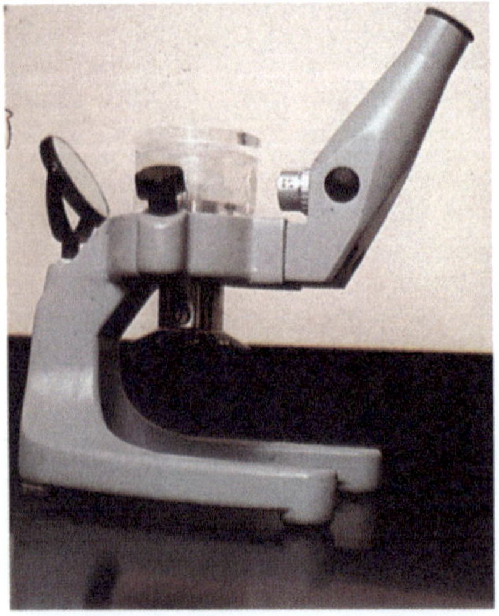

30

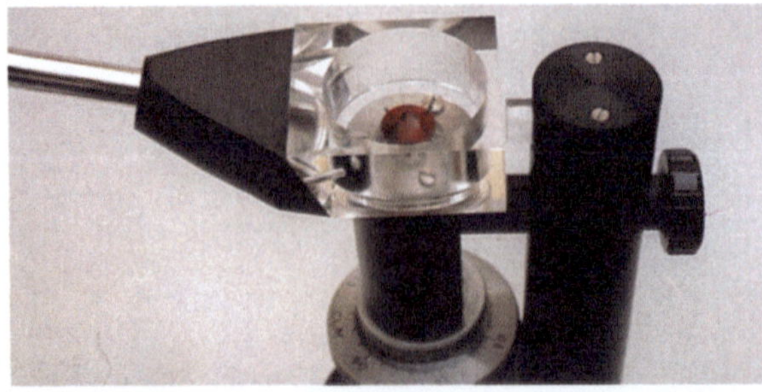

29 Scheitelmeßgerät mit feuchter Kammer für Gellinsen. Unter optischer Kontrolle wird ein Stempel solange hochgeschoben, bis er die Linse im rückwärtigen Scheitel berührt. Der Abstand zwischen Basis und Berührungspunkt ergibt den Scheitelabstand. Dieser kann in Radiuswerte umgerechnet werden (s. Abb. 72, 73).

30 Wasserzelle des Scheitelmeßgerätes. Die Linse ist zu Demonstrationszwecken angefärbt.

31

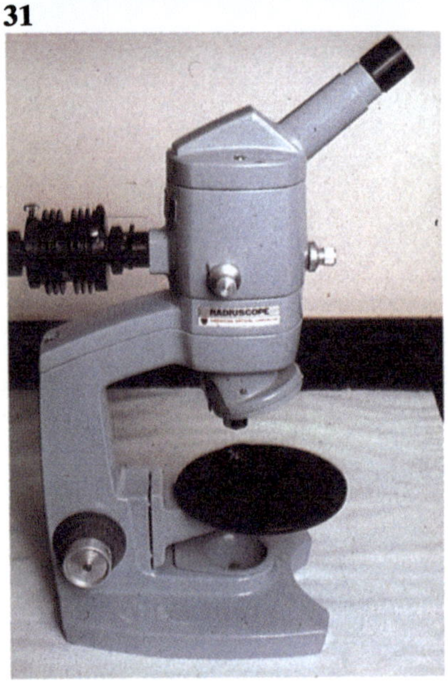

32

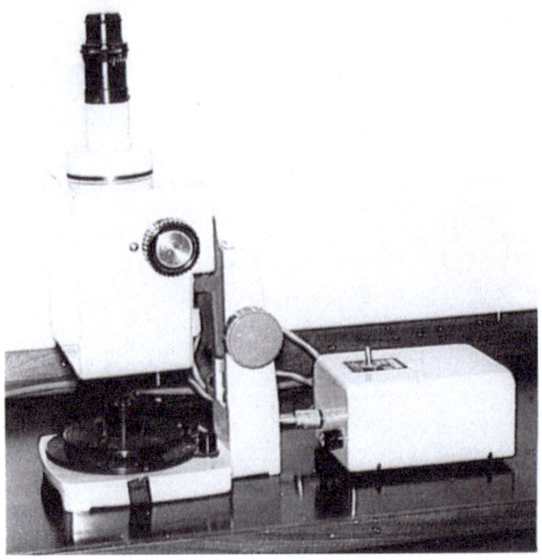

31 Radiusskop (Drysdale-Prinzip). Dieses Gerät kann auch für die Messung der peripheren Linsenkurven und der Dicke verwendet werden. Es kann mit einem elektrischen Digitalanzeiger (Nissel) gekoppelt werden.

32 Toposkop. Mit Hilfe von Interferenzmessung und Moiréstreifen läßt sich die gesamte Oberfläche einer Linse ausmessen.

33

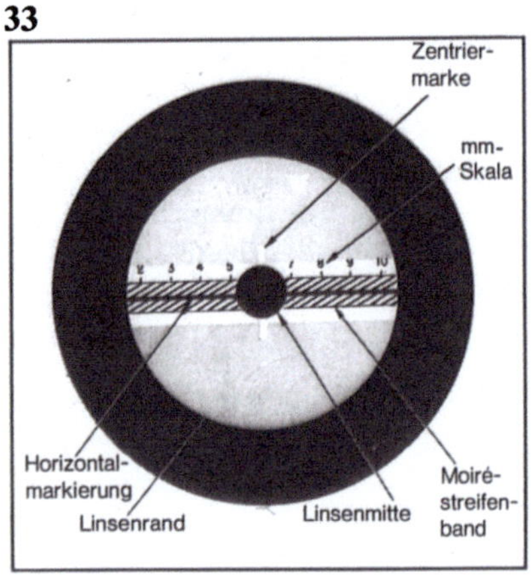

34

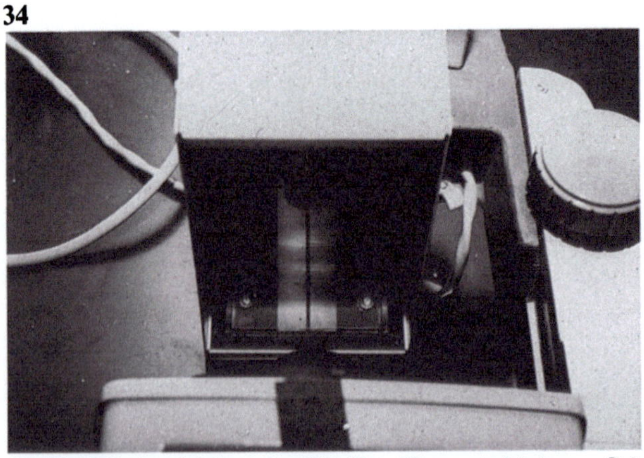

33, 34 Die Ausrichtung der Streifen über verschiedenen Sehnen ergibt nützliche Information über die Änderung der Innenkurve.

In diesem Abschnitt werden die Grundzüge der Linsenherstellung beschrieben, so wie sie in kleineren Labors möglich ist. Bei der Massenherstellung werden Dreh- und Polierautomaten verwendet. Die Gußtechnik ist besonders gut für die Massenherstellung geeignet und zeichnet sich durch gute Reproduzierbarkeit aus.

35

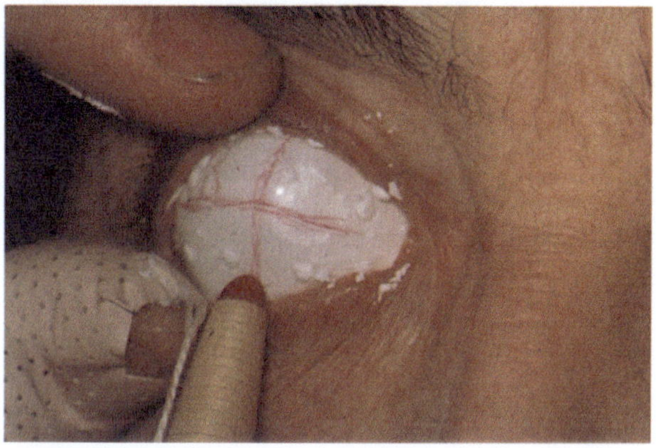

36

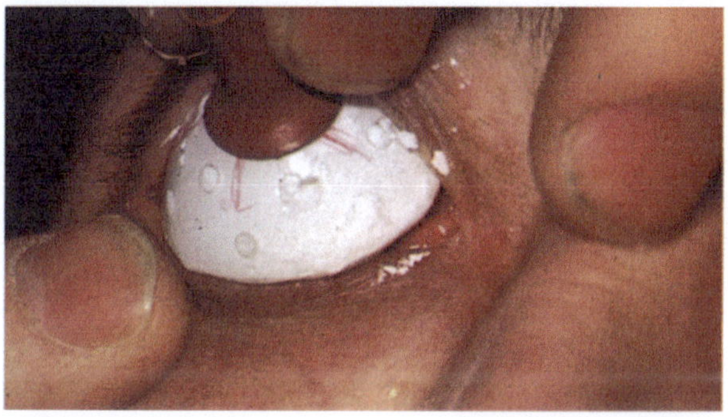

35, 36 Die gefensterte Schale wird mit einer speziellen Abgußmasse gefüllt und auf das anästhesierte Auge gesetzt. Mit einem großen Sauger wird die Schale zusammen mit der erstarrten Gußmasse entfernt.

37

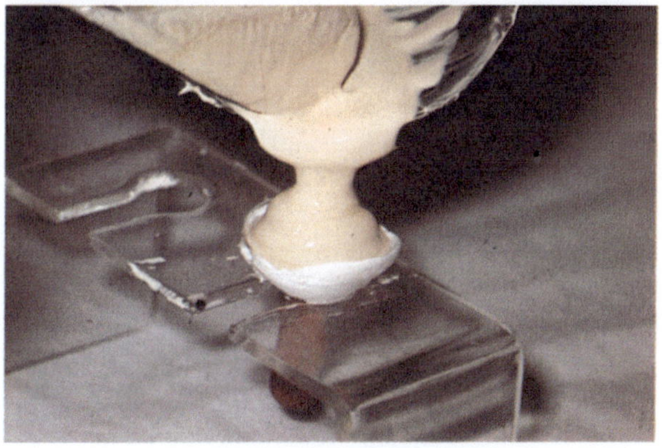

37 Gips wird in die Gußform gefüllt, wodurch man ein Gipsmodell der Augenvorderfläche erhält.

38

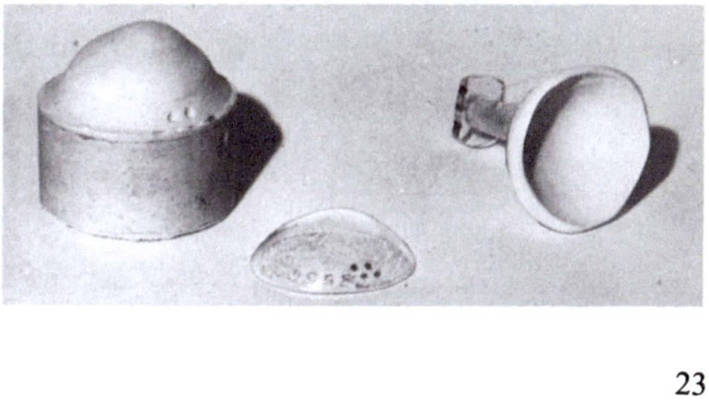

38 Injektionsmethode zur Herstellung des Gipsmodells *(links).* Schale aus Polymethylmethacrylat *(Mitte),* die von dem Gipsmodell abgeformt wurde.

39

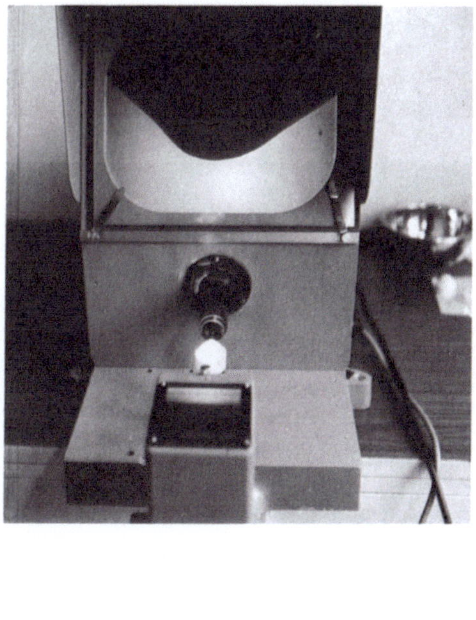

39 Schattenbild des Gipsmodells. Die Oberfläche des Gipsmodells kann als Ausgangsbasis für die Herstellung von Sklerallinsen auf der Drehbank dienen.

40

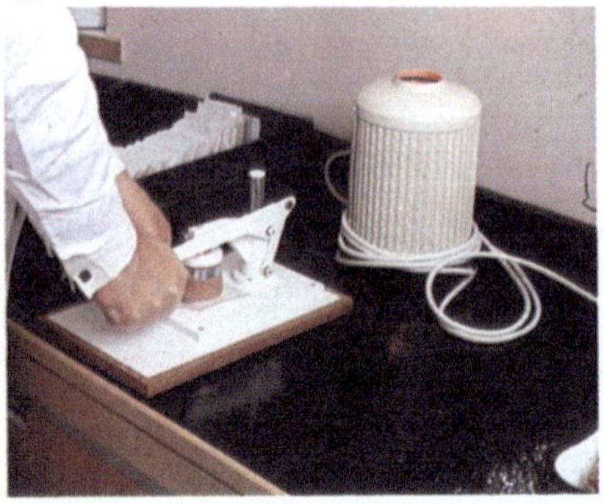

41

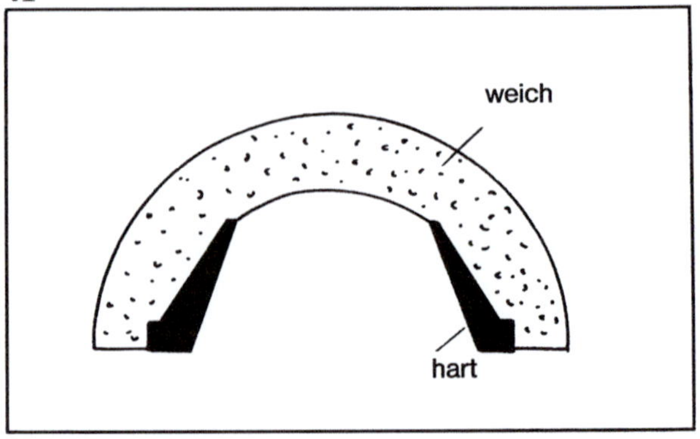

40 Pressen der Kunststofform. Eine erhitzte Plastikfolie (0,6 mm dick) wird über das Gipsmodell gelegt und mit einer einfachen Handpresse angepreßt. Dadurch erhält man die geformte Schale.

41 Handpresse. Querschnitt des Gummi- oder Plastikballs, der über die heiße Plastikfolie gedrückt wird. Die äußere Schicht des Balls besteht aus weichem, die innere aus hartem, hitzebeständigem Material.

42

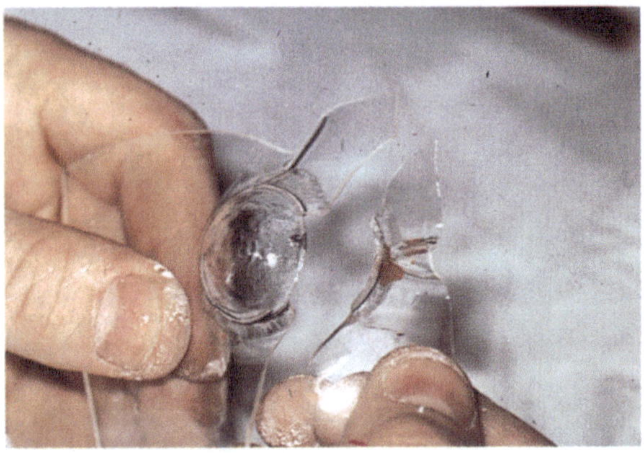

43

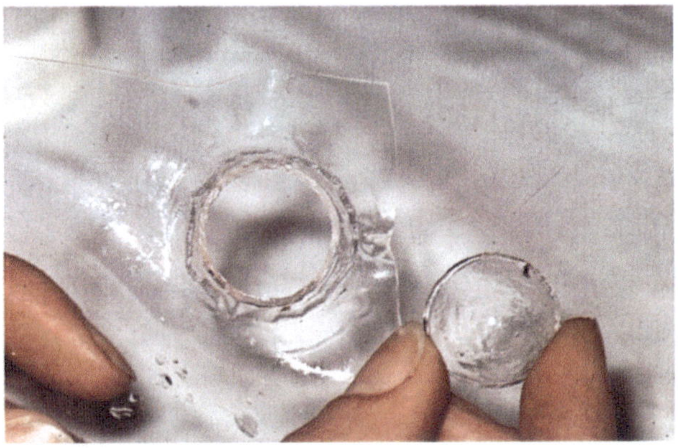

44

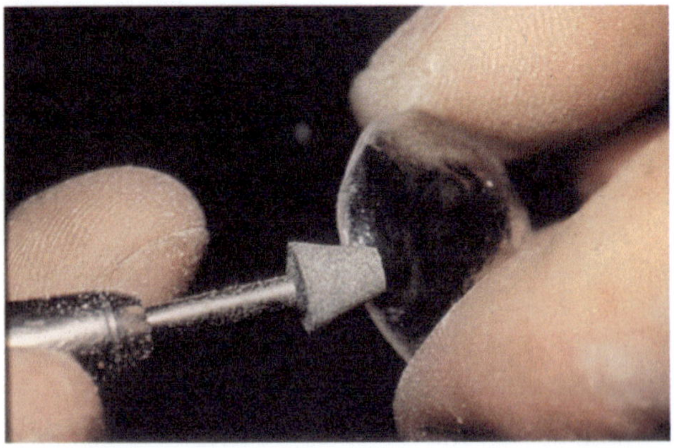

42 Abgekühlte Plastikschale. Nach dem Abkühlen behält die Skleralschale ihre Form bei.

43 Ausgeschnittene Skleralschale

44 Randbearbeitung. Der überstehende Rand wird entfernt.

45 Polieren des Randes. Der Rand wird geschwabbelt und poliert.

45

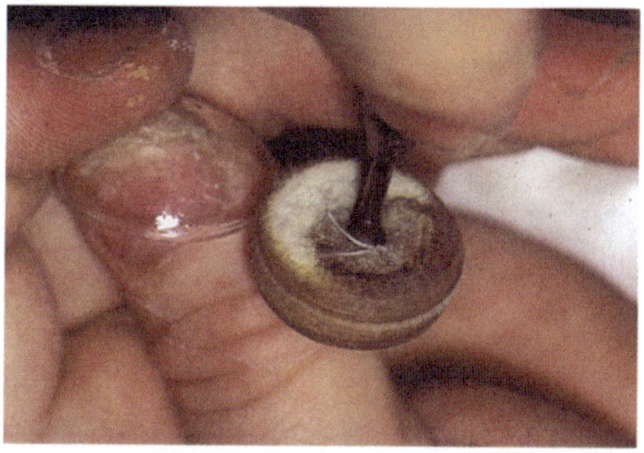

46 Fensterung (Ventilbohrung). Ein Loch wird in die Limbuszone (Übergangszone) der Skleralschale gebohrt.

46

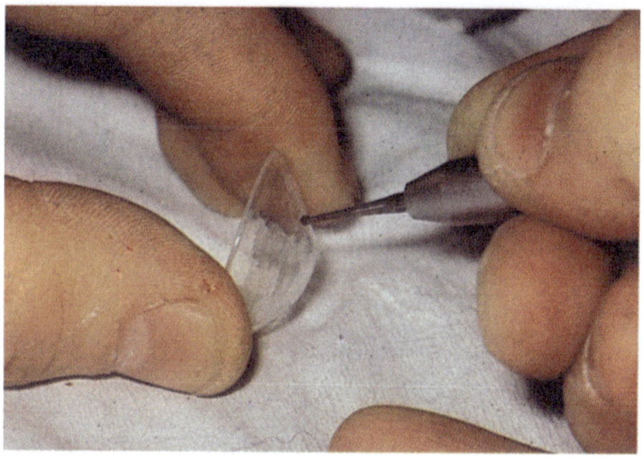

47 Schleifwerkzeuge. Mit diesen 2 diamantbeschichteten Schleifköpfen wird die Innenseite der optischen Zone eingeschliffen. Die zentrale Zone (der eigentliche optische Anteil) wird wie bei Korneallinsen auf der Drehbank gefräst.

48 Werkbank mit verschiedenen Schleifköpfen, biegsamer Welle, Bienenwachs zum Polieren u. a.

49 Vertikalspindel. Arbeitsplatz mit Vertikalspindel, verschiedenen Werkzeugen für die Bearbeitung der Innenseite, Übergangszone usw. Im linken Teil des Bildes erkennt man einen Scheitelbrechwertmesser, ein Dickenmeßgerät und eine Graviermaschine.

47

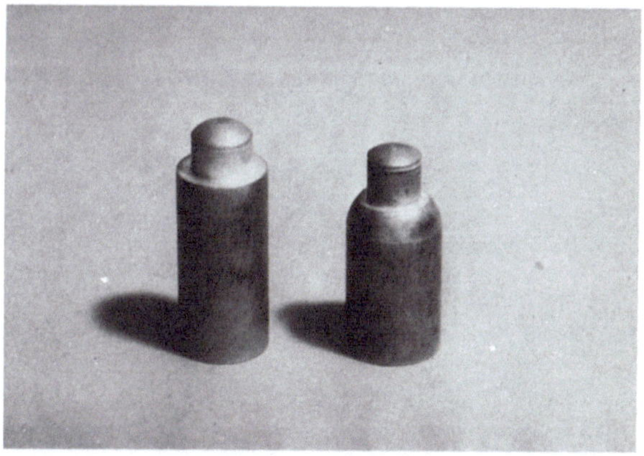

48

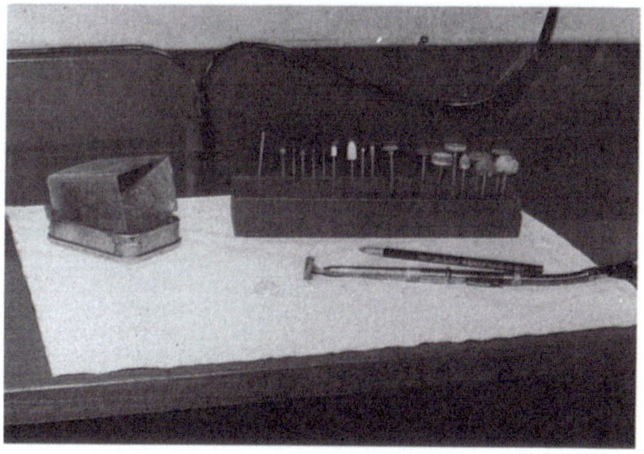

49

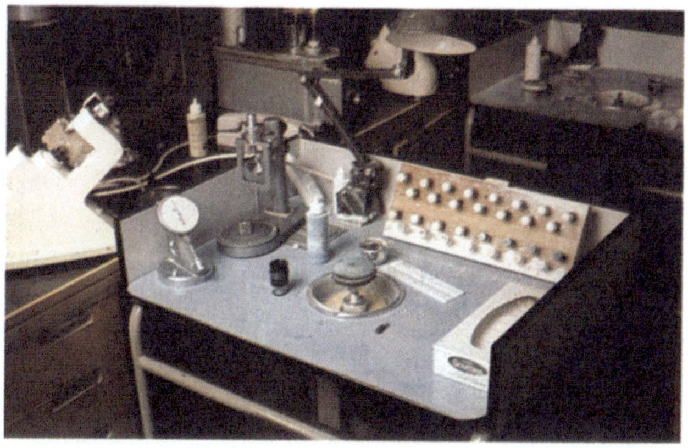

50

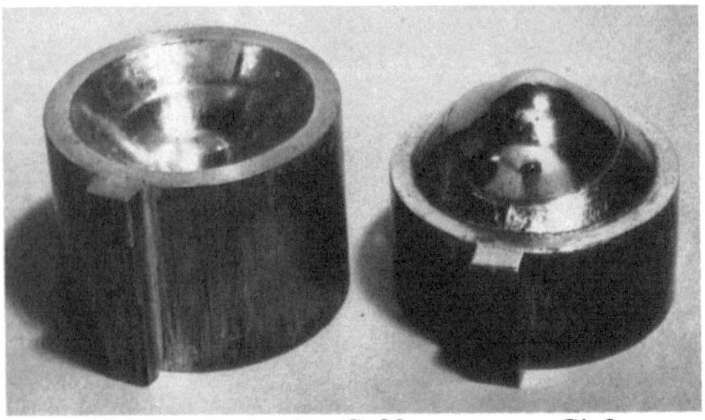

51

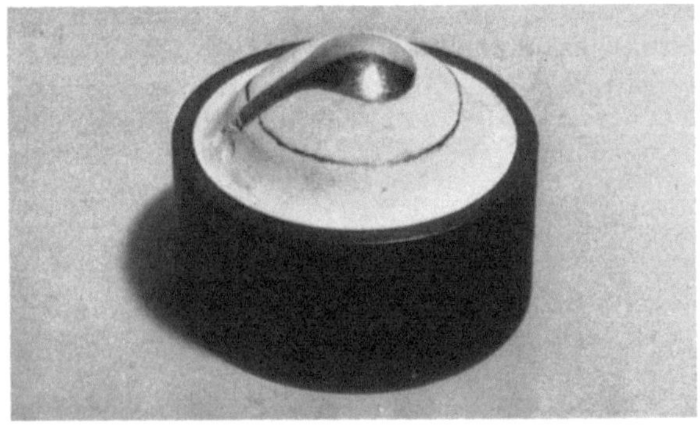

52

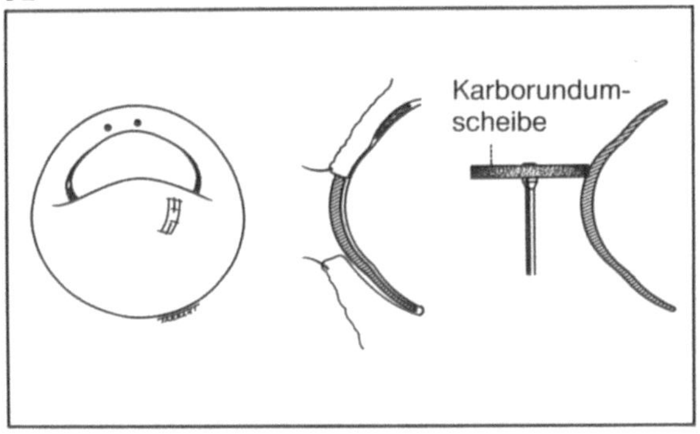

50 Positive und negative Gußformen zum Gießen von Linsen. Der Guß erfolgt in einem elektrischen Ofen unter Temperaturkontrolle (150–170 °C).

51 Herstellung einer umschriebenen Abstandszone; Beschichtungstechnik. Soll sich nachher zwischen der Skleralschale und dem Auge in einer umschriebenen Abstandszone ein Tränenfilm bilden, wird das Gipsmodell der Augenvorderfläche mit einer Metall- oder Plastikkappe beschichtet. Die Abbildung zeigt die in das Gipsmodell eingelassene Kappe, deren Oberfläche der späteren Innenoptik der Skleralschale entspricht.

52 Schlitzventil. Skleralschale mit großem Schlitz zur besseren Ventilation (O_2-Zufuhr) oder als Lidstütze bei Ptosis (s. Abb. 289–300). Trodd-Typ. Diese Form des Schlitzes kann anstelle von Ventilbohrungen verwendet werden.

Korneale und mittelgroße Hartlinsen

53 Anpaßsätze für Linsen aus hartem oder steifem Material (inkl. gasdurchlässige Linsen)

Indikation	Radius der zentralen Innenkurve	Durchmesser der zentralen optischen Zone	Gesamt-durchmesser	Rand-abhebung	Mitten-dicke	Rand-dicke	Bemerkungen
Kleine Korneallinsen für geringe Myopie/Hyperopie –10,00 – +10,00	7,00–8,50	7,00–8,30	7,00–8,70	0,13–0,13	Minuslinse 0,10 Pluslinse 0,25	0,16 0,16	
Korneale Standardlinsen für Myopie/Hyperopie –20,00 – +20,00	7,00–8,70	7,00–8,00	9,00–10,30	0,15–0,25	starke Minuslinse 0,08 starke Pluslinse 0,25	0,18 0,18	Optische Zone kleiner bei hoher Brechkraft
Keratokonus –4,00	5,5–7,50	6,00–7,00	9,00–9,70	0,15–0,15	0,12	0,18	Optische Zone kleiner bei hoher Brechkraft
Mittlere Stärke (nach Keratoplastik oder bei Aphakie) Plan oder +14	7,80–9,00	8,00–8,40	12,00–13,00	0,25–0,35	0,10 für Minuslinse 0,45 für Pluslinse	0,20	Optische Zone kleiner bei allen Stärken, Übergangszone mit 4 Löchern
Torische Hartlinsen (gestutzt mit 1,5-Δ-Basis unten) –4,00 sph. = –1,0 cyl. –4,00 sph. = –2,0 cyl. –4,00 sph. = –3,0 cyl.	0,5 mm 1,0 mm 1,5 mm (Differenz in den Hauptschnitten)	Variabel	9,50 9,50	0,15 0,15			

54 Bei Kontaktlinsen gebräuchliche Kurven
Kreis
Ellipse } (echte asphärische Kurven)
Parabel

Hyperbeln werden kaum verwendet.
Pseudoasphärische Kurven:
- multisphärisch zusammengesetzte (vgl. Abb. 66),
- zentralsphärische mit versetzten sphärischen oder
- tangentialen Randkurven (vgl. Abb. 69, 70).

54

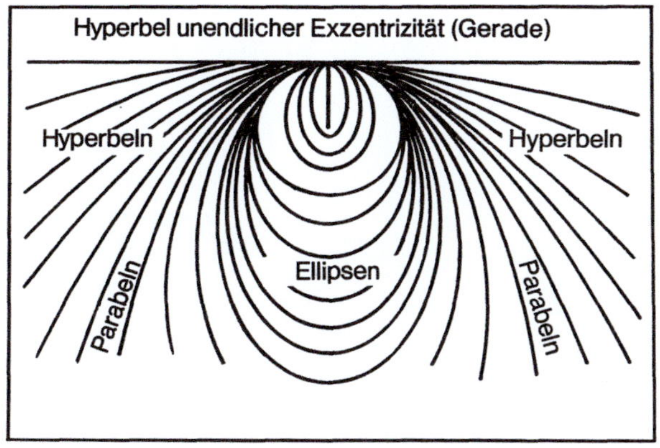

55 Plastikscheiben in verschiedenen Farben zur Herstellung von Kontaktlinsen.

55

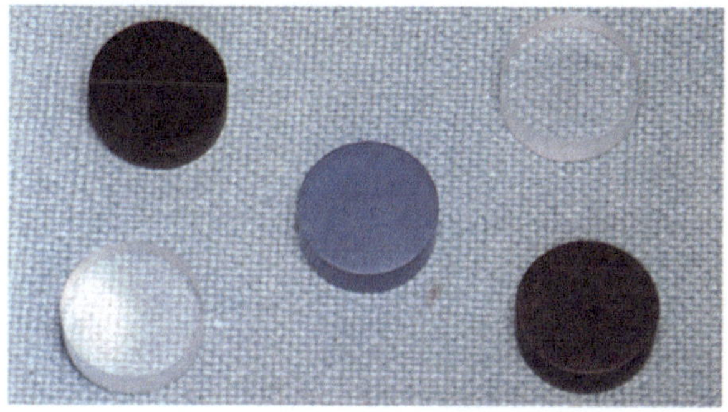

56 Drehbank. Mit dieser Drehbank (Robertson) lassen sich Außen- und Innenflächen der Kontaktlinsen mit hoher Genauigkeit schneiden (Anschluß an Computer möglich zur automatischen Massenproduktion).

57 Diamantwerkzeug. (Nissel-)Drehbank mit eingespanntem Diamantwerkzeug. *Links* erkennt man die eben zurechtgeschnittene Außenfläche der Linse.

58 Trockene PHEMA-Oberfläche nach dem Abdrehen. So sieht das trockene PHEMA-Material nach dem Abdrehen mit dem Diamanten aus, bevor es poliert wird. Eine solche unpolierte Linse kann im hydratisierten Zustand eine gute Optik haben, sie wird aber nicht vertragen.

56

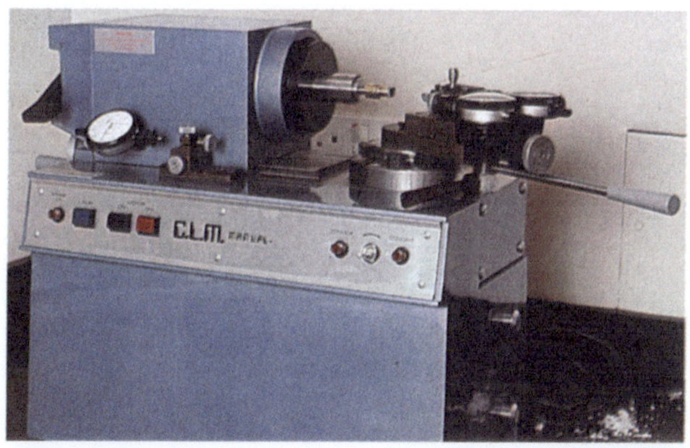

57

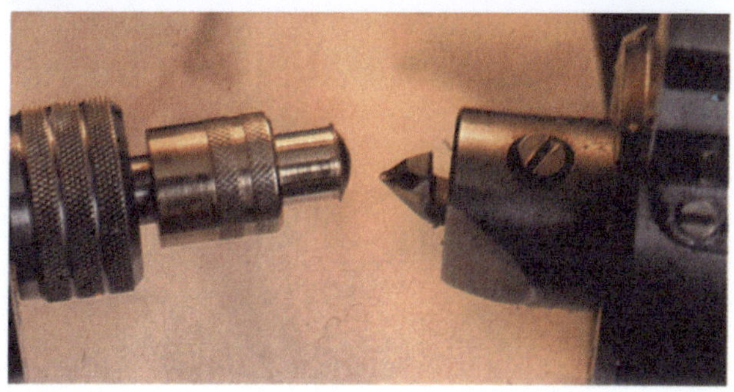

58

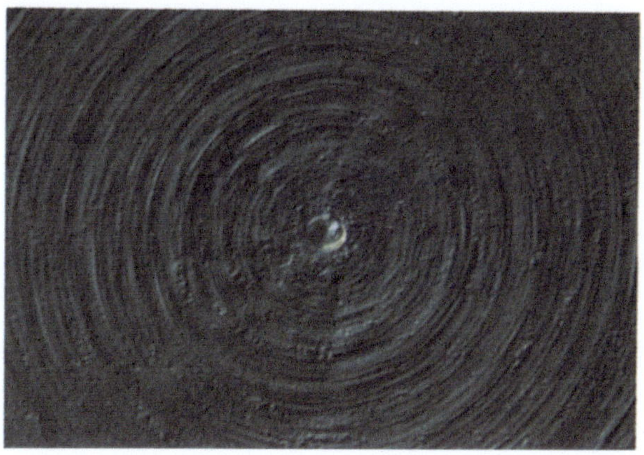

59

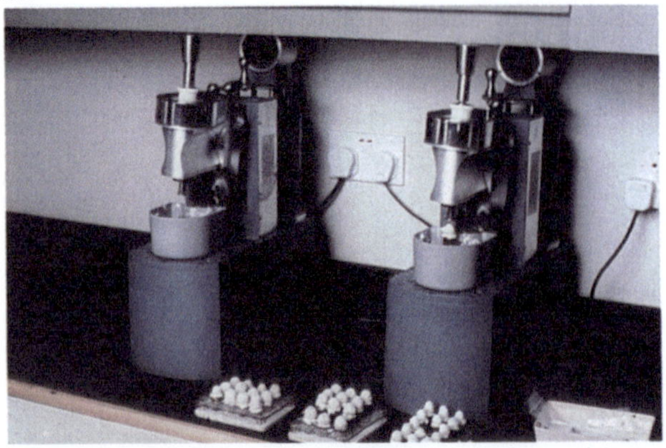

59 Oberflächenpoliermaschinen in Betrieb. Nicht abgebildet sind Maschinen für die Herstellung von Speziallinsen, z. B. von torischen Linsen (s. Literatur, S. 9).

60

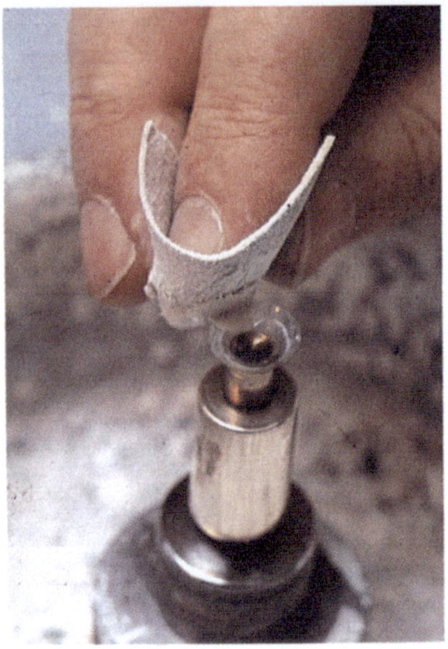

61

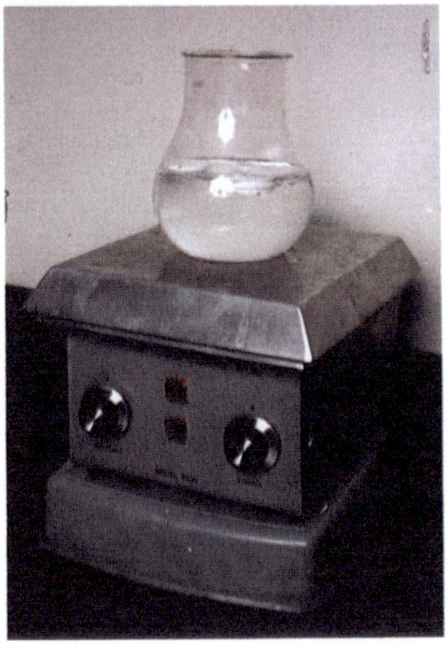

60 Randpolitur von Hand. Trotz Automatisierung verzichten viele Hersteller nicht auf die abschließende Bearbeitung von Hand.

61 Heizbare Vibratorplatte. Kombination von Heizplatte und Vibrator zum Auswaschen von Schmutz und Politurresten aus frisch hergestellten Linsen.

62

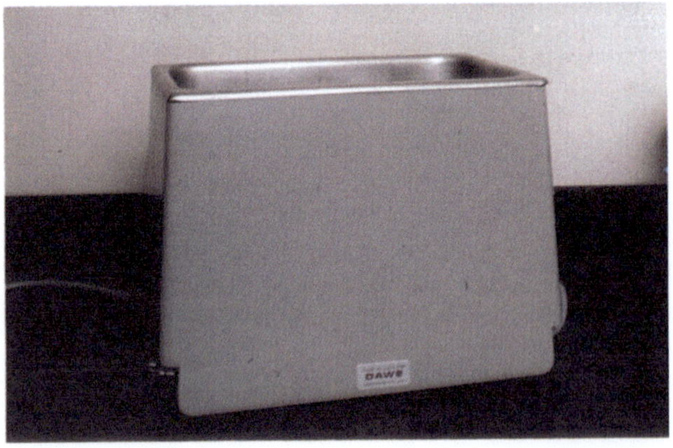

62 Ultraschalltank. Durch Ultraschall lassen sich Rückstände auf den Linsenoberflächen entfernen. Bei hydrophilen Linsen wird für das Ultraschallbad meist physiologische Kochsalzlösung, bei harten Linsen gelegentlich auch Paraffin verwendet.

2 Anpaßverfahren

Grundlagen

63

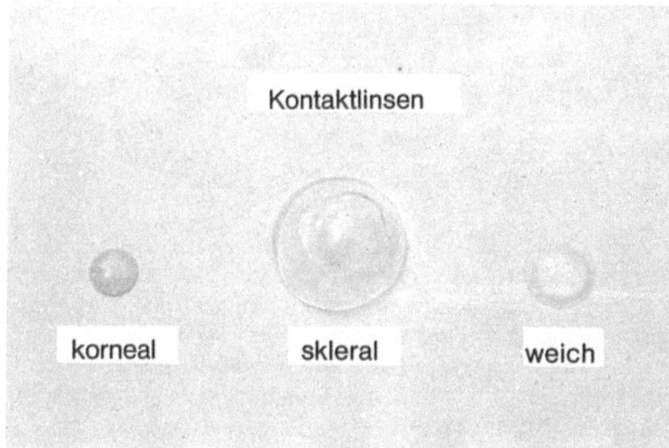

63 Die 3 Grundtypen der Kontaktlinse: harte Sklerallinse, harte Korneallinse, weiche Korneallinse. Gasdurchlässige harte Linsen sollten im Verhältnis zu den Keratometriewerten flach angepaßt werden, da ihr Durchmesser meist zwischen 9,00 und 10,5 mm liegt. Sonst gelten aber in etwa dieselben Anpaßregeln wie für harte Linsen.

64 Linsenspezifikationen

Typen	*Gesamtdurchmesser*
Korneal	7,0 – 11,5 mm
Korneoskleral	11,5 – 15,00 mm
Skleral	16 – 26 mm (gewöhnlich ist der vertikale Durchmesser 1 – 3 mm kleiner als der horizontale, z. B. $\frac{20\text{ v.}}{24\text{ h.}}$) Der periphere haptische Teil kann je nach Augenform gestaltet werden
Spezifikationen der Rückfläche	Rückfläche ein- oder mehrkurvig oder mit durchgehender asphärischer Kurve
Spezifikationen der Vorderfläche abhängig von der Brechkraft	Vorderfläche ein- oder mehrkurvig; die zentrale Kurve bestimmt die optische Wirkung
	Verkleinerung der Außenoptik, falls notwendig, um Mittendicke in Grenzen zu halten
	Mittendicke und andere Dicken je nach Spezifikationen. Bei kleineren Linsendurchmessern Mittendicke je nach Minusbrechkraft.
Weitere Kennzeichen	Ventilbohrungen – Lüftungskanäle – Schlitze
Material	Hart oder weich (chemische Bezeichnung) und evtl. Oberflächenbeschichtung
Reinigungslösungen usw.	Nach Angaben des Herstellers
Reinigungs- und Desinfektionsverfahren	Nach Angaben des Herstellers
Tönungen und Farben	Homogene transparente Tönungen. Undurchsichtige Tönungen, Einfärbungen oder photographische Beschichtungen

65 Gesetz zur Anpassung der Linsenrückfläche. Gewöhnlich ist die Linsenrückfläche flacher als die Augenvorderfläche. Im Zentrum kann die Linse parallel zur Augenwölbung verlaufen oder auch steiler als diese sein, im Randbereich muß sie aber unbedingt flach angepaßt werden. Dieses Gesetz muß bei allen Linsen beachtet werden, um eine Okklusion des Augengewebes zu vermeiden.

65

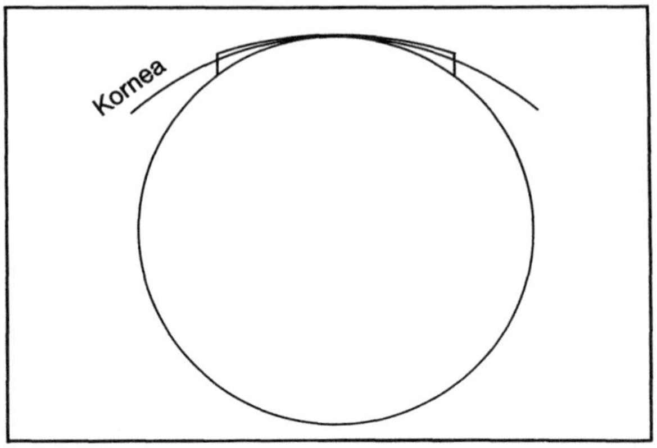

66 Wahl der Oberflächenform. Die gestrichelte Linie entspricht der Augenform. Vergleich von asphärischer (*CF, rechts*) und multisphärischer Kurve (*ABC*). Solche Kurven sind sphärisch innerhalb der zentralen 2–4 mm (d. h. sphärisch innerhalb der üblichen Meßgenauigkeit). Der *linke Teil* des Diagramms zeigt, wie mit 2 Kreisbögen, deren Mittelpunkte auf derselben Achse liegen, die Hornhautwölbung sehr gut nachgeahmt werden kann. Die Regel für die Auswahl der Innenkurve, gleich ob sphärisch oder asphärisch, richtet sich nach der Größe der Linse und der Art, wie die Linse hergestellt wurde. *1–5* sind die Zentren der Kreisbögen (*4* ist Zentrum eines Bogens mit sehr schwacher Krümmung und liegt außerhalb des Diagramms).

66

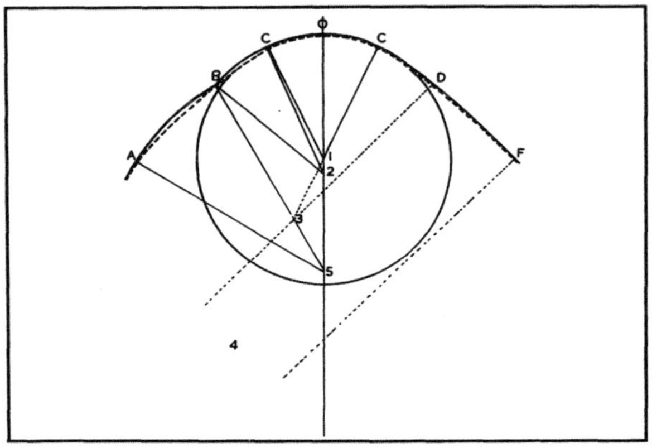

67 Optisch beste Linsenform und Form der Kontaktlinse. Vergleich zwischen Brillenglas- und Kontaktlinsenform. Beim Brillenglas kann die sphärische Aberration durch Änderung der peripheren Linsenwölbung korrigiert werden. Bei der Kontaktlinse dagegen ist die Gestaltung der Peripherie weitgehend durch die Anpaßnotwendigkeiten und die Linsendicke festgelegt und kann sich nicht nach der „besten Form" richten.
Wegen des unterschiedlichen Brechungsindex von Tränenflüssigkeit und Linse ist der Einfluß der Innenkurve auf die Gesamtform der Linse bei der Kontaktlinse im Schnitt um 2/3 geringer als beim Brillenglas.

67

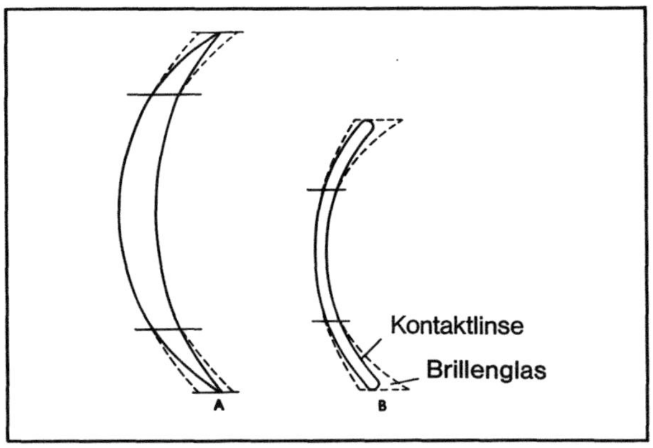

68

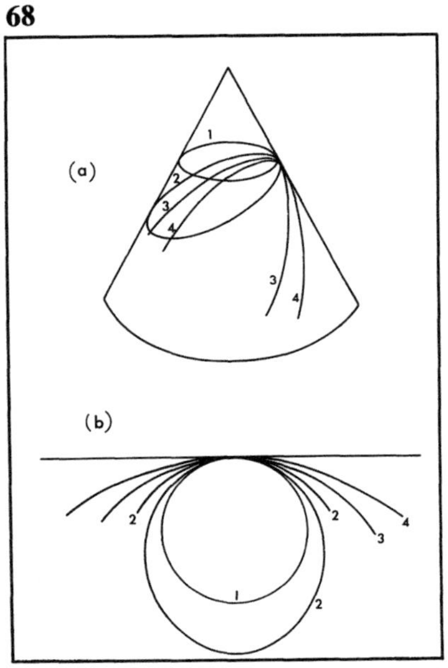

68 Kegelschnittkurven. Wird der Kegel parallel zur Basis geschnitten, entsteht ein Kreis (a). Schrägschnitte erzeugen Ellipsen, Parabeln und Hyperbeln (b). Die meisten Innenkurven von Kontaktlinsen sind mehr oder weniger elliptisch. Die Hornhaut entspricht nämlich im wesentlichen einem gekippten Ellipsoid [*1* Kreis (Kugel), *2* Ellipse (Ellipsoid), *3* Parabel (Paraboloid), *4* Hyperbel (Hyperboloid)].

Kegelschnittähnliche Kurven (Pseudokonikoide)

Die kontinuierliche Änderung der Krümmung einer Ellipse oder Parabel weist eine mathematisch definierte Progression auf. Diese kontinuierlichen Kurven kann man weitgehend durch die Kombination einer zentralen sphärischen mit einer konischen oder versetzten sphärischen Randkurve nachahmen. Beispiele hierfür zeigen Abb. 69–71.

69

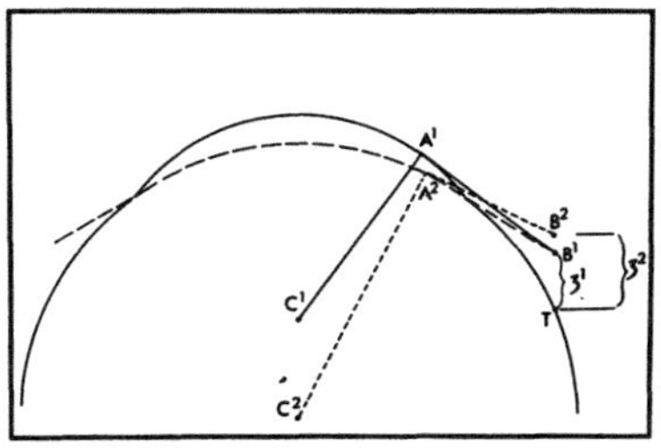

69 Zentrale Sphäre mit konischem Rand. Das Zentrum entspricht einem Kreisbogen, von dem tangential der Rand abgeht. Bei dieser Linsengeometrie führt eine zentral flache Anpassung zu einer sehr starken Randabhebung ($\mathfrak{Z}^2$). Deswegen muß die zentrale Zone über einer kleinen Sehne steil angepaßt werden, um im Randbereich einen guten Sitz zu erzielen ($\mathfrak{Z}^1$).

	Hornhaut
A^1	Übergang Kreisbogen/ Tangente
A^2	Limbuszone
C^1A^1	Radius der zentralen optischen Zone
C^2A^2	HH-Radius
B^1T	$\mathfrak{Z}^1$ (achsiale
B^2T	$\mathfrak{Z}^2$ Randabhebung)

70

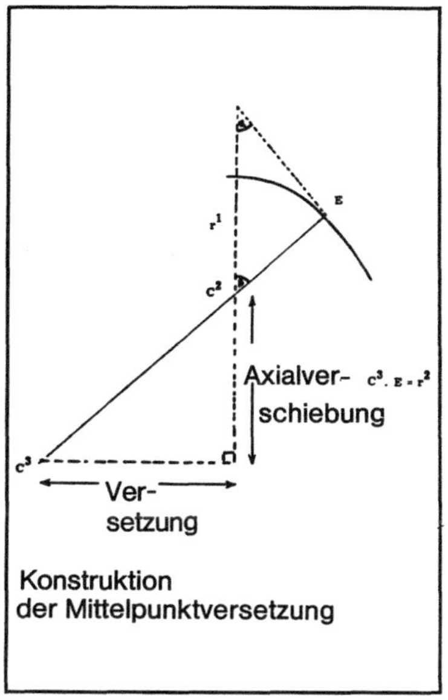

71

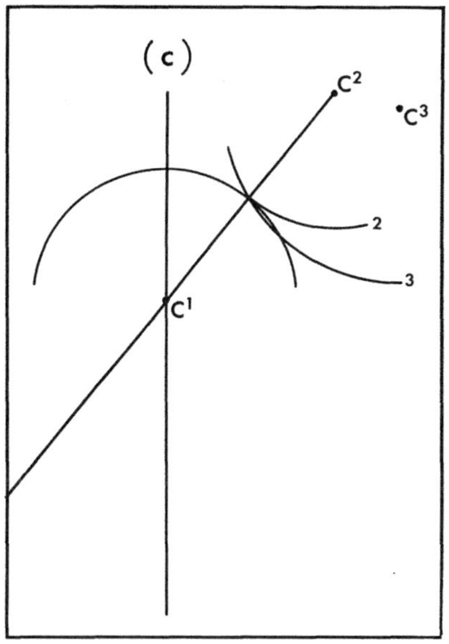

70 Zentrale sphärische und versetzte sphärische Randkurven. Das Zentrum ist sphärisch und nur geringfügig steiler als der mittlere HH-Radius. Die Randkurve ist ebenfalls sphärisch, ihr Mittelpunkt C^3 liegt aber versetzt neben der Achse, wobei die in Abb. 70 angegebene geometrische Konstruktion der Mittelpunktversetzung bewirkt, daß die zentrale und periphere Sphäre kontinuierlich ineinander übergehen. Die zentrale Sphäre hat einen kleinen Durchmesser. Eine solche Innenkurve ist besonders nützlich bei Keratokonus.

71 Pseudoasphärische Gestaltung. Diese kann auch für die Randzone von Vorderflächen verwendet werden (s. Weichlinsen).

72

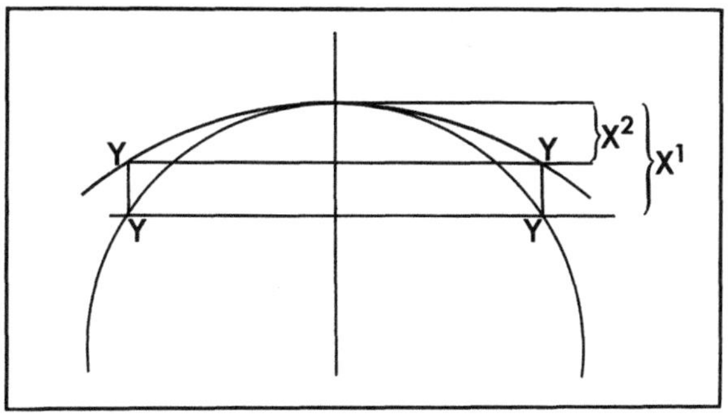

72 Beschreibung von Kurven durch den Scheitelabstand X.

$$r = \frac{y^2}{2x} + \frac{x}{2}$$

$$x = r - \sqrt{r^2 - y^2}$$

Auf diese Weise kann jede gekrümmte Oberfläche, z. B. die einem Kegelschnitt nachgebildete Oberfläche einer Linse, durch den Radius und die zugehörige Sehne sowie durch den Scheitelabstand definiert werden. Jede Kontaktlinse hat einen Gesamtscheitelabstand. Ist dieser bekannt, kann man zu einer zentralen Sphäre von bestimmtem Durchmesser die passende Randzone entwerfen.

73

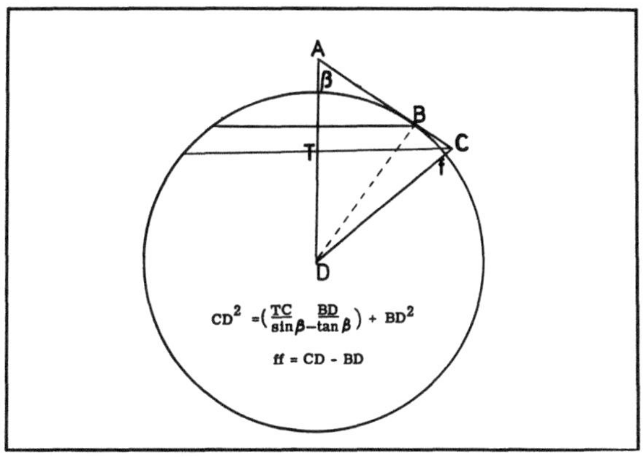

73 Axiale Randabhebung ($\mathfrak{Z}$). Der Abstand zwischen Linsenrad und verlängerter zentraler Innenkurve kann radiär (wie in Abb. 73) oder senkrecht zur Sehne (axial, Abb. 72) gemessen werden. Sind Radius und Sehne der zentralen Innenkurve sowie Gesamtdurchmesser und Randabhebung der Linse bekannt, kann die vollständige Innenkurve der Linse konstruiert werden.

Die Hornhautkurve verläuft in etwa zwischen der Verlängerung der zentralen Innenkurve und der Randkurve (s. Abb. 65).

74, 75 Herleitung von Formeln für Kegelschnitte
(nach A. G. Bennett)

$$P = \text{Exzentrizitätsfaktor} = \frac{2\,r_0\,x - y^2}{x^2}$$

$$(\text{Exzentrizität})\; E = \frac{1 - 2\,r_0\,(x^2 + \mathfrak{Z}) - y^2}{(x^2 + \mathfrak{Z})^2}$$

$$P = 1 - E^2$$

$$\text{Parabel} \;= y = A\,x^2$$

$$= y^2 = 2f\,(1 + E)\,x - (1 - E^2)\,x^2$$

Mehr über „P“. Der P-Wert oder Exzentrizitätsfaktor einer Kurve ist im Diagramm der Abb. 75 mit den $\mathfrak{Z}$-Werten für verschiedene Aperturen (Linsendurchmesser) in Beziehung gesetzt. Mit zunehmender Exzentrizität und zunehmendem Linsendurchmesser nimmt die axiale Randabhebung zu. Große Linsen (über 9 mm) erfordern feine Toleranzen für die Randkurven, da die Gesamtexzentrizität bei großen Linsen erheblich ist.

P-Werte über 0 bis 0,80
Randabhebung unter 0 bis 0,25
Größe 6 – 10 mm

74

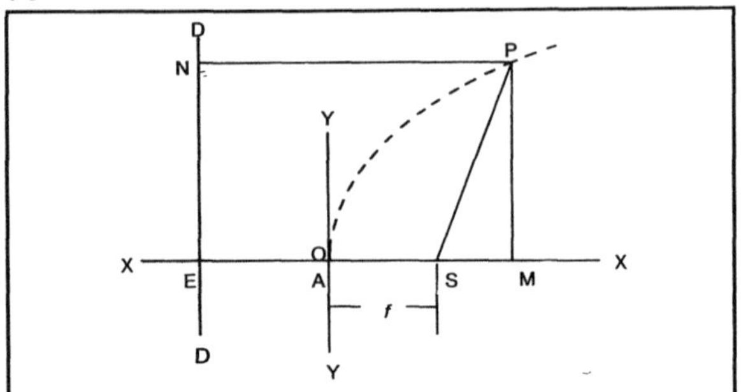

Herleitung der Formel für einen Kegelschnitt, wenn der Schnittpunkt der Koordinaten im Scheitelpunkt der Kurve liegt

75

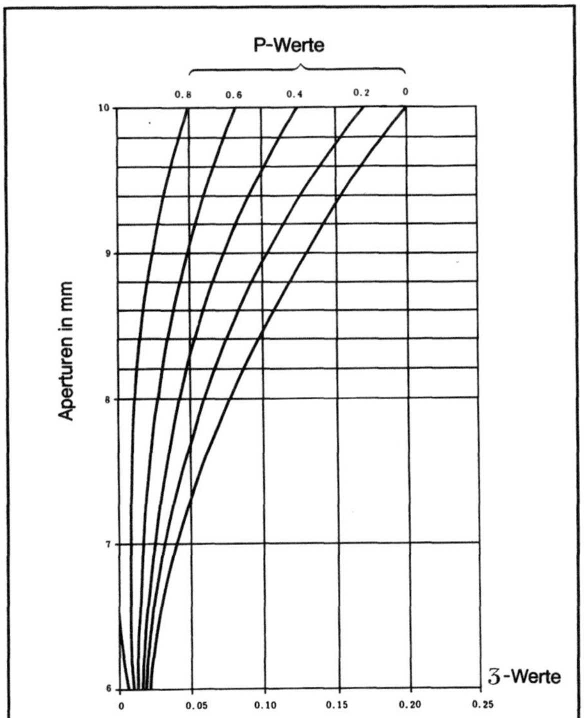

Bennetts $\mathfrak{Z}$-Werte für verschiedene Gesamtdurchmesser zwischen 6 und 10 mm und Kurven mit verschiedenen Exzentrizitätswerten

76 Verbindung von sphärischen mit torischen Oberflächen. Innenfläche einer zentralen sphärischen und einer peripheren torischen Fläche. Die zentrale Oberfläche hat einen ovalen Umriß. Es ist möglich, die zentrale sphärische Zone relativ zur äußeren torischen Zone zu dezentrieren.

77 Scheitelhöhe und kontinuierliche Kurven. In diesem Diagramm sind die Scheitelhöhen mit x und die Sehnen mit y bezeichnet. Der obere Anteil der hier gezeigten asphärischen Kurve entspricht einem Kreisbogen (Innenkurve der zentralen optischen Zone) über einer kleinen Sehne, welche hier nicht besonders bezeichnet ist und üblicherweise nur 2 – 4 mm beträgt. Die axiale Randabhebung ist $x_1 - x_2$ (vgl. Abb. 72).

76

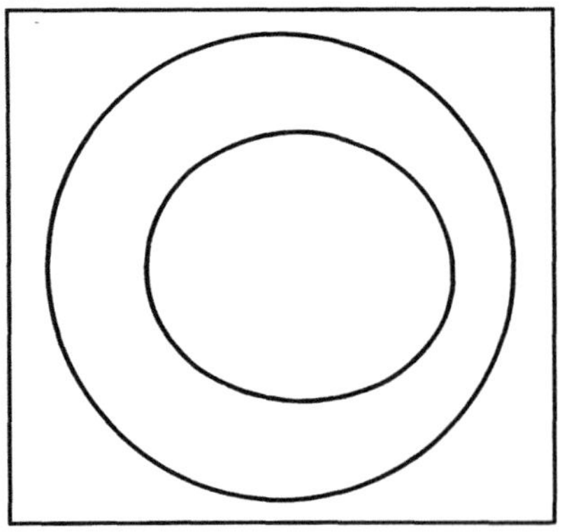

77

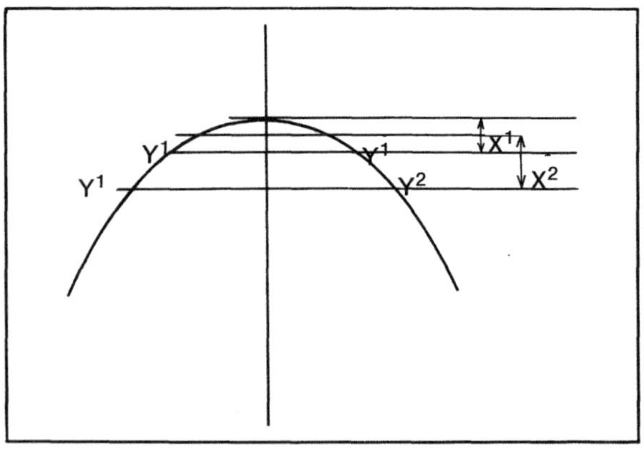

78

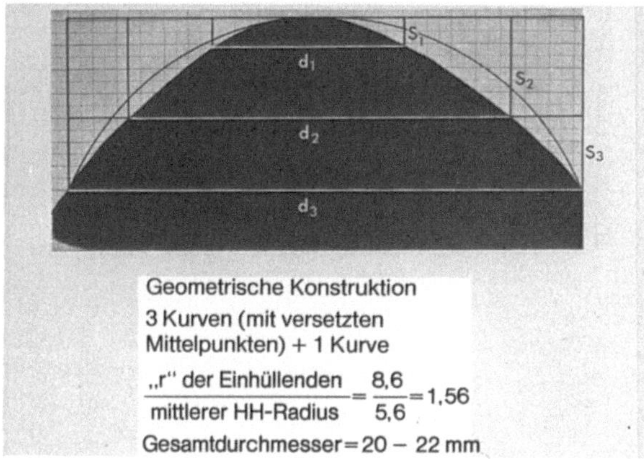

78 Konstruktion einer großen Linse auf der Basis eines Augenabgusses. In der seitlichen Projektion des Abgusses können verschiedene Scheitelhöhen und die dazugehörigen Sehnen ausgemessen werden. Mit Hilfe dieser Daten läßt sich dann die Innenkurve konstruieren. Sehnen unter 8 mm sollten nicht ausgemessen werden, da sonst die Ungenauigkeiten zu groß werden. Entsprechend den erstellten Entwürfen können dann die Linsen auf der Drehbank aus weichem oder hartem Material zugeschnitten werden.

79 Brechkraft einer Kontaktlinse. Sie entspricht der Refraktion des Auges, wenn die Innenkurve der Linse über einer Sehne von ca. 6 mm mit der HH-Krümmung übereinstimmt.

Brechkraft der Kontaktlinse $= \frac{F}{1 - dF}$;

F Brillenrefraktion,
d HH-Scheitelabstand.

Weicht die Innenkurve von dem mittleren HH-Radius ab, so müssen entsprechende Korrekturen vorgenommen werden: man rechnet 0,5 dpt für 0,1 mm Abweichung, + bei steiler, – bei flacher Anpassung.

80 Überprüfung der Linsenbrechkraft. Die Kontaktlinse wird aufgesetzt, überrefraktioniert und die fehlende Stärke zur Brechkraft der Linse addiert. Bei Abweichungen von mehr als ± 5 dpt muß der HH-Scheitelabstand rechnerisch berücksichtigt werden.

81 Übergänge zwischen verschieden gekrümmten Oberflächen. Der Übergang zwischen 2 Oberflächen mit unterschiedlicher Krümmung wird in der Praxis meist geglättet, um die Verträglichkeit zu erhöhen. An der fertigen Linse ist deshalb die Bestimmung der Sehnengröße schwierig.

79

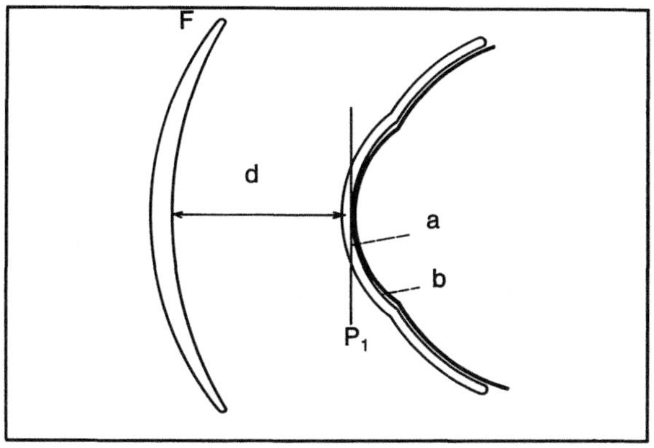

80

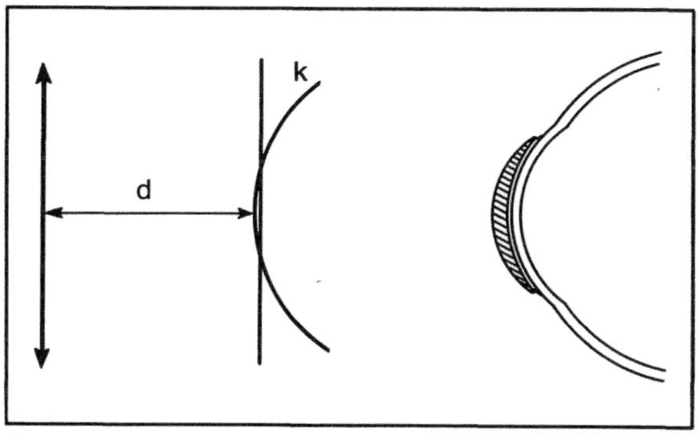

81

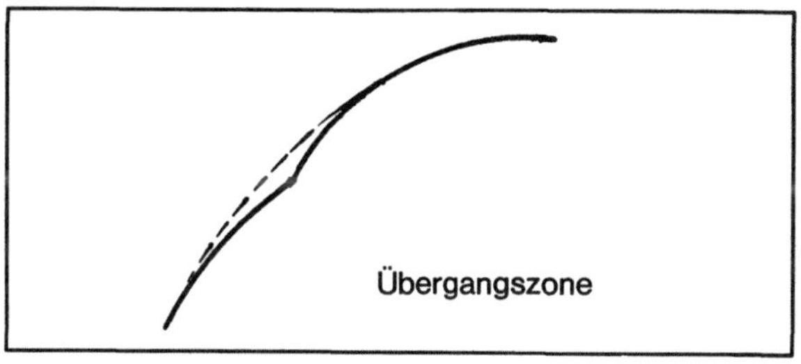

Stabilisierung von Kontaktlinsen

82

1. Normale Zentrierung durch mindestens 3 Kontaktzonen, z. B. eine zentrale und 3 periphere oder 3 periphere oder 2 innenseitige periphere und 1 außenseitige Kontaktzone mit dem Oberlid (s. Abb. 101).
2. Andere Arten der Stabilisierung:
   asphärische Innenkurven,
   Abtrennen des Linsenrandes (Stutzung, Kappung),
   Ballast (Prisma, Basis unten),
   dickere Randzone im Lidbereich,
   torische Linse.

83

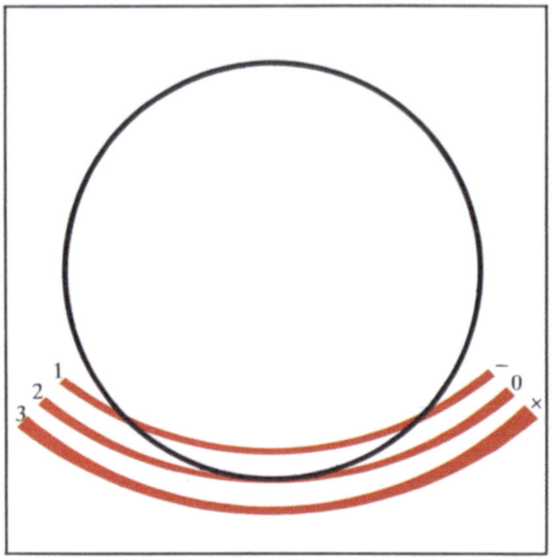

83 Lidstellung und Abtrennen des Linsenrandes. Die Abtrennung des Linsenrandes richtet sich nach der Größe der Linse und der Stellung des Lides in bezug auf die Hornhaut. Das Diagramm zeigt 3 Unterlidstellungen in Primärposition des Auges:

1 über dem Limbus,
2 am Limbus,
3 unter dem Limbus.

84 Größe der Randabtrennung. Bei Korneallinsen, die 2/3 der HH-Oberfläche bedecken, empfehlen sich folgende Abtrennungen:

	Unterlidposition	*Abtrennung*
1	(–)	1 mm
2	(0)	0,5 mm
3	(+)	keine Abtrennung

85 Prismenballast

	Stärke	
	0 – –8,0	–8,0 und mehr
Bei Minuslinsen	1	1,5
Bei Pluslinsen verwendet man optisch negative Randzone als Träger	2	2

Der Prismenballast wird oft mit einer Randabtrennung („Stützkante") kombiniert. Die Stabilisierung von Pluslinsen stellt ein schwieriges Anpaßproblem dar.

Bifokale Hartlinsen

Verschiedene Typen stehen zur Verfügung. Linsen mit konzentrisch angeordnetem Nah- und Fernteil, mit gleitendem Übergang und solche mit angesetztem Segment sind die am häufigsten verwendeten Typen.

86 Konzentrischer zentraler Fernteil mit peripherer Zone aus unterschiedlich brechendem Material

87 Bifokale konzentrische Innenkurve

88 Zentraler Fernteil mit peripherem Nahteil (feste Form). Bei diesem Typ dient ein kleiner Teil der innenseitigen optischen Zone als Fernteil. Die Außenfläche ist einkurvig.

Beispiel für eine Innenfläche:

	Radien	*Durchmesser*
1 Radius der rückwärtigen optischen Zone	8,40	5,00
2	8,00	9,60
3	12,00	9,80

Radius der vorderen optischen Zone 8,30. Zentrum = – 4,50 sph. Nahteil = – 2,5 sph.

Die hier angegebenen Werte sind nur als Beispiel gedacht. Es wurde ein Brechungsindex von 1,5 zugrunde gelegt. Ferner wurde angenommen, daß die 8,00-Innenkurve bei der großen (9,8-) Linse zu einem flachen Sitz führt und die im Vergleich zur Randzone um 0,40 flachere zentrale Innenzone eine Brechkraft von – 4,50 ergibt. In diesem Beispiel betrug der mittlere HH-Durchmesser 7,60.

89 Harte korneale Bifokallinse mit angesetztem Segment und gestutztem Rand. Beim Anpassen muß die Lage des Segments in bezug auf das HH-Zentrum und die Stellung des Unterlides berücksichtigt werden (s. Abb. 84). Die Größe des Nahsegments ist deshalb oft begrenzt.

86

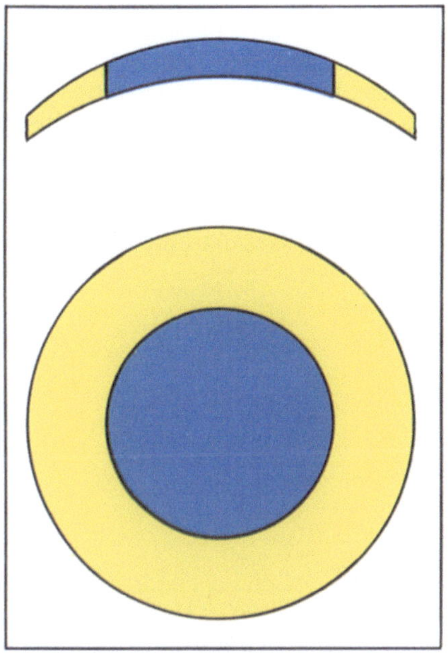

87

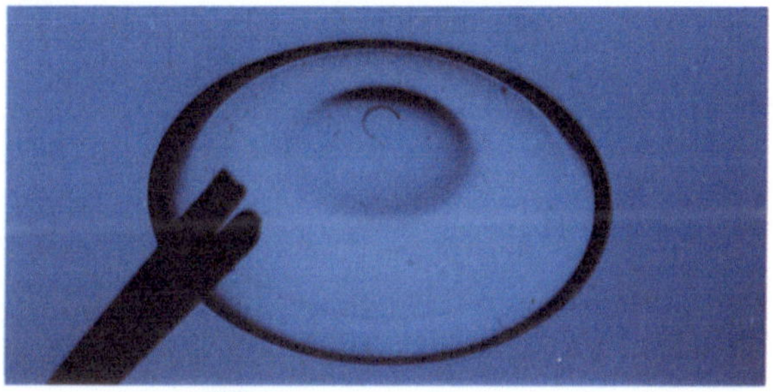

88

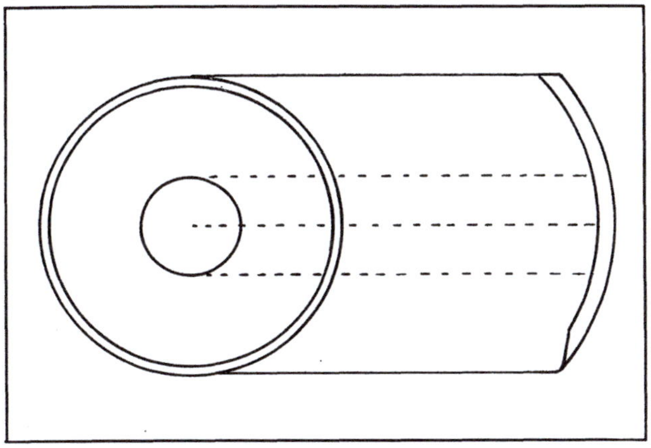

89

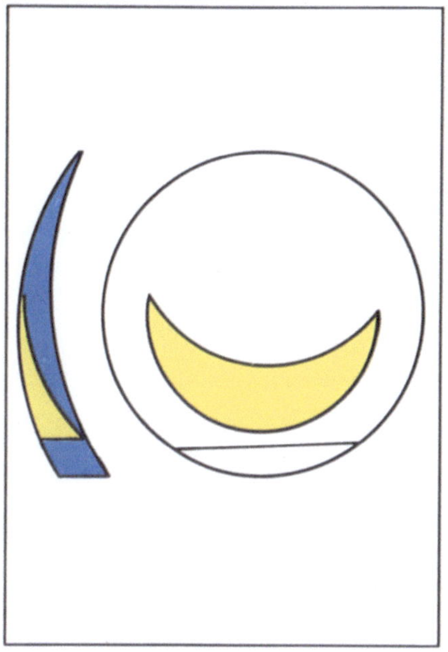

90, 91 Wirkungsweise der Bifokallinse. In der Lesestellung des Auges sollte der Nahpunkt des Nahteils auf der Gesichtslinie liegen. Wenn bei einem Patienten in Primärstellung die Unterlidkante 1 mm über dem Limbus steht, so muß eine Linse von 10 mm Durchmesser um 1 mm gestutzt werden, damit das geometrische Zentrum der Linse als Fernteil genutzt werden kann. Es genügt dann eine Blicksenkung von wenigen Grad, um den Nahpunkt in die Gesichtslinie zu bringen. Abb. 90 zeigt die Linse in der Primärstellung des Auges (*OA* Gesichtslinie); Abb. 91 zeigt die Lesestellung (- - - - Gesichtslinie in Primärstellung).

90

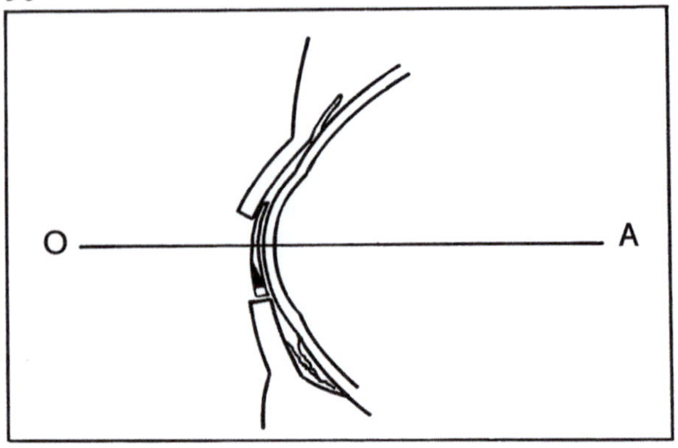

91

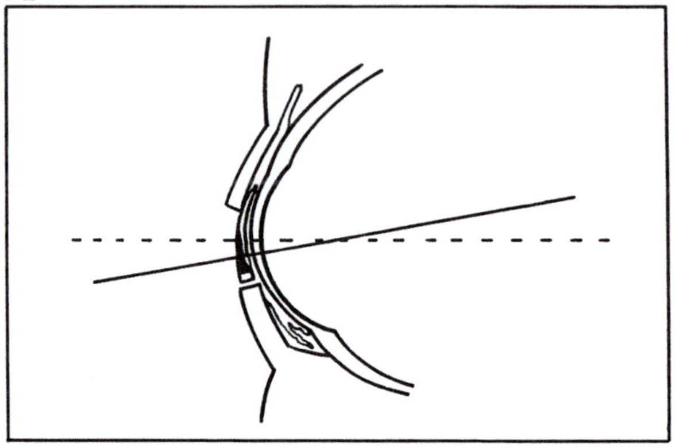

92 Bifokallinse mit angesetztem Nahteil und Randabtrennung. Man beachte die Lage der Segmentoberkante.

92

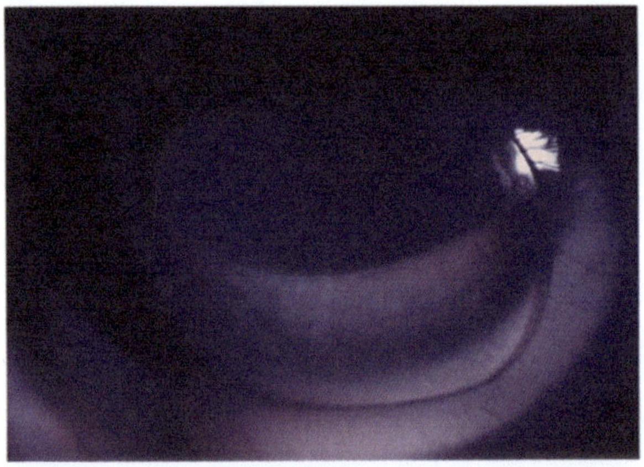

93 Bifokallinse mit angesetztem Nahteil. An der Spaltlampe erkennt man im Nahteil Partikel höherer Brechkraft, die reflektieren und beim Anpassen hilfreich sein können.

93

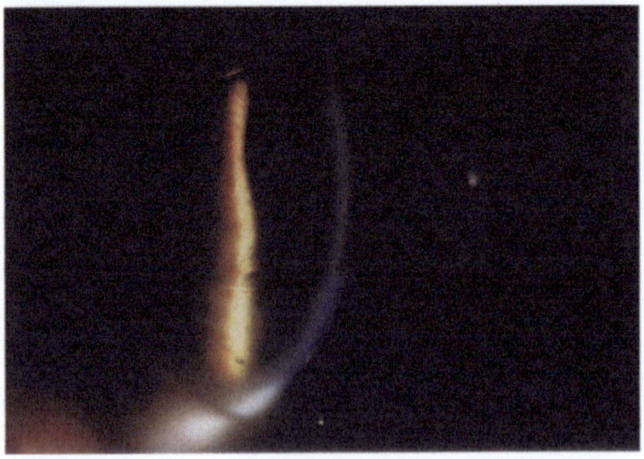

Anpassung von harten Korneallinsen

Grundsätze:

1. Zentrierung bei hinreichendem Luftzutritt zur Hornhaut.
2. Geringe Bewegung bei Blickwendungen.
3. Keine Irritierung der Lider und kontrollierte vertikale Verschiebung beim Lidschlag.

94 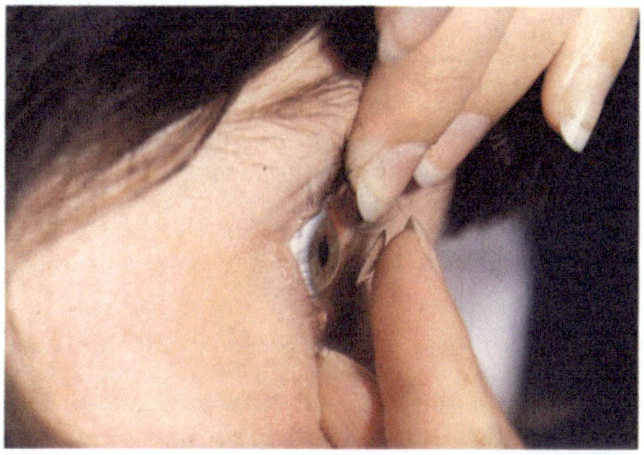

94 Einsetzen der Linse. Einigen Patienten gelingt das Einsetzen ohne Hochziehen des Oberlides. Beim Herausnehmen muß die Adhäsion zwischen Linse und Hornhaut überwunden werden. Hierzu wird der Blick leicht gesenkt und die Ober- oder Unterkante der Linse durch seitlichen Zug an den Lidern gegen das Auge gepreßt.

95 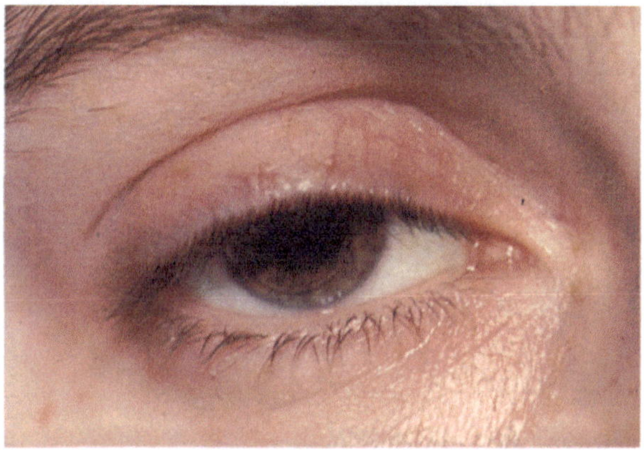

96 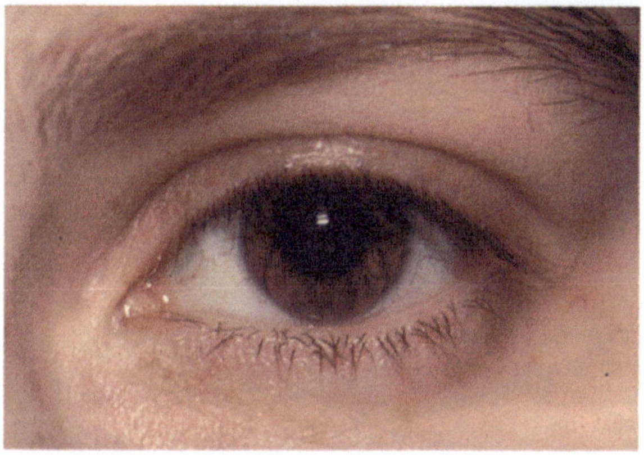

95, 96 Myopie. Rechtes und linkes Auge wurden mit Linsen folgender Parameter versorgt:

Radien { 7,90 : 7,70 / 9,00 : 8,50 / 11,50 : 8,75 } Durchmesser

Mittendicke = 0,10; Randdicke = 0,16; mittlerer HH-Durchmesser = 7,60.

Beachte auf dem linken Foto die leichte Ptosis. Diese Ptosis ist durch eine schlechte Gestaltung des Linsenrandes bedingt. Durch fehlerhafte Herstellung ergab sich für die rechte Linse (linkes Foto) eine Randdicke von 0,25 und für die linke Linse von 0,20. Das rechte Oberlid wies eine leichte Schwellung auf (Abb. 95).

97 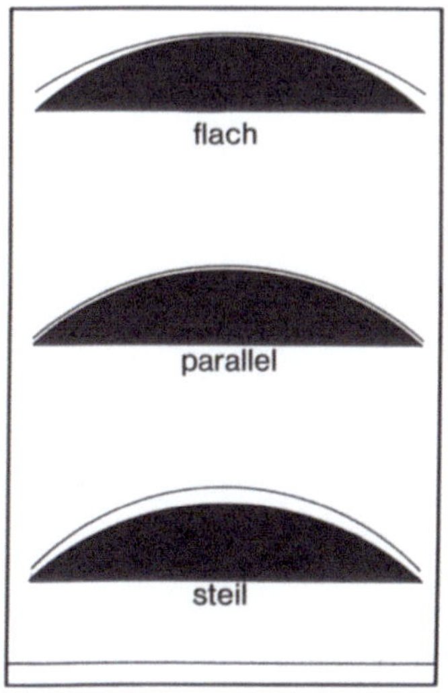

98 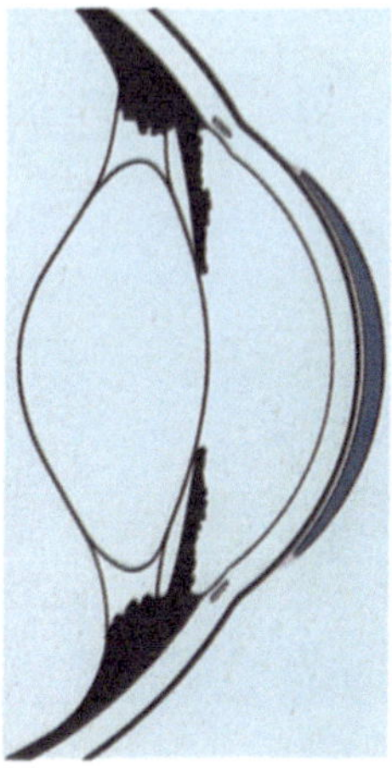

97 Die 3 Grundtypen der Anpassung
- flach,
- parallel,
- steil – zentrale Abhebung und periphere Auflage; zentrale Abhebung nur minimal (etwa 0,06 mm).

98 Parallelanpassung. Ein exakt paralleler Sitz ist nur mit einer asphärischen Innenkurve möglich. Eine hinreichend parallele Anpassung läßt sich bei kleinen Linsen aber auch mit einer einzigen sphärischen Innenfläche oder bei großen Linsen mit einer multisphärischen Innenfläche erreichen.

Beurteilung des Linsensitzes

Zur Beurteilung des Linsensitzes:
- Betrachtung im weißen Licht mit 2facher Vergrößerung.
- Zentrierung bei Blickbewegungen?
- Zentrierung bei Naheinstellungskonvergenz?
- Zentrierung beim Lidschlag?
- Betrachtung im blauen Licht nach Anfärbung mit Fluorescein.
- Spaltlampenmikroskopie: Auflagezonen, Druck auf Bindehautgefäße?

99 Anpaßdiagramme. *Links:* vollständig parallele Anpassung mit geringer Randabhebung. *Rechts:* zentrale Abhebung, Auflage in der mittleren Peripherie, geringe Abhebung des Randes.

100 Fluoresceinmuster – Parallelanpassung. Spaltbild einer 9,30 mm harten gasdurchlässigen Linse (Menicon O_2, vgl. Abb. 111) mit fast parallelem Sitz (mit freundlicher Genehmigung der Fa. Menicon).

101 Fluoresceinmuster bei zentraler Parallelanpassung. Das Diagramm zeigt eine minimale Auflage im Zentrum und umschriebene Berührungszonen in der Peripherie. Die *Pfeile* deuten den Flüssigkeitsaustausch an. Der Linsensitz wird zunächst in Primärstellung beurteilt, er *muß* aber auch bei Blickwendungen überprüft werden; der Linsensitz ist *dynamisch,* nicht statisch.

102 Oberlid und Kontaktlinsensitz. Die Diagramme zeigen eine zentrale Abhebung bei steiler Anpassung (*rechts*) und eine prismatische Randabhebung bei flacher Anpassung (*links*). Durch negative Formgebung des Randes kann erreicht werden, daß die Linse vom Oberlid hochgezogen und dezentriert wird.

103 Zentral parallele Anpassung. Die Linse liegt im Zentrum parallel auf, während der Rand besonders bei Augenbewegungen stark abgehoben ist.

Prismatische untere Abhebung	Zentrale Abhebung Mittlere und periphere Auflage Randmeniskus

102

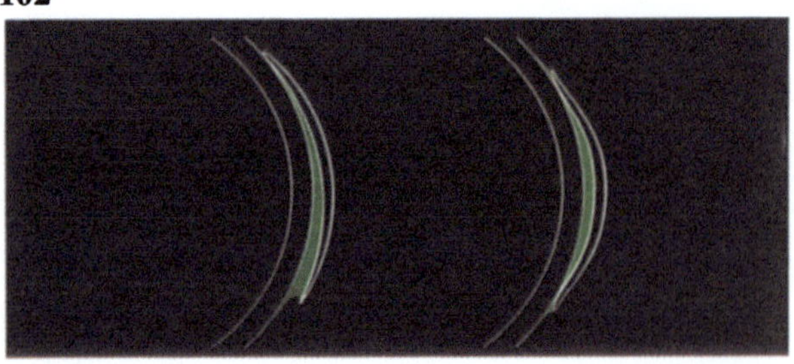

Parallel	Zentrale Abhebung, periphere Auflage, Randabhebung
Rechtes Auge	Linkes Auge

99

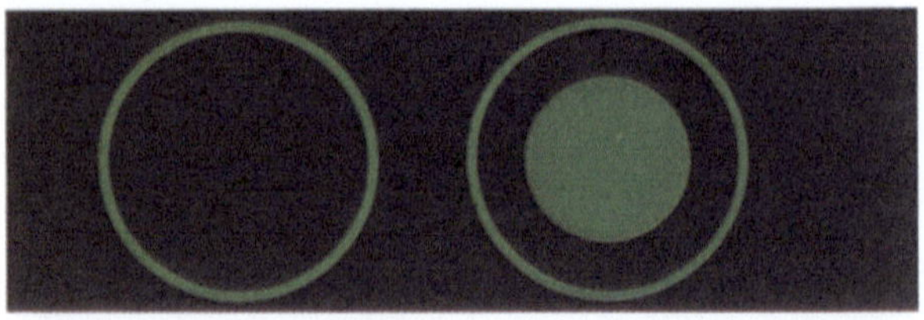

100

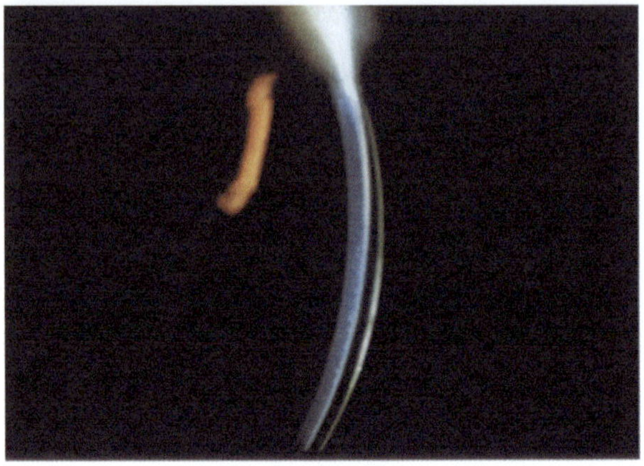

101

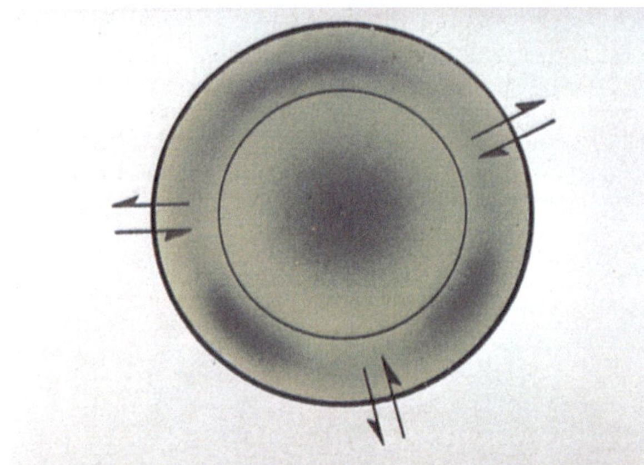

103

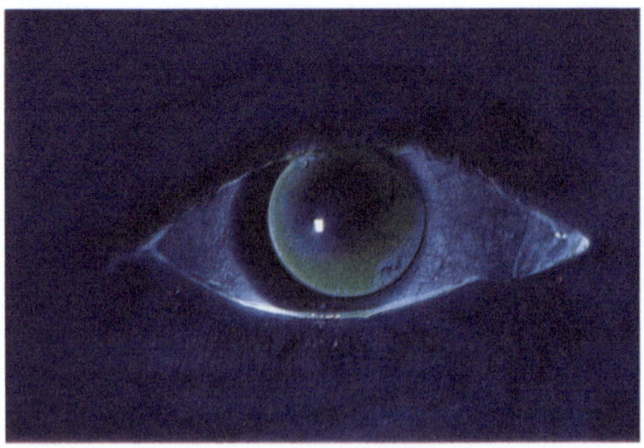

104

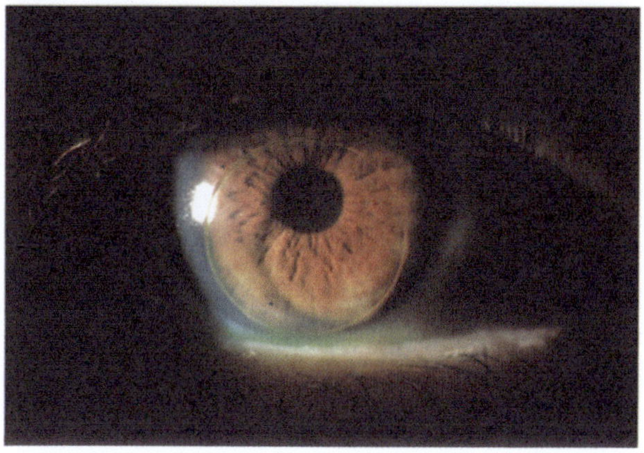

105

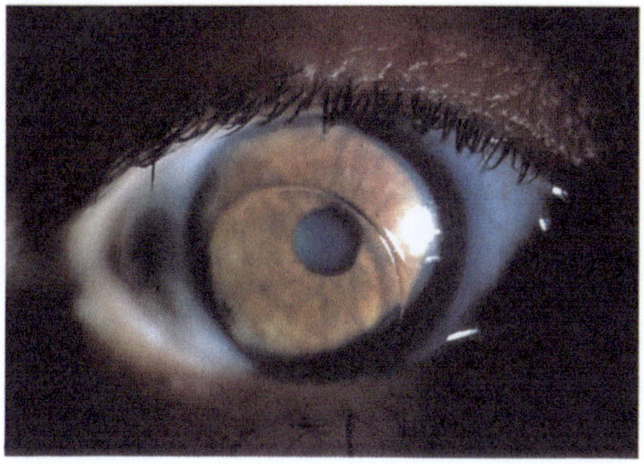

106

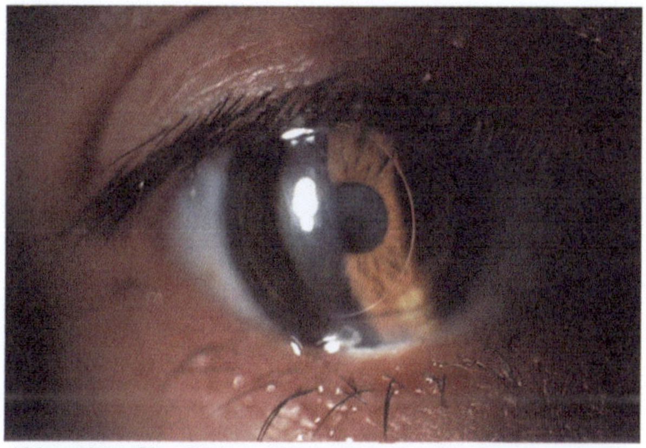

107

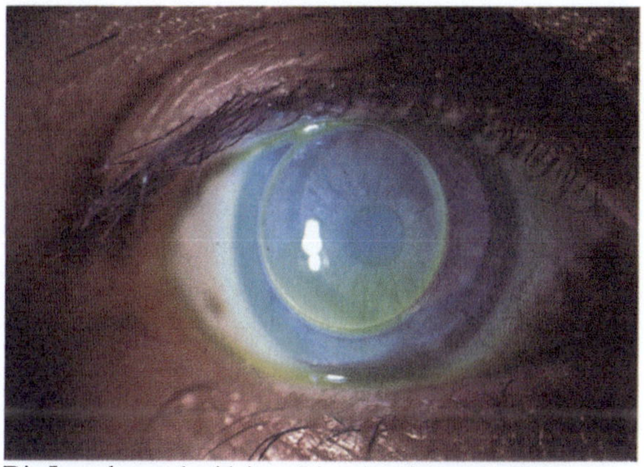

104 – 107 Sitz kleiner Minuslinsen. Die Photos zeigen eine gute Zentrierung zwischen den Lidschlägen; bei ausbleibendem Lidschlag rutscht die Linse aber nach unten. Viele gering myope Patienten vertragen diese Art des Linsensitzes sehr gut.

Die Innenkurve der kleinen Linse hat folgende Werte:
Radius der inneren optischen Zone = 0,2 + mittlerer HH-Radius,
Gesamtdurchmesser = 0,2 + mittlerer HH-Radius.

108

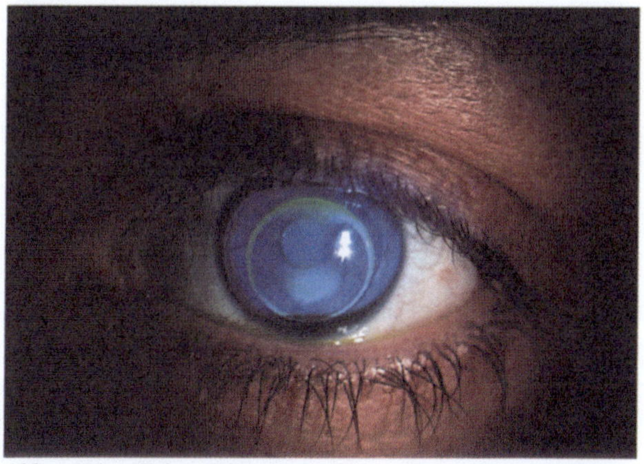

109

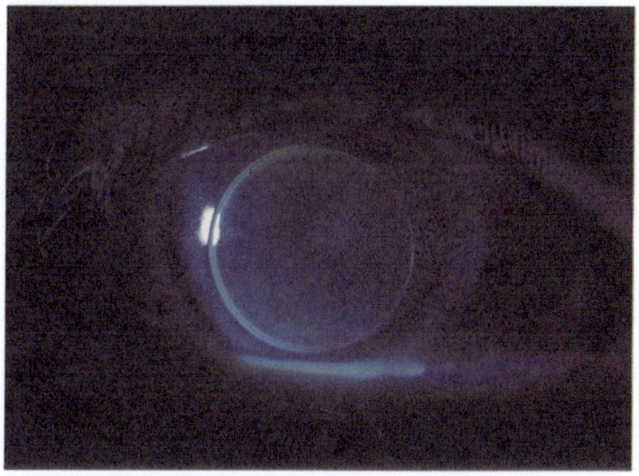

108 – 110 Kleine Linse mit Sitz zwischen den Lidern. Kleine Hartlinse (Durchmesser 7,9 mm) mit parallelem Sitz und Randabhebung. Die Innenseite ist einkurvig, ausgenommen die Randzone.
Beispiel: mittlerer HH-Radius = 7,7 mm. Innenkurve: 7,90 : 7,70 / 10,50 : 7,90. Brechkraft – 4,00; Mittendicke 0,10; Randdicke 0,16.

Diese Linsen müssen dünn und der Rand sorgfältig bearbeitet sein. Bei Pluslinsen darf die Mittendicke 0,25 mm nicht überschreiten. Am besten lassen sich solche Linsen bei steilen Hornhäuten und einer Lidspaltenhöhe von 10 – 12 mm anpassen. Für diese Linsen sind nur gasdurch-

110

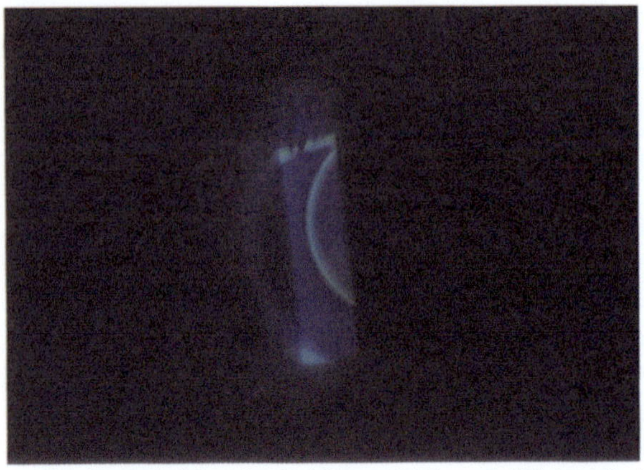

lässige Materialien mit niedrigem CAB- und Silicongehalt und geringem Wassergehalt geeignet.

111

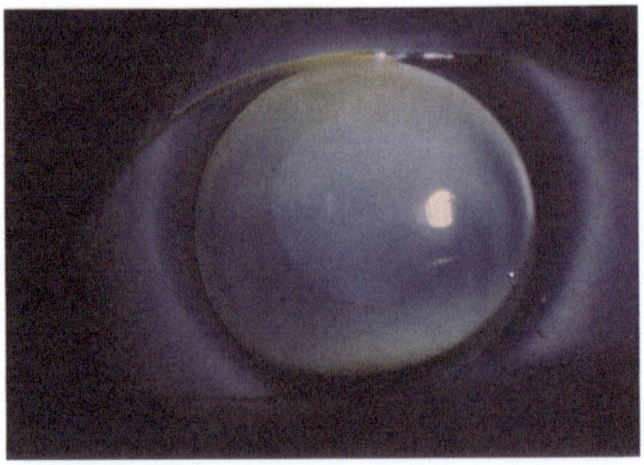

111 Menicon O_2 – gasdurchlässige Linse mit hydrophiler Oberfläche (ebenso Abb. 112, 113). Das Foto zeigt die übliche flache Anpassung einer Linse von 9,3 mm Durchmesser.

112

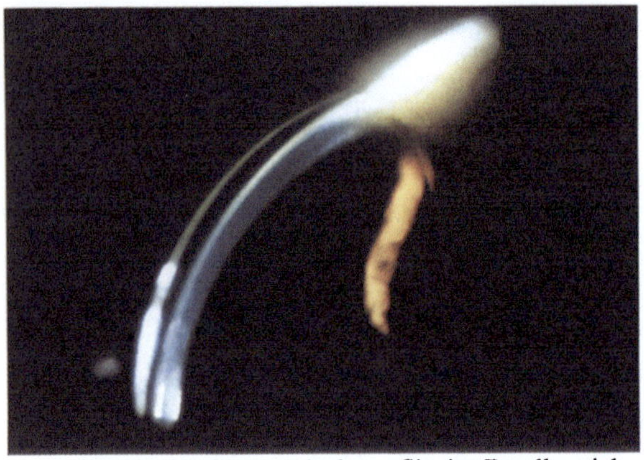

112 Spaltlampenphoto: zu lockerer Sitz im Randbereich.

113

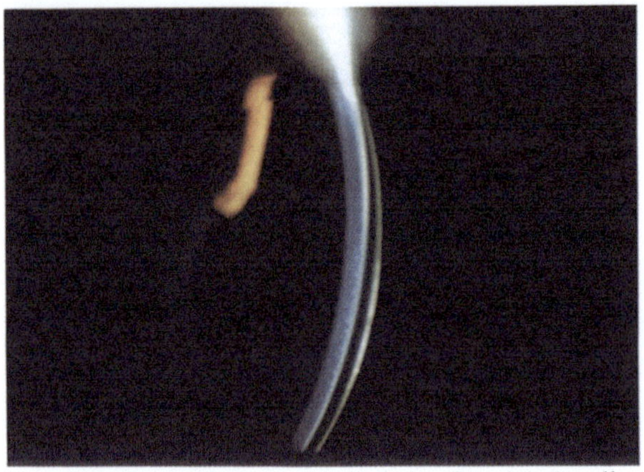

113 Spaltlampenphoto: befriedigender Sitz im Randbereich.

114

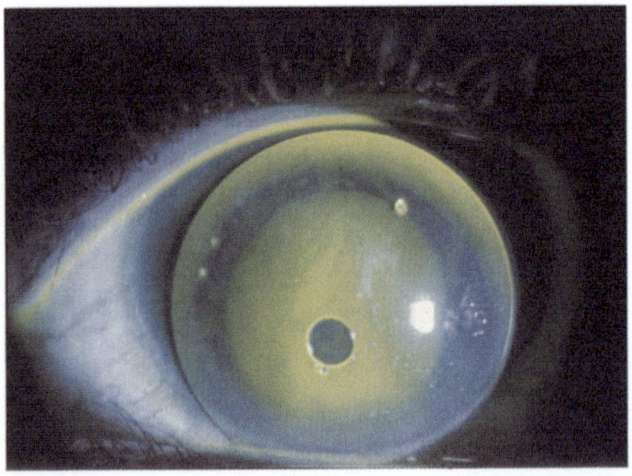

114 Zu starke zentrale Abhebung; s. auch Abb. 116.

115

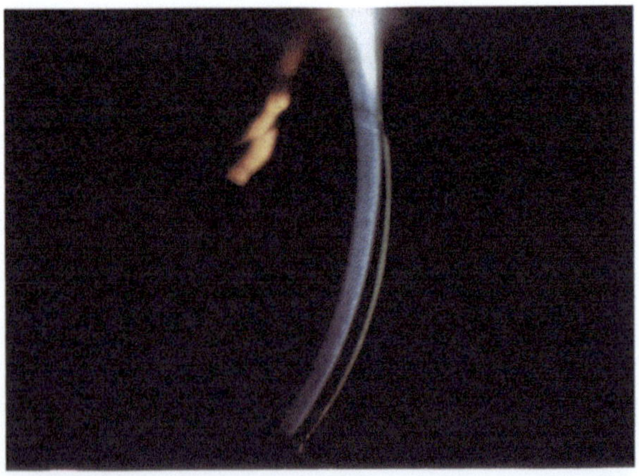

115 Spaltlampenphoto: zu strammer Sitz im Randbereich. Diese Linse sitzt auch deshalb unbefriedigend, weil die starke zentrale Abhebung zu einem Okklusionsödem führen kann.

114, 116 Große korneale Linsen mit starker zentraler Abhebung und eingeschlossener Luftblase. Solche Anpassungen sind nicht vertretbar, außer wenn man zentrale Bohrungen anbringt (z. B. bei Aphakie). Bei gasdurchlässigen harten Materialien sollte eine derartige Anpassung überhaupt nicht erfolgen.

116

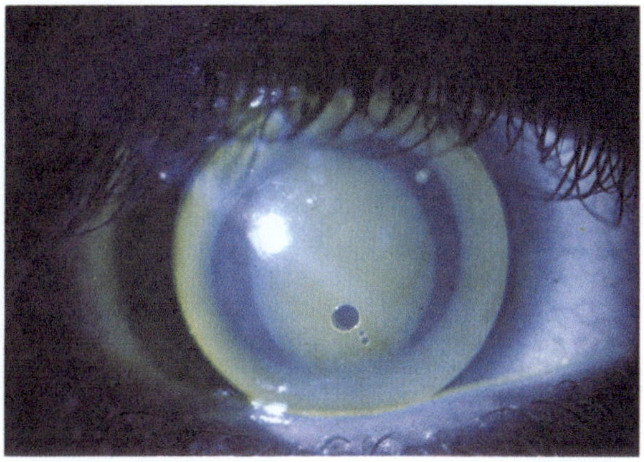

Torische harte Kontaktlinsen

Haupttypen:
- außentorische optische Zone,
- innentorische optische Zone (zentral und peripher),
- torische periphere Innenzone mit sphärischer zentraler Zone.

117

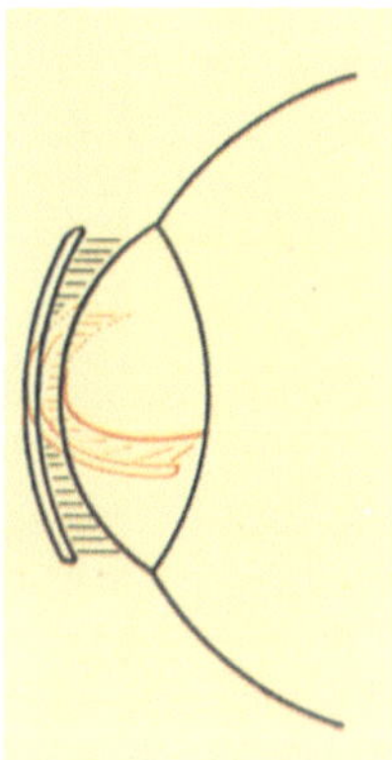

118

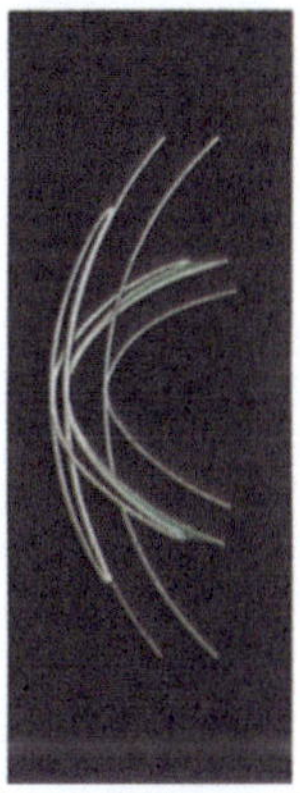

119

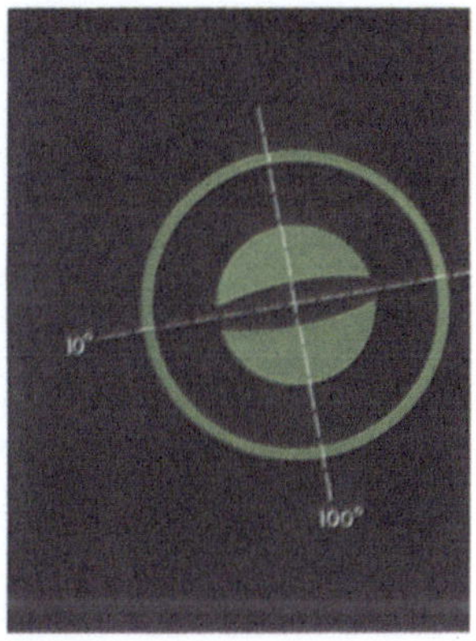

117 Torische Tränenlinse. Innenfläche torisch. Indikatoren: Stabilisierung und Zentrierung der Linse bei HH-Astigmatismus; zur Korrektur eines Astigmatismus; zum besseren Austausch der Tränenflüssigkeit (peripher torische Linsen). Die Zeichnung zeigt die zentral torische Form der Tränenlinse. Diese Oberfläche *erzeugt* einen Astigmatismus.

118 Torische Fluoresceinmuster – innensphärische Linse auf torischer Hornhaut. Bei dieser Form wird der größte Teil des HH-Astigmatismus ausgeglichen. Hartlinsen und dicke Weichlinsen können einen Restastigmatismus hervorrufen, der durch torische Oberflächengestaltung ausgeglichen werden kann.

Vertikal – parallel
Horizontal – zentrale Auflage, periphere Abhebung

119 Torische Fluoresceinmuster. Fluoresceinbild bei torischer Hornhaut und sphärischer Innenkurve der Linse.

Torische zentrale Abhebung in der 100°-Achse
Zentraler Kontakt in der 10°-Achse
Periphere Auflage, Randabhebung

120

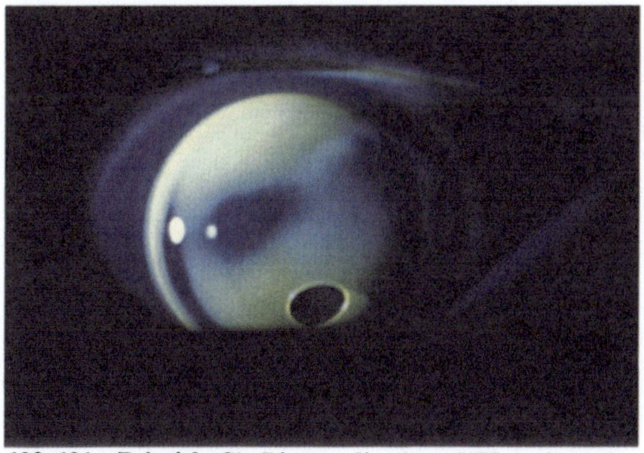

121

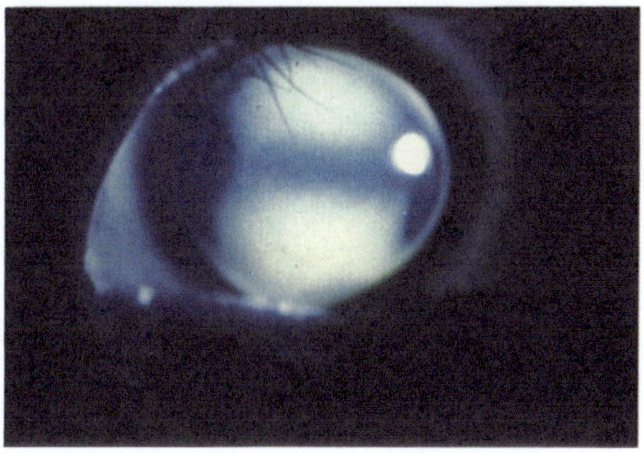

120, 121 Beispiele für Linsen, die einen HH-Astigmatismus sichtbar werden lassen. Die zentralen Auflagezonen zeigen die Achse mit der flacheren HH-Wölbung an (20° in Abb. 120, 170° in Abb. 121).

122 Anpassung bei HH-Astigmatismus. Die Zeichnung zeigt eine zentrale und periphere Abhebung in der 20°-Achse und eine periphere Auflage in der 110°-Achse. Bei dieser Hornhaut empfiehlt sich eine peripher torische Linse.
Beachte: Torische Fluoresceinmuster können also sowohl durch eine torische Augenform als auch durch eine torische Innenfläche der Linse entstehen.

123 Anpassung bei HH-Astigmatismus. Beispiel für eine sphärische Innenkurve auf einer torischen Hornhaut (Fa. Menicon).

122

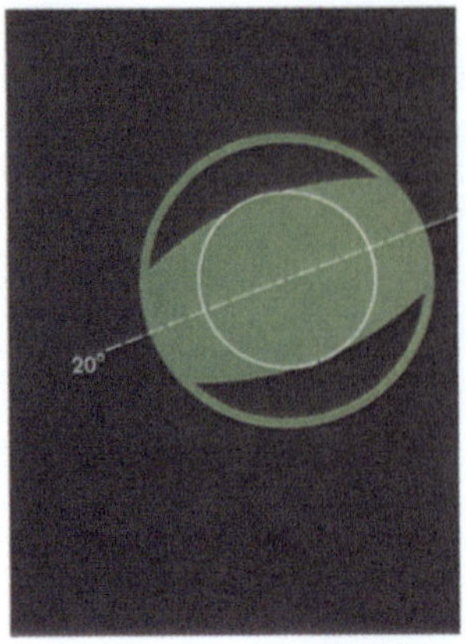

123

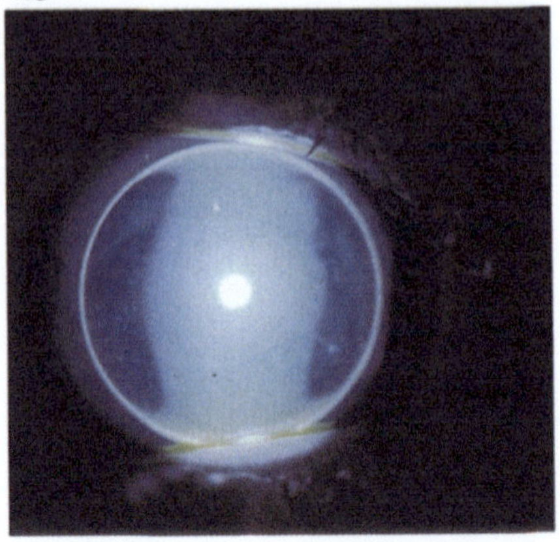

124

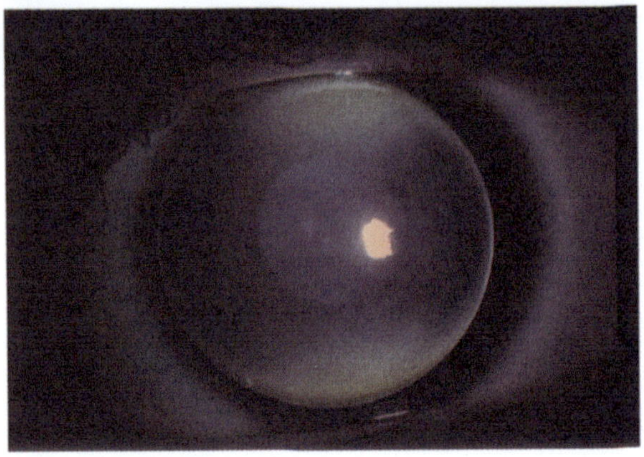

124 Peripher innentorische Linse (auf ähnlich geformter Hornhaut). *Beispiel:* HH-Radius 7,40, Achse 17°; 8,20, Achse 80°; mittlerer HH-Radius 7,80.
Verordnung einer Linse mit multisphärischer Innenfläche: 7,40 : 7,00/9,00 : 8,50/11,50 : 8,80.
Anstelle dieser Linse kann auch eine peripher torische Linse mit flacherem Zentrum verordnet werden:

$$7{,}80 : 7{,}00/8{,}40 : \frac{8{,}50 \text{ (flachste Achse)}}{9{,}20} /11{,}50 : 8{,}80.$$

125 – 127 Prismenballast und Randabtrennung. Innentorische Linsen aus Materialien mit einem Brechungsindex I > 1,33 erzeugen einen Astigmatismus, der zur Korrektur des HH-Astigmatismus beitragen oder durch einen Zylinder auf der Außenfläche ausgeglichen werden kann. Wird die Vorderfläche mit einem Zylinder versehen und sitzt die Linse danach nicht mehr hinreichend stabil, so kann durch ein Prisma (Basis unten) mit oder ohne Randabtrennung wieder ein stabiler Sitz erreicht werden (Ballast). Die Zeichnungen zeigen verschiedene Formen der Randabtrennung bei harten und weichen Linsen. Auch ovale Formen sind möglich.
Beispiel: Innenfläche im Zentrum

$$\frac{7{,}20 \text{ Achse } 180°}{8{,}00 \text{ Achse } 90°} : 7{,}50 \text{ usw.}$$

= induzierter Astigmatismus von 4 dpt.

Auf der Vorderfläche muß deshalb ein Zylinder zum Ausgleich angebracht werden. In der Praxis haben sich innentorische Probelinsen bewährt, über die man refraktioniert, um die fehlende Korrektur zu ermitteln, welche zur Brechkraft der Probelinse hinzugerechnet werden muß.

125

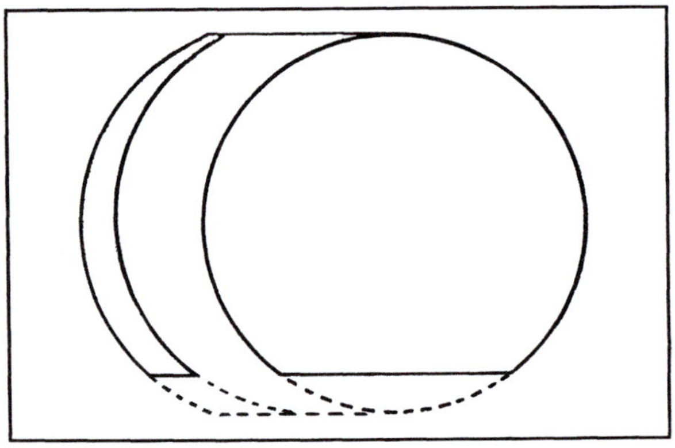

126

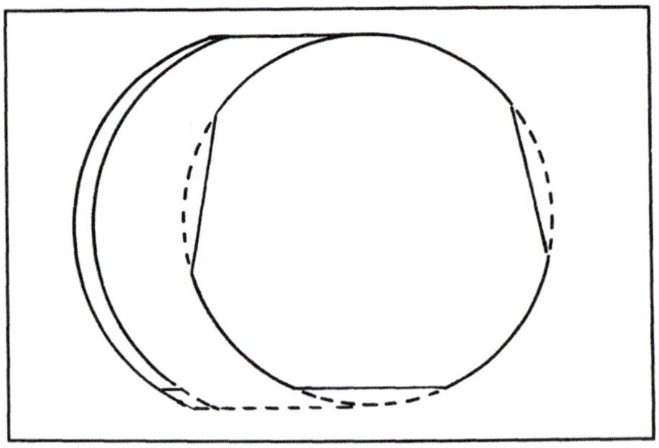

127

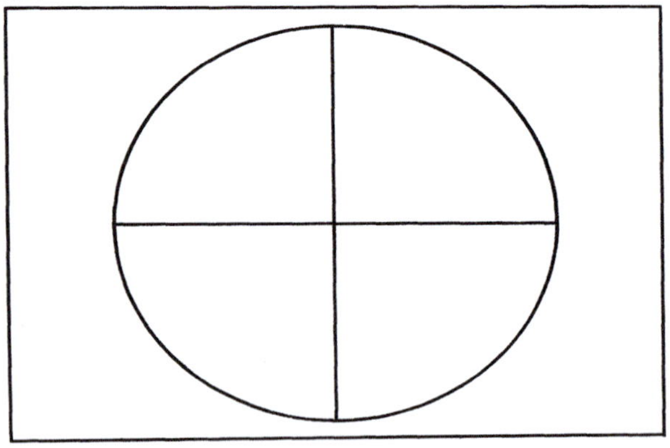

Photokeratometrie

128

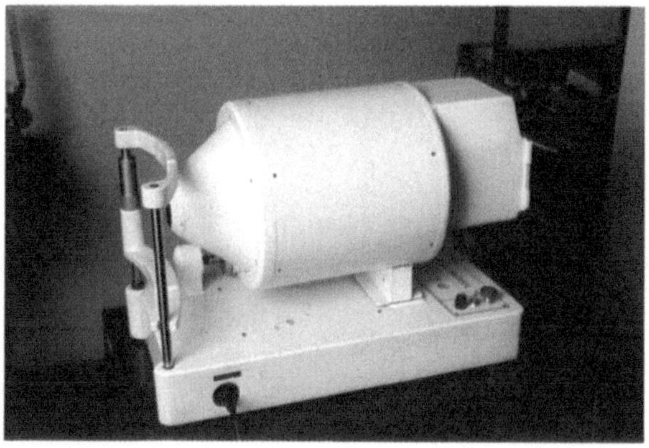

129

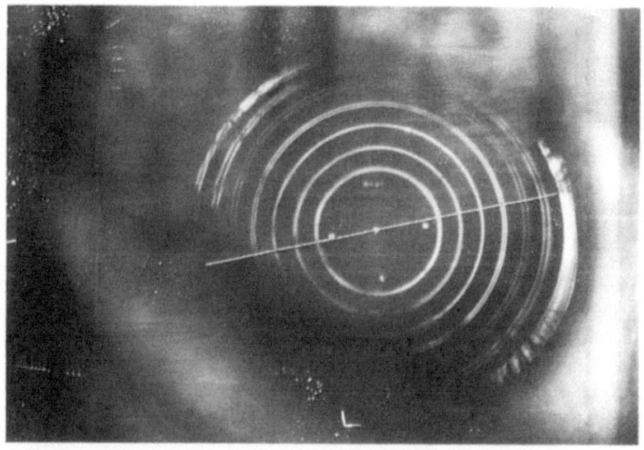

130

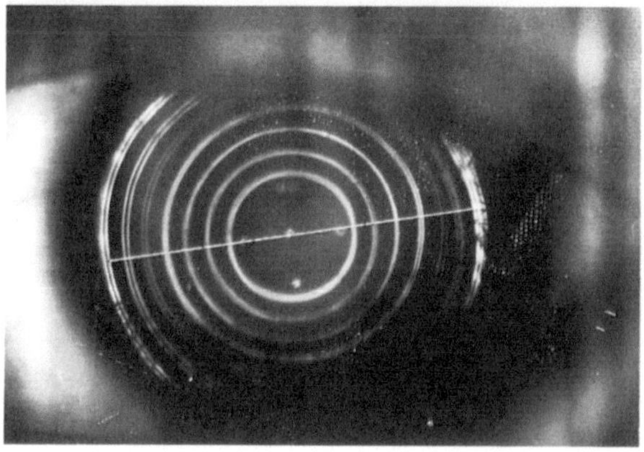

128 Vereinfachtes Anpaßsystem auf der Basis der HH-Photographie (Fa. Wessley Jessen).

129, 130 Photokeratometrie. Durch die Vermessung des HH-Bildes in der horizontalen und vertikalen Achse erhält man Daten über die Topographie der zentralen 10 mm der Hornhaut.

131

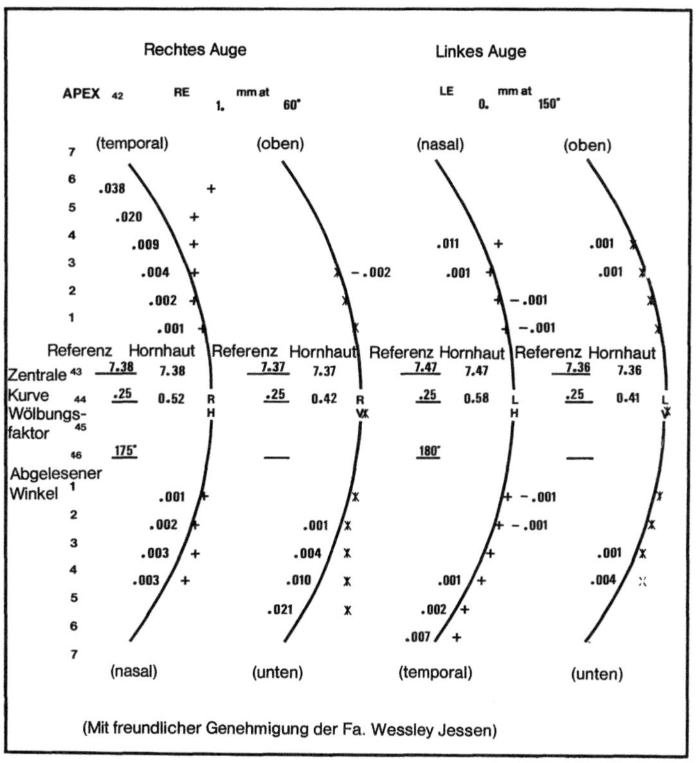

131 Exzentrizitätskoeffizienten (Wölbungsfaktoren). Aufgrund der ermittelten Brechkraft und der Wölbungsdaten kann eine Linse entworfen werden. Die Linien entsprechen den errechneten Wölbungsfaktoren; im Vergleich dazu die photokeratometrisch ermittelten Werte für den horizontalen (h., +) und vertikalen (v., *) Meridian.

Der zentrale äquivalente Radius wird errechnet. In dem hier gezeigten *Beispiel:*

Rechts: Achse 175 °; 7,38
Links: h. 7,47

Rechts: Achse 85 °; 7,37
Links: v. 7,36

Die Anpassung der harten oder weichen Linse geschieht aufgrund der gezeigten Kurven, wobei die Dicke der Tränenlinse von 0,015 mm berücksichtigt wird.

Beispiel:
Kleine harte Linse
rechts 7,41 : 8,00/11,8 : 8,1
Innenkurven links 7,51 : 8,00/12,6 : 8,1
und 26% Wassergehalt (weich)
Innenkurven rechts 8,45/12,80
links 8,70/12,80

Harte Aphakielinsen

132 Korneale Aphakielinsen mit bifokaler Wirkung. Die gezeichnete Linse hat einen Gesamtdurchmesser von 8,8 mm. Bei Verwendung von gasdurchlässigen Materialien wie CAB oder Mischungen von CAB mit Siliconacrylat (z. B. Boston, Polycon, Alberta u. a.) können Linsen bis 10 mm angepaßt werden.
Damit ein Nahteil entsteht, muß der Durchmesser der vorderen optischen Zone die innenseitige optische Zone überlappen. Die zweite Innenkurve muß optisch wirksam, mindestens 1 mm breit und 0,6 mm flacher als die zentrale Kurve sein. In Abb. 132 beträgt die Brechkraft der Linse +16 dpt. Innenradius = 7,80, Gesamtdurchmesser = 8,50, vordere optische Zone 7,4.

133 Angepaßte Linse – HH-Größe. Beispiel für eine Aphakielinse von 9,5 mm Durchmesser. Man beachte die minimale zentrale Abhebung und die breite intermediäre Auflagezone.
Verordnung der Innenkurve: 7,90 : 7,00/8,50 : 9,30/12,00 : 9,70. Durchmesser der vorderen optischen Zone 8,50 mm. Periphere Kurve der Vorderseite negativ.

134 Linsensitz bei mittlerer Größe. 12,50-mm-CAB-Aphakielinse, auf der Drehbank geschnitten. Mit einer solchen Linse kann auch dann noch ein befriedigender Sitz erreicht werden, wenn konventionelle Linsen wegen der Verlagerung der HH-Spitze nicht zentrieren.
Verordnung der Innenkurve: 8,60 : 8,20/9,00 : 12,50. Durchmesser der vorderen optischen Zone 8,2 mm. Mittendicke = 0,20 mm. Keratometriewerte: 7,30, Achse 160°; 7,90, Achse 50°,

135 Fluoresceinmuster bei mittelgroßer Linse (13 mm). Schemazeichnung der Auflagezonen und der Verlagerung der HH-Spitze nach oben bei einem aphaken Auge.

132

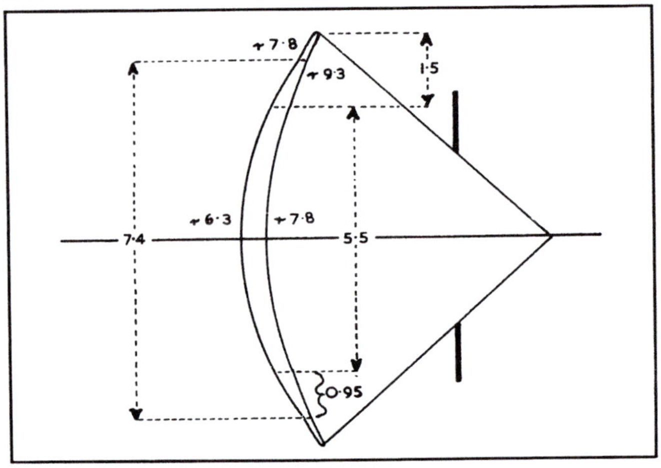

133

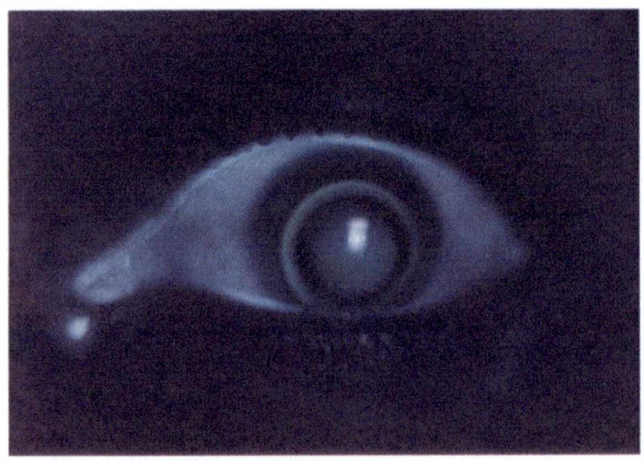

134

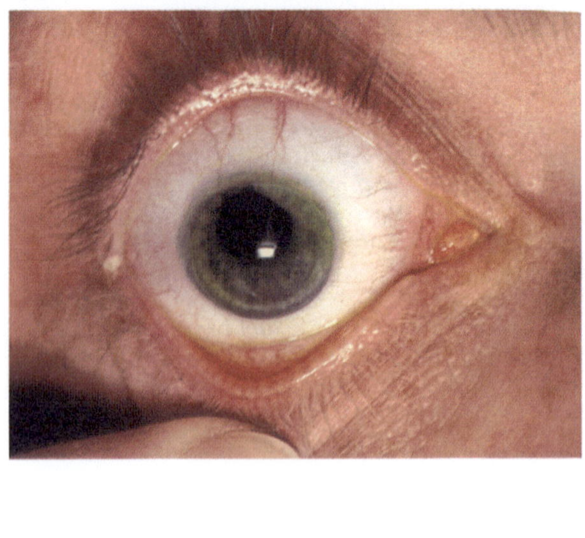

135

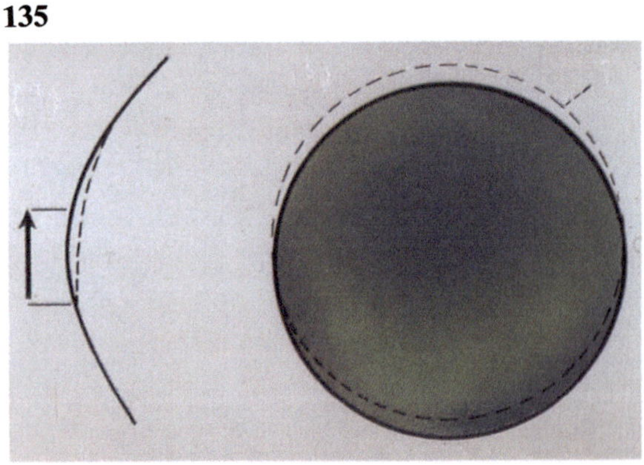

Keratokonuslinsen

136, 137 Unterschiedliche Sehnengröße der rückwärtigen optischen Zone. C-, B- und D-Anpassung. C, B und D beziehen sich auf die Gestaltung der Innenkurve, wobei C = 5 mm, B = 6 mm und D = 7 mm Länge der zentralen Sehne bedeuten.
Bei Probelinsen sind verschiedene Gesamtdurchmesser mit den Sehnen (C, B, D) und unterschiedlichen Radien kombiniert.
Beispiele mit Bohrung in der Übergangszone: Beginnender Keratokonus (zentral gelegen): B-Anpassung, kleine Linse (8 – 9 mm); beginnender Keratokonus (exzentrische Lage): D-Anpassung, große Linse (9 – 10 mm); fortgeschrittener Keratokonus (zentral gelegen): C-Anpassung, normale Größe (8,5 – 9,5 mm); fortgeschrittener Keratokonus (exzentrisch gelegen): C-Anpassung, große Linse (9 – 10,5 mm); Fluoresceinmuster auf der linken Seite: Linse hängt auf dem Konus; Fluoresceinmuster auf der rechten Seite: Linse wird durch Adhäsion am Oberlid gehalten.

136

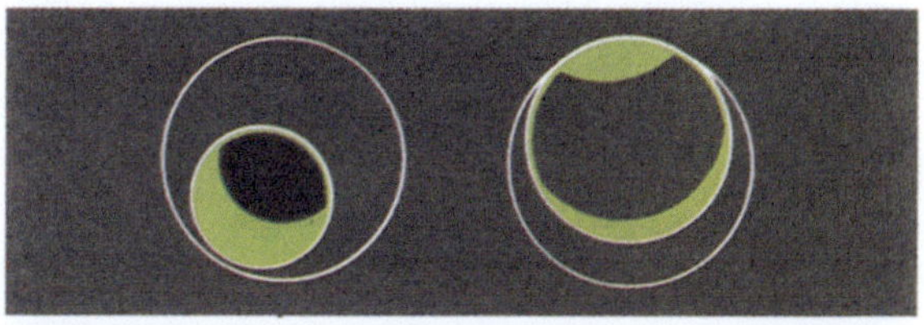
Flache „C"-Linse, nach unten verrutscht
Flache „D"-Linse, vom Lid gehalten

137

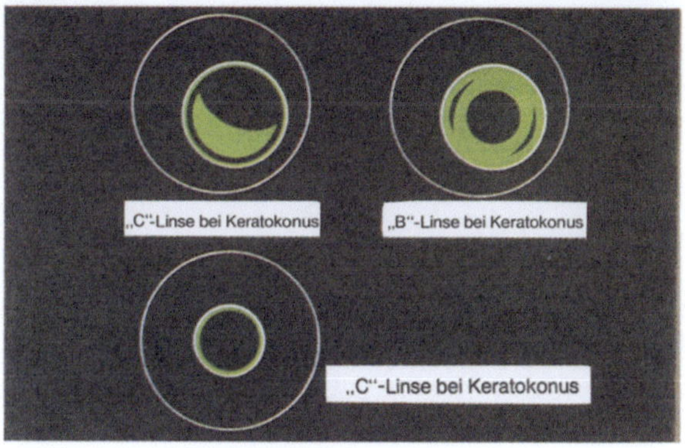

138 Kornealring bei Betrachtung im blauen Licht. Die Größe des Ringes erleichtert die Auswahl des geeigneten Linsendurchmessers. Bei einem Ringdurchmesser von mehr als 10 mm lassen sich Korneallinsen kaum noch anpassen. Übrigens nimmt der Ring mit fortschreitendem Konus an Größe zu.

138

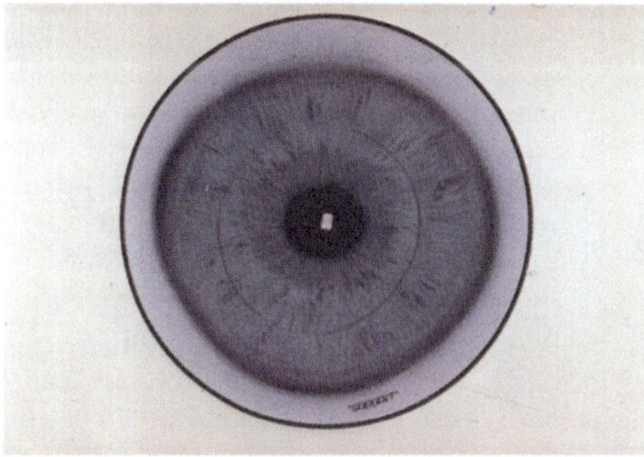

139, 140 Harte Korneallinse von 8,9 mm Durchmesser mit einer 6-mm-Sehne der inneren optischen Zone. Beachte den guten stabilen zentralen Sitz.

140

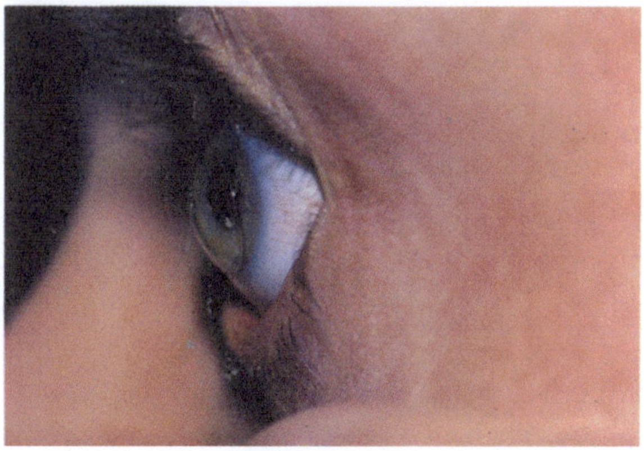

139

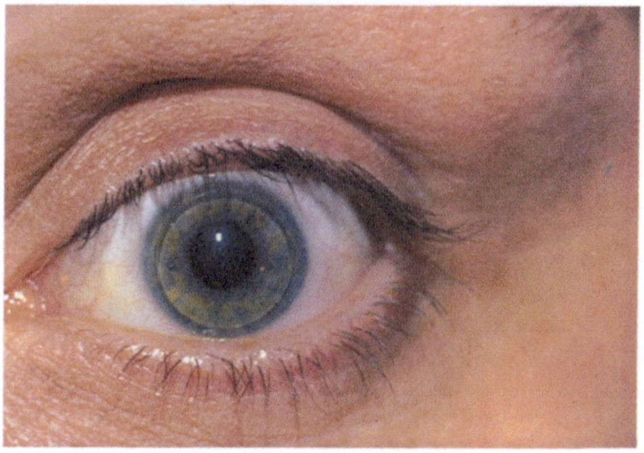

141, 142, 143 Linse mit 8,7 mm Durchmesser (Polycon) bei beidseitigem, links deutlich stärkerem Keratokonus.
Fluoresceinmuster des rechten Auges in weißem und blauem Licht (Abb. 141, 142), linkes Auge nur in blauem Licht (Abb. 143). Die Linsen liegen auf dem Konus auf, das Fluorescein hat sich in der Übergangszone angesammelt. Der Patient bevorzugte die lockere Anpassung der linken Linse. Bei HH-Ödem sind Bohrungen erforderlich (0,30 mm Durchmesser, 1,5 mm Randabstand), selbst bei gasdurchlässigem Material. Bei der rechten Linse zeigt sich eine deutlichere Randabhebung.

141

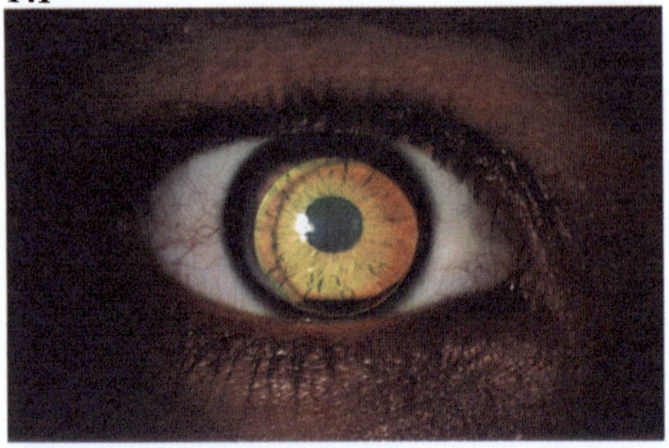

142

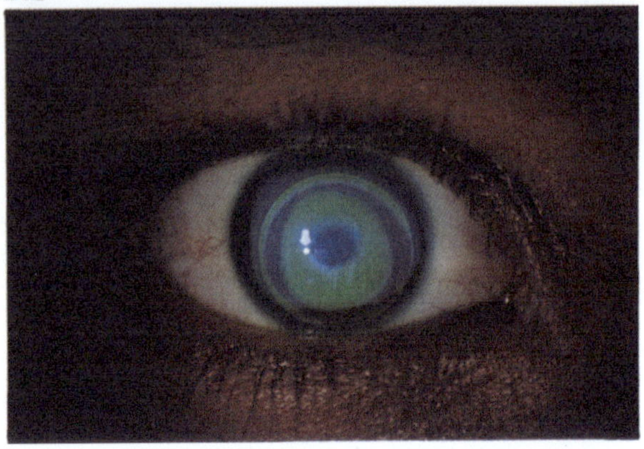

143

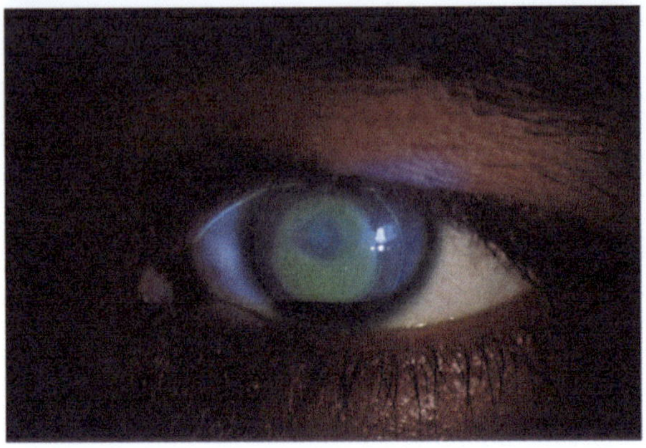

	Rechtes Auge		*Linkes Auge*	
Ophthalometerwerte	6,00 irregulär		5,80 irregulär	
Innenkurven (Radien/Sehnen)	6,40 : 6,00		6,00 : 6,00	
	7,80 : 7,00		7,60 : 7,00	
	8,80 : 8,00		8,60 : 8,00	
	9,00 : 8,50		8,90 : 8,50	
	11,00 : 8,70		11,00 : 8,70	
	Mittendicke	0,12	Mittendicke	0,09
	Randdicke	0,16	Randdicke	0,16
	Stärke	– 4,00	Stärke	– 8,00

Beispiel für die Anpassung einer Korneallinse bei beginnendem Keratokonus, HH-Radien 6,9, Achse 10°, 7,20.

		Alternative Anpassung:			
Innenkurven	7,00 : 6,00		7,00 : 6,00		
	8,00 : 8,60	versetzte Randkurve	9,20	axiale Randabhebung	0,13
	9,00 : 9,20		11,50 : 9,50		
	11,50 : 9,50				
Mittendicke	0,12		Mittendicke	0,12	
Randdicke	0,16		Randdicke	0,16	
Stärke	– 6,00		Stärke	– 6,00	

2 Bohrungen à 0,3 mm, Randabstand 2 mm

144 Kleine Korneallinse, apikale Anpassung bei zentralem Konus

6,00 : 5,00
8,00 : 6,90
9,00 : 7,20

Mittendicke = 0,08
Randdicke = 0,13
Stärke = − 10,50
(Eine derartige Anpassung ist nur bei zentralem Konus möglich.)

144

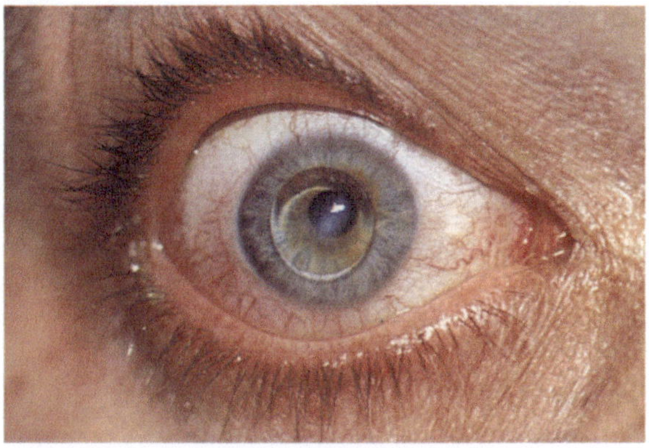

145 Flache Anpassung. Flach sitzende Linse bei mäßig ausgeprägtem, zentralem Konus
HH-Radien: 7,00, Achse 175 °
6,50, Achse 85 °
Man kann die Linse entweder so anpassen, daß sie
– absackt und sich auf dem Unterlid abstützt
oder
– vom Oberlid gehalten wird.

Innenkurve: 7,20 : 6,00
Versetzte Randkurve mit Randabhebung: 0,15 bei 9,20 mm
11,00 : 9,50
Die hier gezeigte Linse ist deutlich nach unten verrutscht, was aber wegen der geringeren Empfindlichkeit der zentralen Hornhaut gut vertragen wird.

145

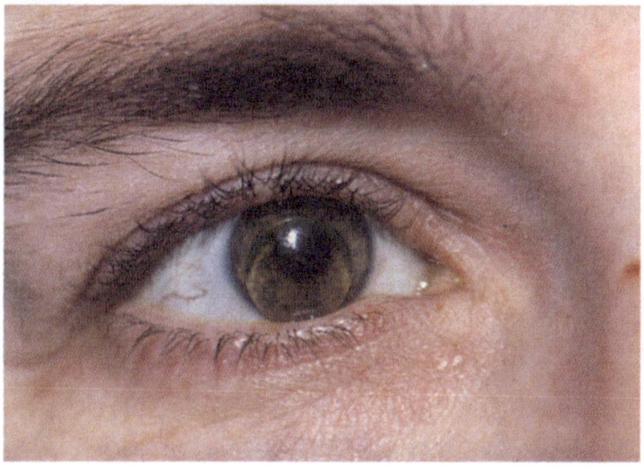

Anpassung nach Keratoplastik

146 Hornhautkontur nach Keratoplastik. Abguß von einem Hornhauttransplantat. Das Schnittbild zeigt die Unregelmäßigkeit der Hornhautkrümmung und die kleine sphärische Zone. p = 0,33 für die Transplantatzone (p = Kehrwert des Quadrates der Exzentrizität).

147 Astigmatismus des Transplantats. Änderung des Astigmatismus in einem durchgreifenden Transplantat (8 mm Durchmesser) in einem Zeitraum von 2 Jahren. Beachte, daß der Astigmatismus nicht mehr als 15 ° vom Astigmatismus „nach der Regel" abweicht.

146

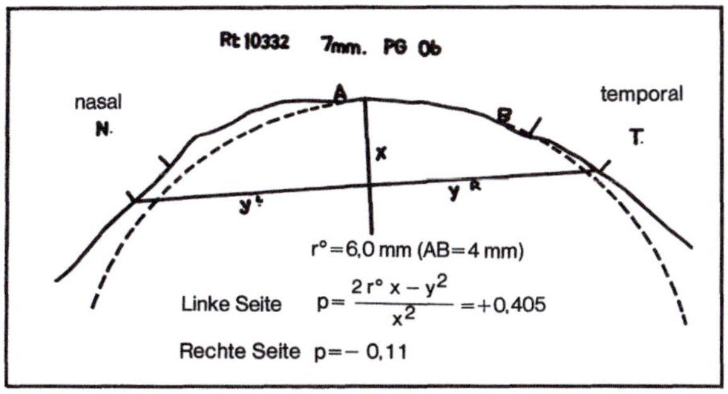

147

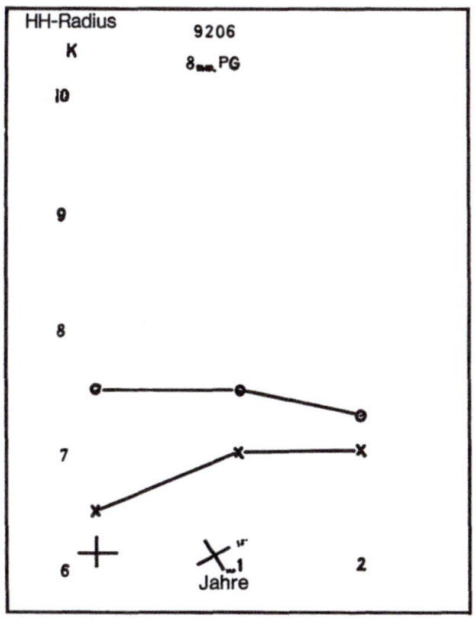

148 Hornhautkontur nach Keratoplastik. Bei durchgreifender Keratoplastik weisen die Transplantate meist über einer kleinen, exzentrisch verlagerten Sehne eine verhältnismäßig starke Krümmung auf. In diesen Fällen erfolgt die Anpassung von harten Korneallinsen wie bei Keratokonus. *Anpaßhilfe:* Transplantat = konoidale Hornhautkappe. Wenn man bei gleicher Sehne (Durchmesser der inneren optischen Zone) einen kleineren Radius wählt (zentrale „C"-Anpassung), erreicht man meist einen brauchbaren Linsensitz.

148

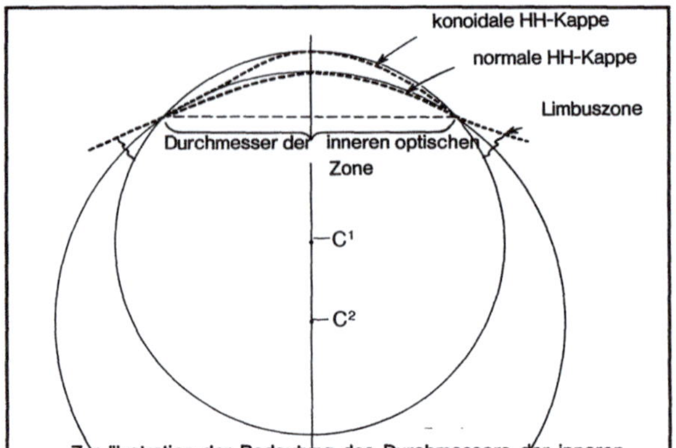

Zur Illustration der Bedeutung des Durchmessers der inneren optischen Zone für das Herabhängen der Linse und seiner Beziehung zum Krümmungsradius.

149 Normale Hornhautkrümmung und Krümmung nach Keratoplastik. Die normale Hornhautkrümmung (*gestrichelt*) verläuft im Mittel flacher als die des Transplantats.

149

Durchgreifende Keratoplastik: zum Vergleich von normaler HH-Krümmung und Krümmung des Transplantats

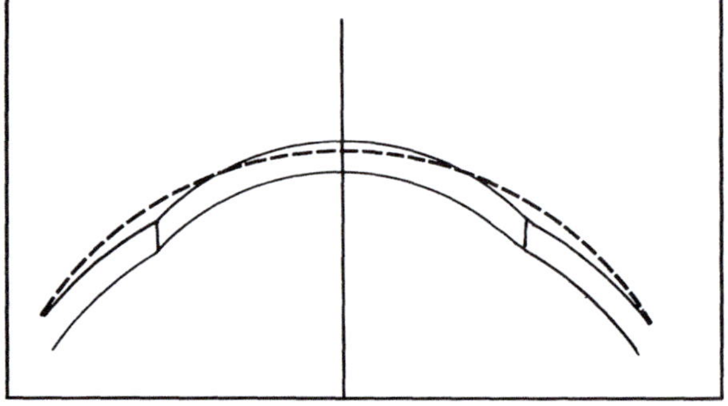

150 Korneallinsen bei durchgreifender Keratoplastik. Nahezu immer überbrückt die harte Korneallinse den Übergang von Wirts- und Spender-HH.

150

Korneallinsen und Transplantate 8, 9 oder 10 mm

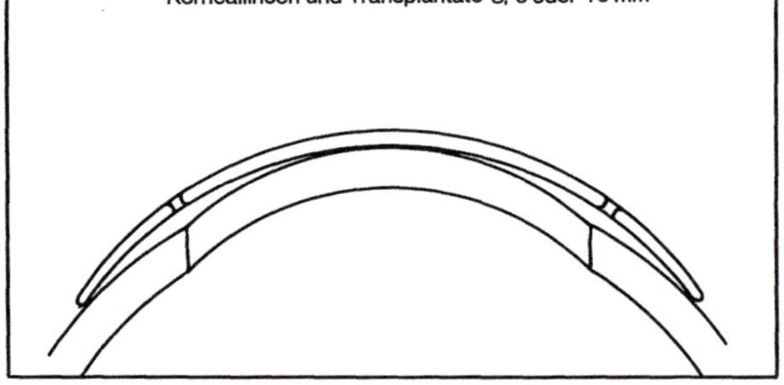

151 Mittelgroße Linse bei durchgreifender Keratoplastik. Mittelgroße Hartlinsen ergeben eine gute Stabilität und Zentrierung.

151

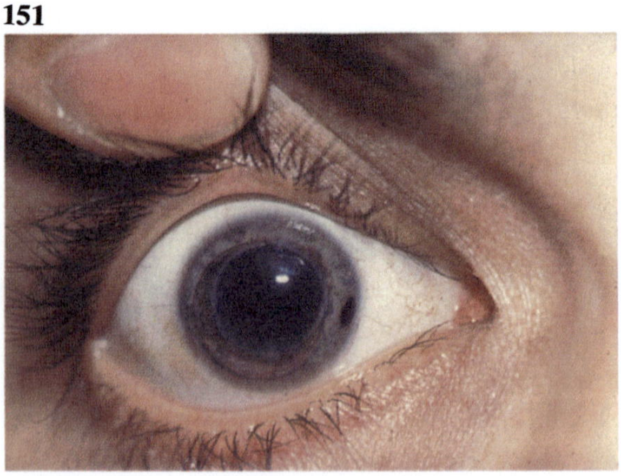

152 Korneallinse bei durchgreifender Keratoplastik. Beachte den im Vergleich zum Transplantat flachen Sitz der Linse. Bei Korneallinsen empfiehlt sich i. allg. eine solche flache Anpassung.

152

Linse mittlerer Größe (13 mm)

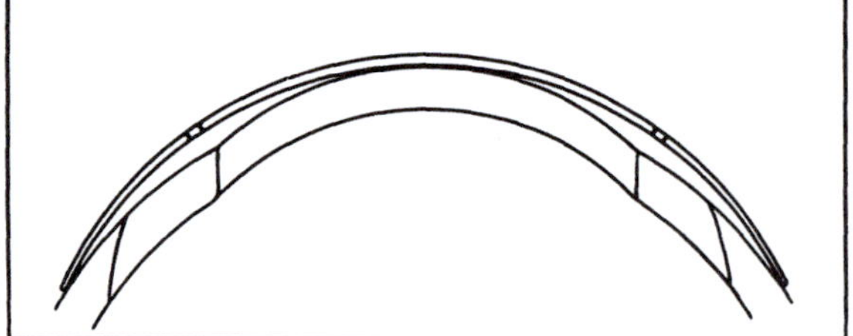

153 Lamelläre Keratoplastik. Lamelläre Transplantate weisen meist eine geringere Krümmung auf als durchgreifende und sind meist größer. Kontaktlinsen können deshalb kleiner oder größer als das Transplantat sein, je nach Situation.

153

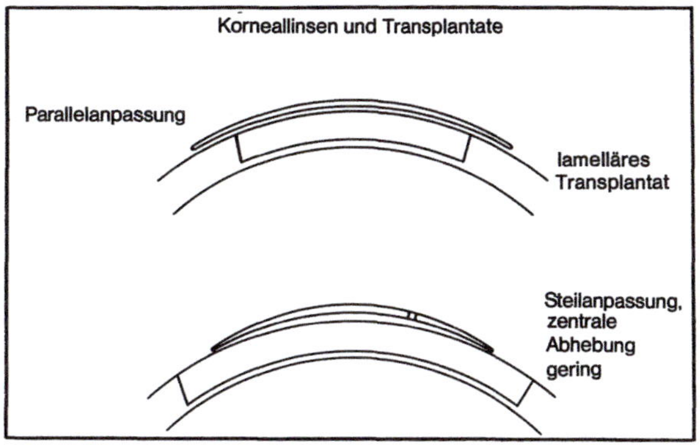

154 Mittelgroße Linse (13 mm, CAB)
Durchgreifende Keratoplastik, Transplantatdurchmesser 8 mm.
HH-Radien: 6,95, Achse 100 °
7,40

Linseninnenkurve: 7,90 : 8,00
8,50 : 11,00
9,00 : 13,00

Mittendicke = 0,10
Randdicke = 0,18
Stärke = – 4,00

Verkleinerte vordere optische Zone: 8,50 mm.
Beachte: zentrale Auflage und periphere Auflage.

154

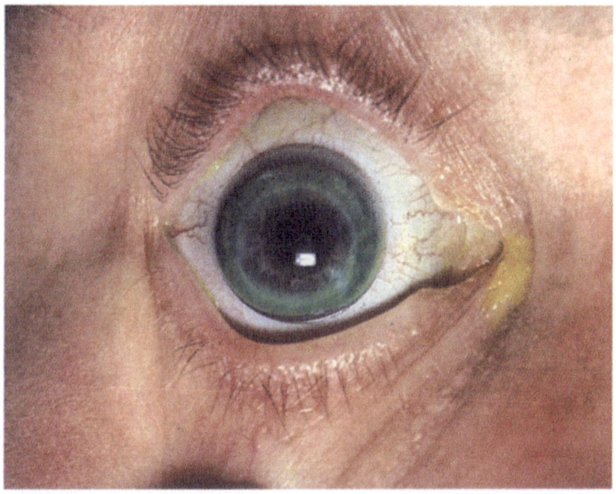

155, 156 13-mm-CAB-Linse. Harte Linse auf einem durchgreifenden 7-mm-Transplantat. *Unten:* Fluoresceinmuster.

155

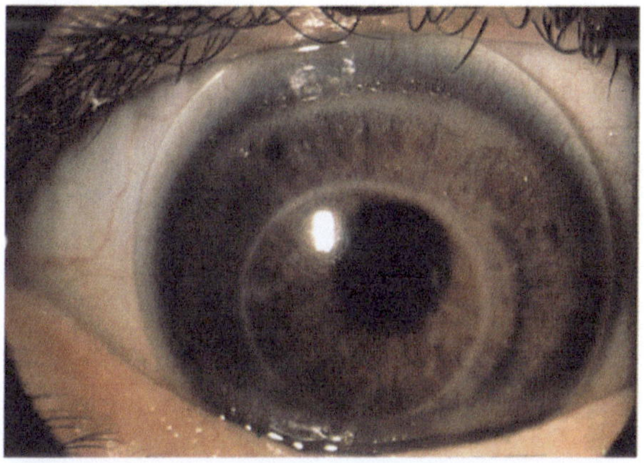

156

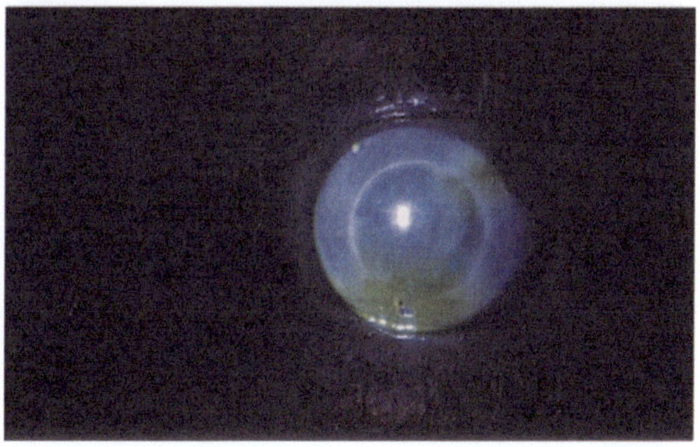

157 Fluoresceinmuster einer 13-mm-CAB-Linse. Beachte den Kontakt zwischen Linse und Transplantat.

157

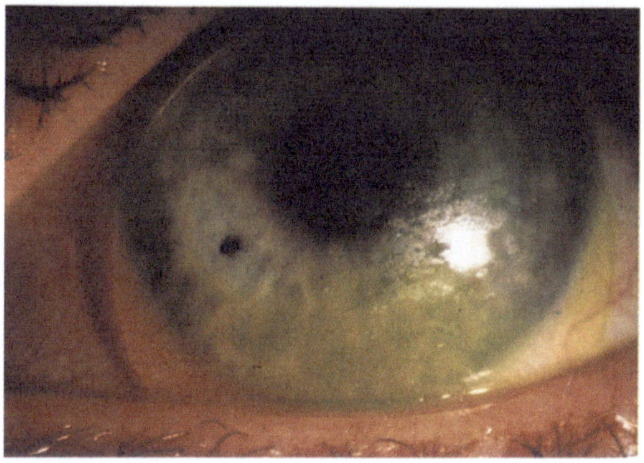

158 Fluoresceinmuster einer 13-mm-Linse. Luftblasen bei extremen Blickbewegungen. Gasdurchlässige harte, auf der Drehbank geschnittene Linsen können ihre Krümmung ändern und mit zunehmender Wasseraufnahme und Erwärmung größer und flacher werden. Dies gilt für Minuslinsen. Die Größe und Lage der Luftblase muß wie bei der Anpassung von Sklerallinsen beachtet werden (s. S. 66ff.); evtl. sind Bohrungen über abgeschlossenen Luftblasen erforderlich.

158

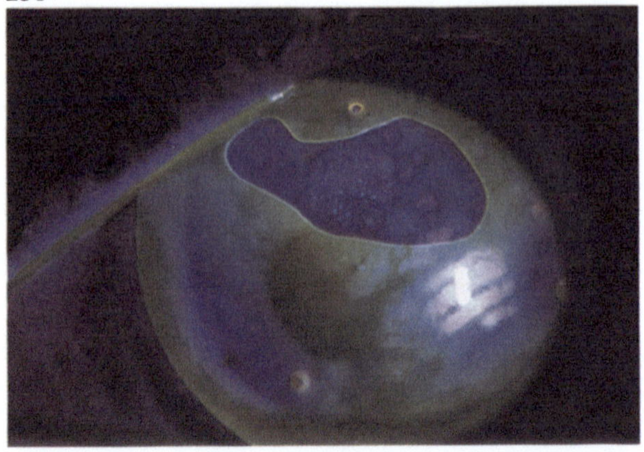

159 Fluoresceinmuster einer 13-mm-PMMA-Linse nach Keratoplastik

159

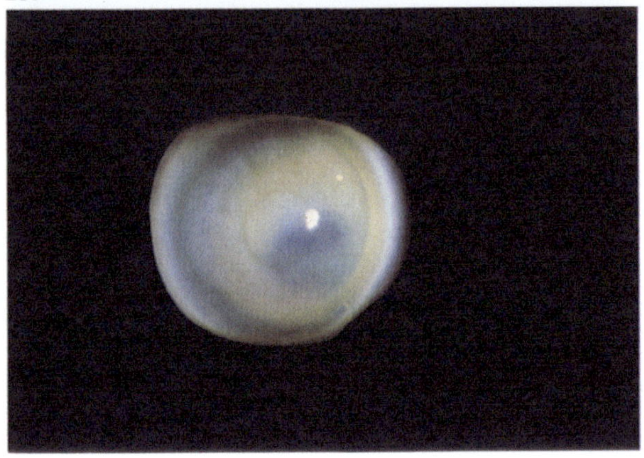

Anpassung von weichen Kontaktlinsen

160 Weichlinse: Einfluß von Größe und Dicke

Größe [mm]	*Anpaßtoleranzen*	*Komfort*	*Komplikationen*
13,50 – 15,00	Groß	Gut	Chronische Lidirritation, mangelnde O_2-Versorgung der Hornhaut
11,50 – 13,50	Gering	Randgestaltung bestimmt Verträglichkeit	Schlechte Randgestaltung führt zu Unverträglichkeit und HH-Veränderungen bei flacher Anpassung

Diese Angaben setzen voraus, daß die Anpassung auch zweckmäßig ist.

161 Dicke. Die Dicke hängt vom Volumen der Linse und von den Zonen größter und kleinster Dicke ab. Die Mittendicke sollte dem Anpasser bekannt sein.

Stärke	*Dicke*	*Optische Zone*	*Komplikationen*
Plus	Man achte auf Mittendicke und Übergang zwischen vorderer optischer Zone und Rand	Verkleinerung nötig	Mangelversorgung des HH-Zentrums
Minus	Man achte auf Randdicke	Verkleinerung nötig	Mangelversorgung des Limbus

162 Wassergehalt und Dicke

Hydrophile Linsen	*Dicke (im Durchschnitt)*
Hoher Wassergehalt (> 55%)	0,30 mm
Niedriger Wassergehalt	0,10 mm

Eine mittlere Dicke von 0,10 mm bedeutet, daß z. B. eine Linse 8,00/13 mm/– 8,00 eine tatsächliche Mittendicke von 0,07 mm hat.

163 Faktoren, welche die Zentrierung der Weichlinse bestimmen

Materialelastizität	*Größe*
Gut	Klein 11,75 – 12,50 mm, parallele/steile Anpassung; sehr dünne Linsen erforderlich
Gering	Groß 12,50 – 15,00 mm, flache Anpassung

164 Kontaktzonen. Ein wesentlicher Unterschied zu Hartlinsen besteht darin, daß sich Weichlinsen unabhängig von ihrer *In-vitro*-Geometrie mehr oder weniger der Form des Auges anpassen. Auch müssen sich viele Linsen wegen ihrer Größe und Beweglichkeit der Sklera anpassen.
Ausdehnung der Kontaktzonen (im Durchschnitt): weiße zentrale Zone = Hornhautkontakt (12 mm); weiße und gelbe zentrale Zone = Hornhaut plus 0,5 mm Sklera (13 mm); weiße, gelbe und orange Zone = Hornhaut plus Sklera mit 1,5 mm Sklerakontakt (15 mm).

Größe der Weichlinse	*% Kontakt mit Hornhaut*	*Sklera*	*Innenradius (mittlerer HH-Radius + ... mm)*
12	100	0	0,40
13	90	10	0,6
15	70	30	1,2

Die große Linse liegt also in einem großen Bereich der Sklera auf, was eine flache Innenkurve erforderlich macht. Als Alternative kommt auch eine asphärische oder bisphärische Innenkurve in Frage.
Diese Tabelle gilt nur für PHEMA; Mittendicke 0,10, Stärke ca. – 4,00.

164b

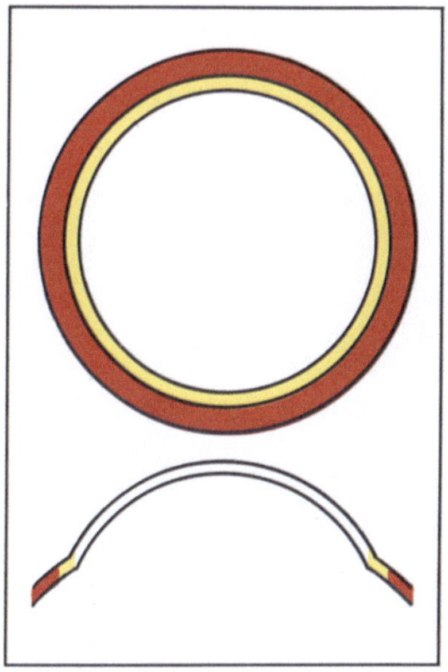

165

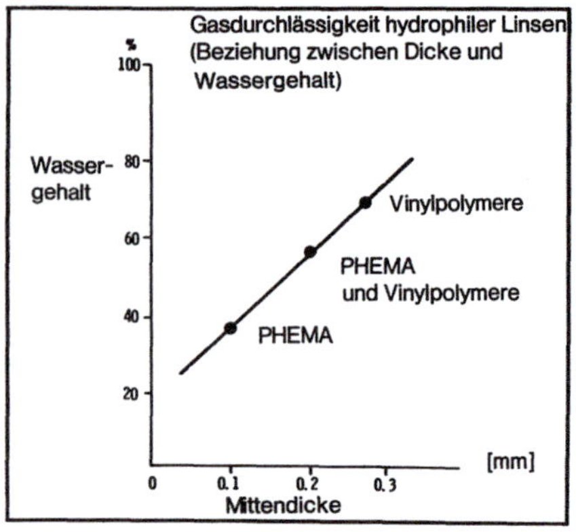

166

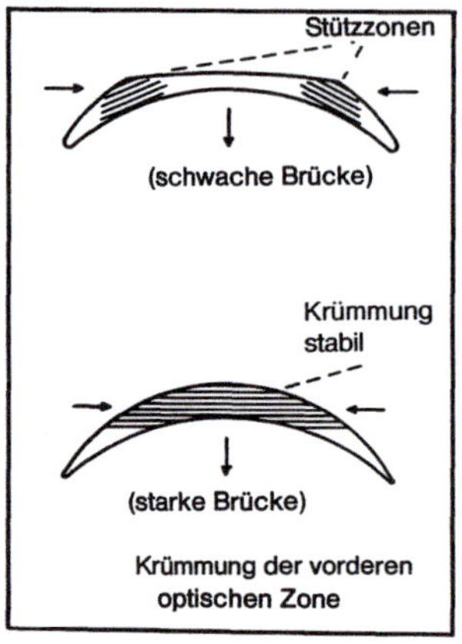

165 Wassergehalt und Dicke. Bei einem Wassergehalt von 28% muß die Mittendicke der Linse unter 0,10 mm liegen, bei 70% Wassergehalt dagegen sind auch noch 0,25 mm erlaubt. Hiervon hängt mehr oder weniger direkt die Gasdurchlässigkeit ab.

167

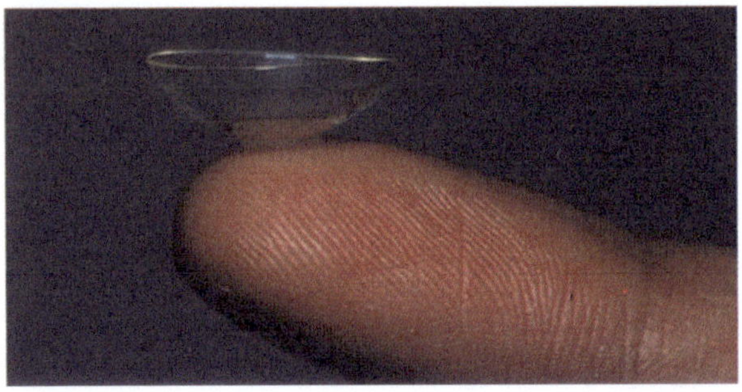

166 Linsenverformung. Steifigkeit des Materials, Dicke und Art der Anpassung bestimmen, wie stark sich die Linse auf dem Auge verformt. Eine gut zentrierende Pluslinse sollte eine optische Oberfläche haben, die der in vitro näher kommt als bei einer Minuslinse. Bei Linsen mit hoher Brechkraft machen sich geringe Verformungen stärker bemerkbar.

167 Linsenform. Weichlinse auf der Fingerkuppe. Diese Form ist richtig, die Linse ist nicht umgestülpt. Eine solche geringe Verformung dürfen hydrophile Linsen zeigen, wenn sie vor dem Einsetzen 1 min auf dem Finger trocknen (vgl. mit Abb. 19–21).

168

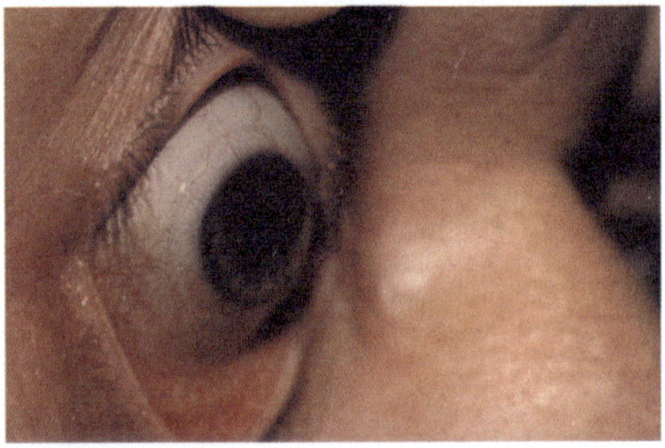

168 Weichlinse auf dem Auge (14 mm). Diese Linse ist gut zentriert, sie verschiebt sich bei leichtem Druck und rutscht wieder in die Ausgangslage zurück.

169 Hydrophile Linse (13,50 mm), gut zentriert; diese Linse war 0,60 mm flacher als der mittlere HH-Radius.

170 Absacken. Hydrophile Weichlinse 10 min nach dem Einsetzen: abgesackt.

169

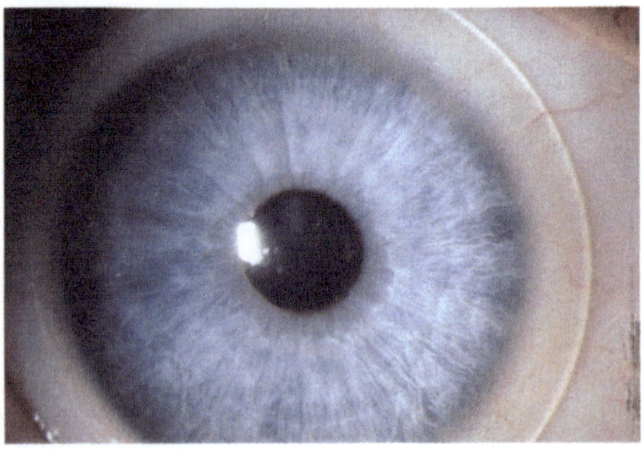

170

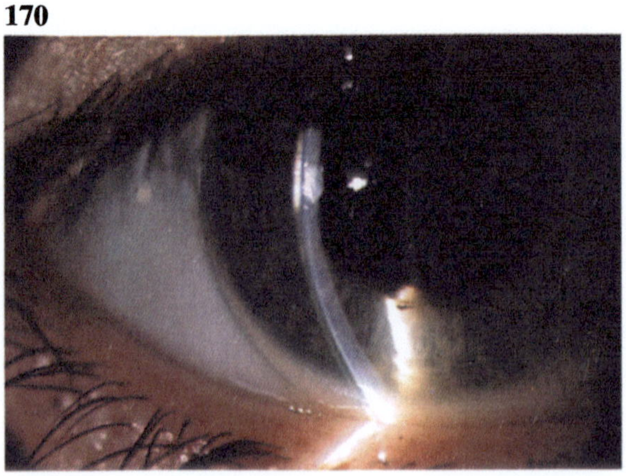

171

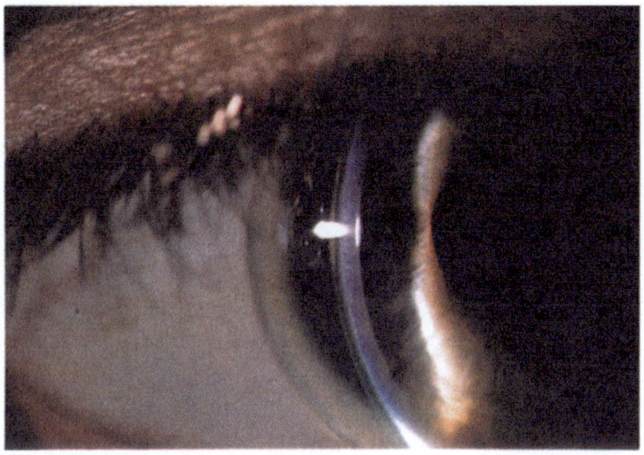

172

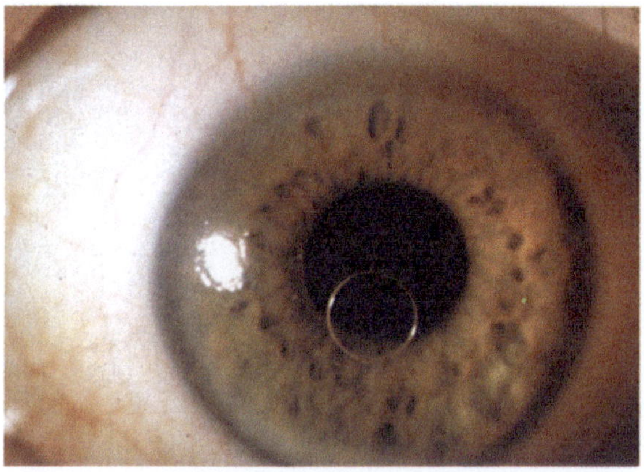

171 Zentrierung. 30 min nach dem Einsetzen zentriert die Linse gut.

172 Steilanpassung. Weichlinse unmittelbar nach dem Einsetzen. Die kleine Luftblase weist auf eine zu steile Anpassung hin.

173

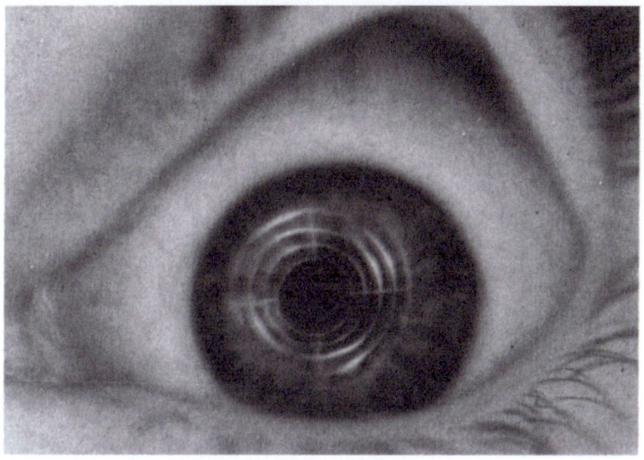

173 Steilanpassung und Photokeratogramm. Steil angepaßte Weichlinse mit unregelmäßigem Photokeratogramm.

174

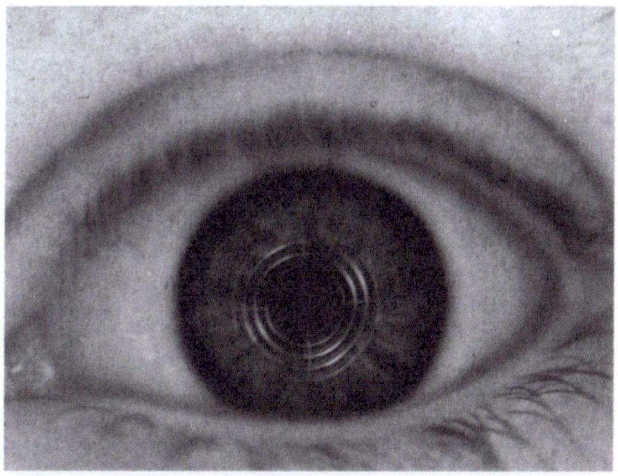

174 Photokeratogramm bei gutem Linsensitz. Weichlinsen mit regelmäßigem Spiegelbild.

175

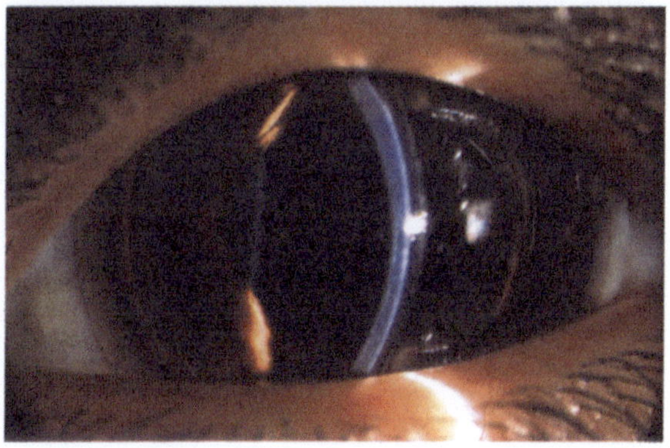

175 Weiche hydrophile Pluslinse. Mittendicke 0,33 mm. Hier handelt es sich um eine starke Pluslinse mit einer großen optischen Zone.

176 Innenkurve – Anpaßbereiche. Innenkurven, Einzelkurven, dünne Linsen.

Gesamtdurchmesser			*Radien*			
	7,20	7,60	8,00	8,40	8,80	9,20
12,00	(7,20)	7,60	8,00	8,40	–	–
12,50	7,20	(7,60)	8,00	8,40	–	–
13,00	–	7,60	(8,00)	8,40	8,80	–
13,50	–	7,60	8,00	(8,40)	8,80	–
14,00	–	–	8,00	(8,40)	[8,80]	9,20
14,50	–	–	8,00	8,40	[8,80]	[9,20]
15,00	–	–	8,00	8,40	[8,80]	[9,20]

Die angegebenen Werte gelten nicht für Keratokonuslinsen.

Da bei Weichlinsen größere Toleranzen zulässig sind, ist selten ein kompletter Satz Innenkurven erforderlich. Die Kreise markieren die z. Z. gebräuchlichen Linsenparameter. Die Radien stellen Äquivalentradien dar und gelten daher auch für asphärische Oberflächen.

177 Im Schleuderverfahren hergestellte Linsen (Fa. Bausch & Lomb). Der Sitz dieser Linsen wird im wesentlichen bestimmt durch die Größe (Scheitelhöhe), die Formbarkeit und die Dicke. Die Innenkurve ist asphärisch. Im Schleuderguß hergestellte Linsen haben gewöhnlich eine abgeplattete elliptische Innenfläche und eine sphärische vordere optische Fläche. Bei höheren Drehzahlen entstehen steilere Innenkurven.
Bei diesen Linsen hat der Anpasser weniger Variationsmöglichkeiten als mit den auf der Drehbank geschnittenen Linsen. Diese Einschränkung der Anpaßmöglichkeiten gilt für alle gegossenen Linsen. Andere Beispiele für gegossene Linsen sind Siliconkautschuk- und CAB-Linsen; diese können auch im Spritzguß- oder Preßverfahren hergestellt werden.

177

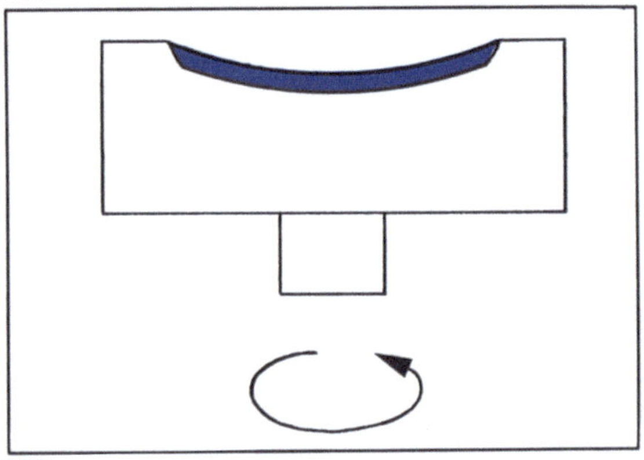

178 Gasdurchlässigkeit und Linsendicke. Dieses Diagramm, das auf den Daten von R. Hill (Ohio) beruht, zeigt eine nichtlineare Beziehung von Dicke und Gasdurchlässigkeit. Man kann hier ablesen, daß eine PHEMA-Linse mit 38% Wassergehalt und 0,02 mm Mittendicke genauso gut ist wie eine hochhydrophile Linse mit z. B. 60% Wassergehalt und 0,10 mm Mittendicke (s. Verbandlinsen).
Solche Daten sind nur von experimentellem Interesse, denn eine dünne HEMA-Linse mit 38% Wassergehalt wird schneller austrocknen als eine dicke Polymerlinse mit 60% Wassergehalt und dann ihre Gasdurchlässigkeit einbüßen.

178

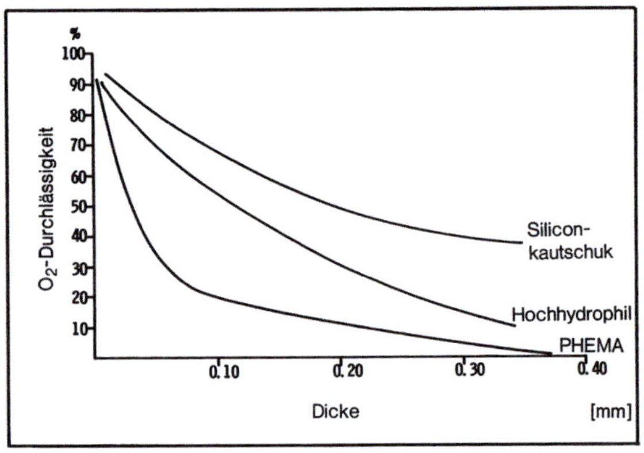

179 Diagramme verschiedener Linsenformen (vgl. Abb. 19–23). Beispiele für die Form einer schwachen (–4,00) und starken (–25,00) Minuslinse. Die Zeichnungen sind maßstabgerecht. Die Linsendicke wird durch die periphere Außenkurve bestimmt.

179

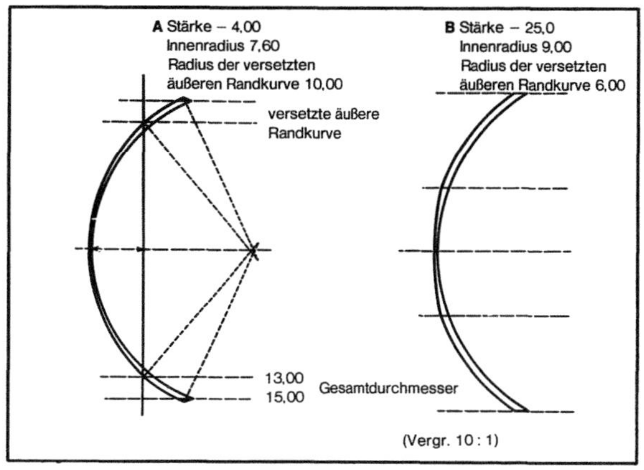

180 Linsenformen. Typische zweikurvige Innenfläche einer schwachen Minuslinse (–2,00). Die Dicke wird durch das Herstellungsverfahren und das Material bestimmt. Sie könnte im Zentrum 0,04 mm bei einer PHEMA-Linse, aber auch 0,12 mm bei einer weicheren Linse betragen.

180

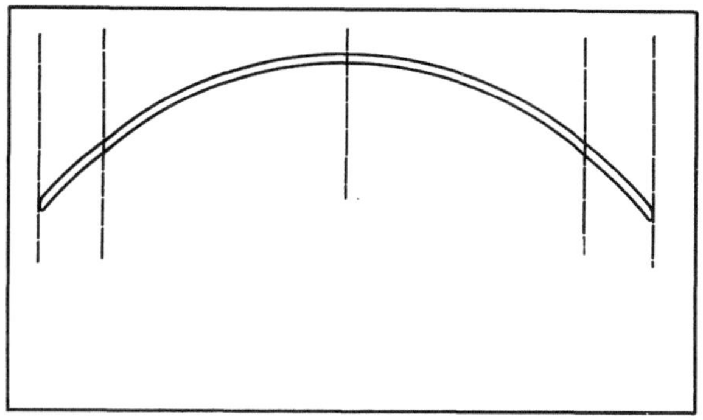

181 A, B Andere Linsenformen. A Andere Formgebungen zur Verminderung der Randdicke von starken Minuslinsen. *1* Negative versetzte Randkurve zur Erzielung einer minimalen Dicke; *2* In der unteren Hälfte ist zum Vergleich die konventionelle positive Auskehlung gezeigt.
B Vergleich von Linsenform und Augenwölbung, um die Verteilung der Dicke über der Hornhaut zu zeigen.

181

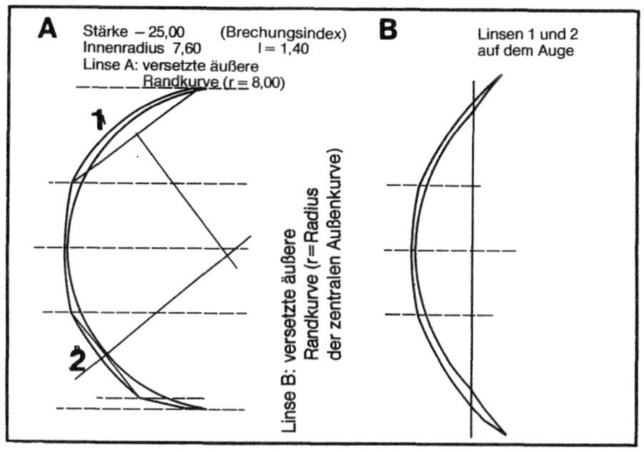

182 A, B Randform. Die Randgestaltung der Weichlinsen hängt im wesentlichen vom Herstellungsverfahren und dem Material ab. Sehr dünne Ränder sind bei manchen Materialien nicht möglich.
(**A** Rand einer Pluslinse, **B** Rand einer Minuslinse).

183 A, B Linsenformen. Die Dicke von therapeutischen Linsen ist für den Herstellungsprozeß und das Material *optimal.* Die Gasdurchlässigkeit muß ausreichen, um auch bei geschlossenen Lidern der Hornhaut genügend Sauerstoff zuzuführen. HEMA-Linsen sollten für diese Zwecke vermieden werden, selbst in dünner Ausführung, ausgenommen bei bullöser Keratopathie. Solche Verbandlinsen sind groß, geringe Pluswerte sind erlaubt.

182

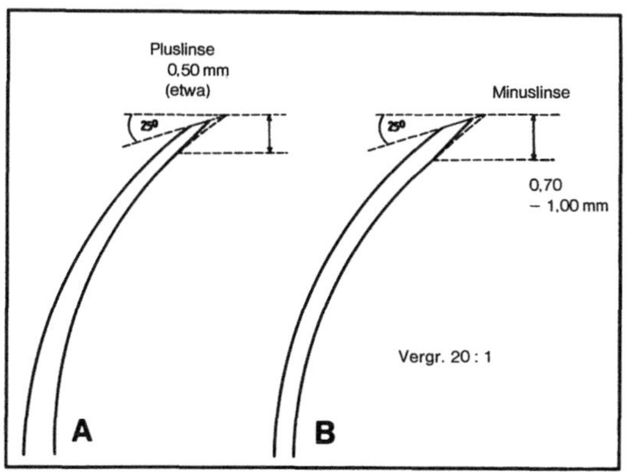

183

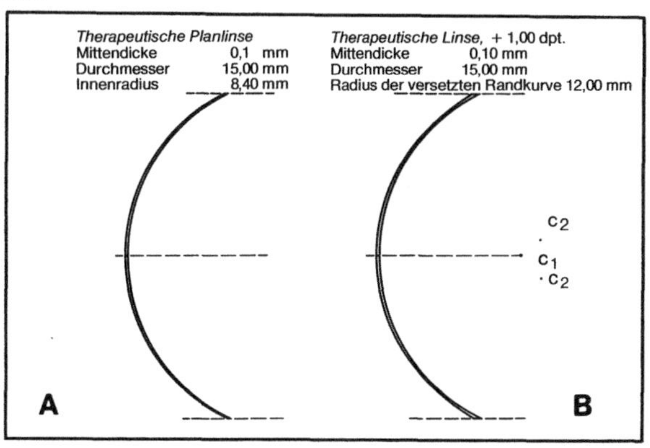

184

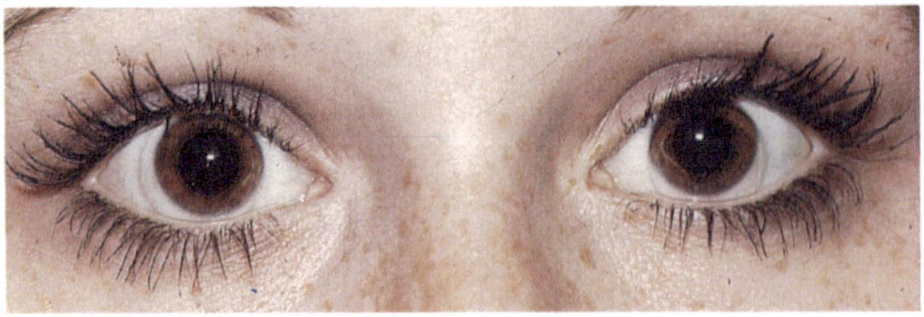

184 Zentrierungsprobleme. Schlechte Zentrierung einer Weichlinse (geringe Myopie). Der Patient ist trotz schlechter Zentrierung beschwerdefrei. Sehschärfe beidseits 6/5, reizfreie Vorderabschnitte.

185

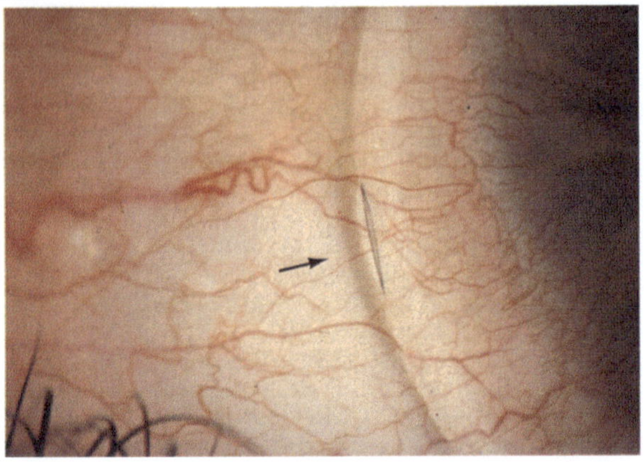

185 Randprobleme. Hier sitzt die Linse im Randbereich schlecht, der Rand hebt über der Sklera ab. *Links im Bild* eine Pinguecula.

186

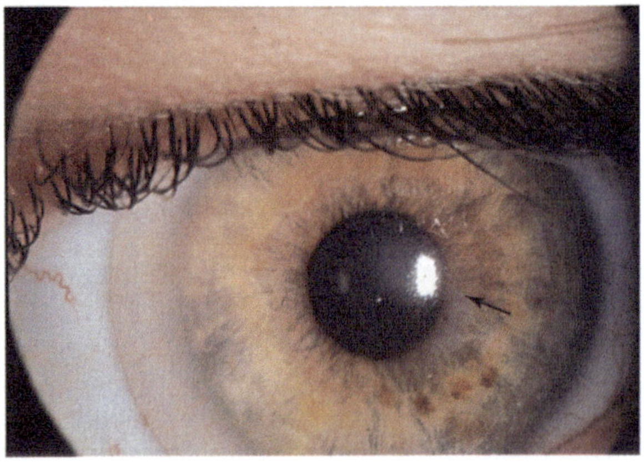

187

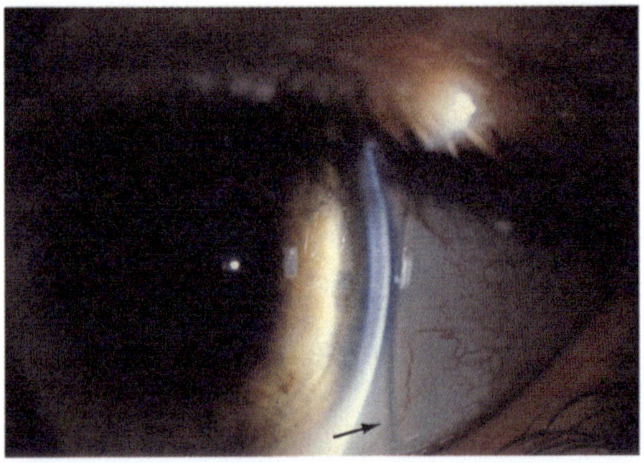

186, 187 Hydrophile Linse zur verlängerten Tragedauer (80% Wassergehalt). Der Patient trug die Linse 3 Jahre lang und verschob sie jede Nacht nach temporal über die Sklera (Abb. 187). Deutliches Hornhautödem (Abb. 186).

188

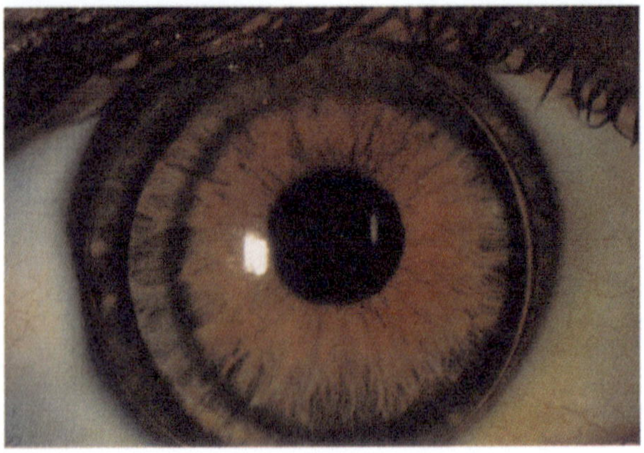

188 Siliconkautschuklinsen. Kleine gegossene Siliconkautschuklinse, Gesamtdurchmesser 10,80 mm (Danker-Linse); gute Zentrierung.

189 Siliconkautschuklinse. Im Fluoresceinbild erkennt man eine genügende Randabhebung und einen guten Austausch der Tränenflüssigkeit.

189

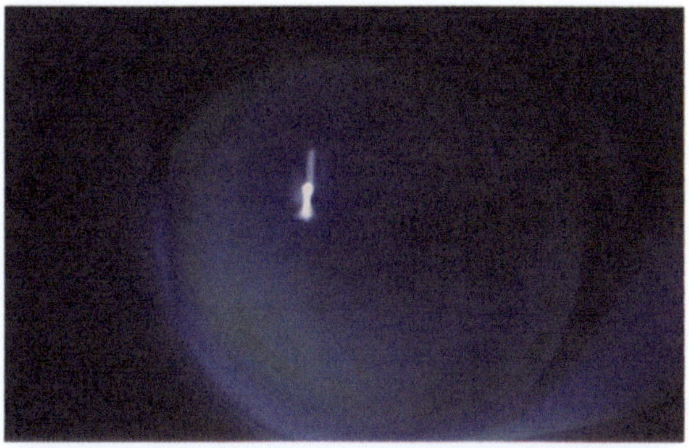

190 Siliconkautschuklinse. Hier zeigt das Fluoresceinbild einen zu festen Sitz der Linse an (kein Flüssigkeitsaustausch in der Peripherie). Ein solcher Sitz muß vor allem bei stärker brechenden Linsen vermieden werden.

190

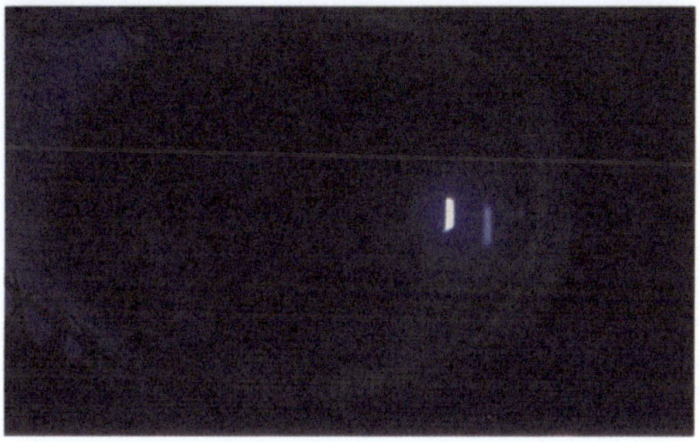

191 Torische Weichlinsen (vgl. Abb. 117–122)

Typen:	Außen- torische brechende Oberflächen
Stabilisatoren:	Innen-
	Torische Innenfläche
	Konoidale Innenfläche
	Randabtrennung
	Peripher torische Formen (Randverjüngungen oben oder unten)
	Prismenballast

Verschiedene der genannten Typen können miteinander kombiniert werden, je nach Stellung des Unterlides am Limbus. Grundsätzlich erfordert ein hochstehendes Unterlid maximale Stabilisation. Bei Randabtrennung ist ein Prismenballast nicht immer erforderlich.

192 Torische Weichlinse. Randabtrennung an der falschen Stelle.

193 Lage der Randabtrennung bzw. des Prismenballastes. Torische Linsen mit abgetrenntem Rand neigen zum Verdrehen und damit zur Verminderung der Sehschärfe.
Arten der Fehlstellung: Pendeln bei Augenbewegungen, aber 180° in Primärstellung; nasal oder temporal fixiert; ständig abgerutscht oder hochgehalten. Die Zeichnung zeigt, wie man Fehlstellungen schriftlich dokumentieren kann.

192

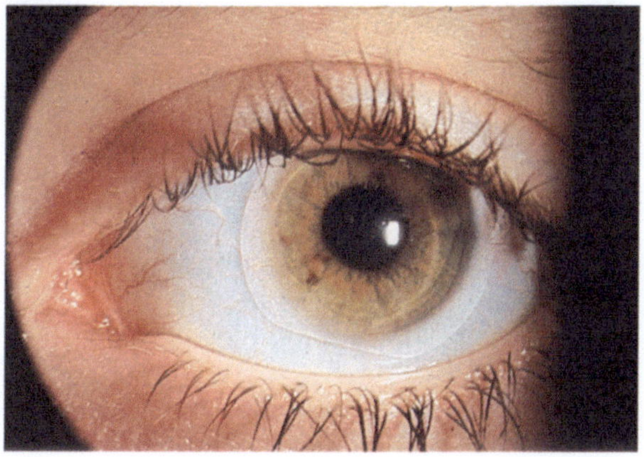

193

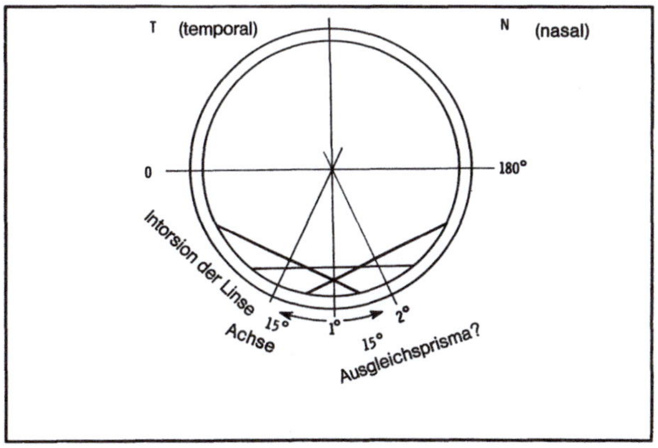

193, 194 Spezifikationen torischer Weichlinsen

HH-Radien:

Rechts: 8,20, Achse 180°	*Links:* 8,30, Achse 180°
7,60	7,50

Brillenordination:

Rechts:	*Links:*
– 1,00 sph./– 3,00 cyl.,	– 2,50 sph./– 3,50 cyl.,
Achse 180°	Achse 180°

Verordnung für außentorische PHEMA-Linse mit gestutztem Rand:

Rechts:	*Links:*
$8{,}40 : \frac{13{,}00}{14{,}00}$	$8{,}45 : \frac{13{,}00}{14{,}00}$
– 1,00 sph./– 2,50 cyl.,	– 2,25 sph./– 3,00 cyl.,
Achse 180°	Achse 180°

Mittendicke 0,13 mm, Dicke des unteren Randes nach endgültiger Bearbeitung der Linse 0,25 mm.

Bemerkung: Die rechte Linse (Abb. 193) sitzt hinreichend gut. Die linke Linse ist um 25° verdreht (Abb. 194). Rückgabe zur Überprüfung der Parameter; falls die Werte stimmten, Erhöhung des Prismenballasts. Die verordnete Linsenstärke ergibt sich aus der Brillenkorrektur über einer Probelinse mit denselben Parametern.

Die astigmatische Brechkraft der Linse entspricht meist der Stärke des HH-Astigmatismus, ist jedoch bei höherer Steifigkeit der Linse (dickere Linse, höhere Materialsteifigkeit) geringer. Bei hoher Hyperopie ist bekanntlich auch schon der Brillenastigmatismus geringer als der HH-Astigmatismus wegen der stärkeren Wirkung der Brillengläser (Umgekehrtes gilt für hohe Myopie).

195 Torische Weichlinse – schlechter Sitz. Die Linse ist absichtlich mit Fluorescein angefärbt, um die Fehlstellung deutlich zu machen (5° Rotation).

196 Torische Weichlinse – Fehlanpassung. Randabtrennung zu hoch. Entweder muß man hier eine größere Linse wählen oder kann bei gleicher Größe auf die Randabtrennung verzichten und erreicht eine genügende Stabilisierung allein mit Prismenballast (1,5 △). Bei manchen Linsen ist das Prisma nicht randständig, sondern im Lentikularteil eingearbeitet.

197, 198 Torische Linse bei Blickbewegungen. Befriedigender Sitz selbst in extremen Augenstellungen (Hydron-Europe). Bei dieser außentorischen Linse wurde die Stabilisierung durch doppelte Randabtrennung und ohne zusätzlichen Prismenballast erreicht. Es ist also nicht immer notwendig, die Randabtrennung mit Prismenballast zu kombinieren. Entscheidend ist die Linsendicke zwischen den Lidern (z. B. Weicon, Hydrocurve.).

197

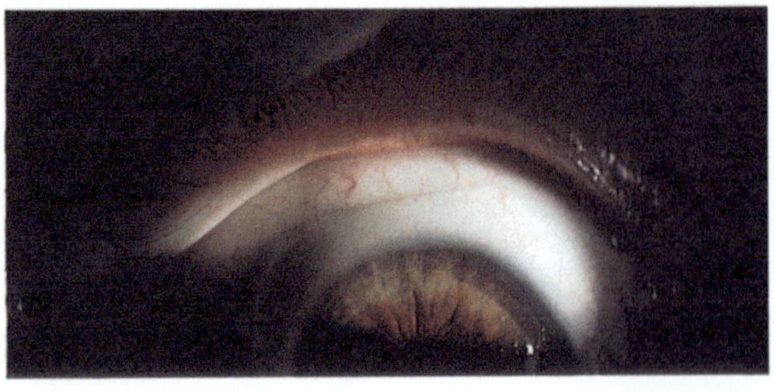

194

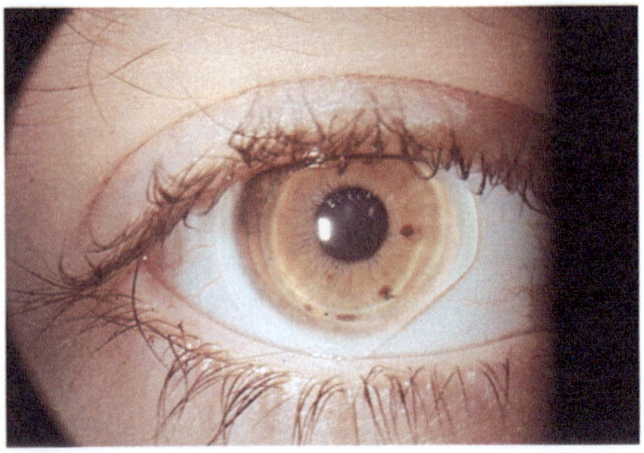

195

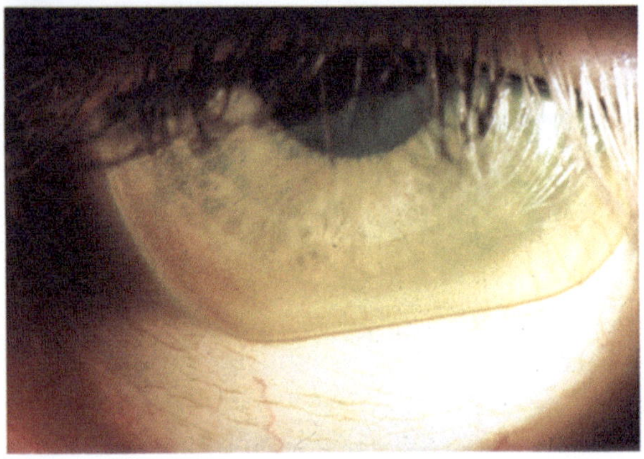

196

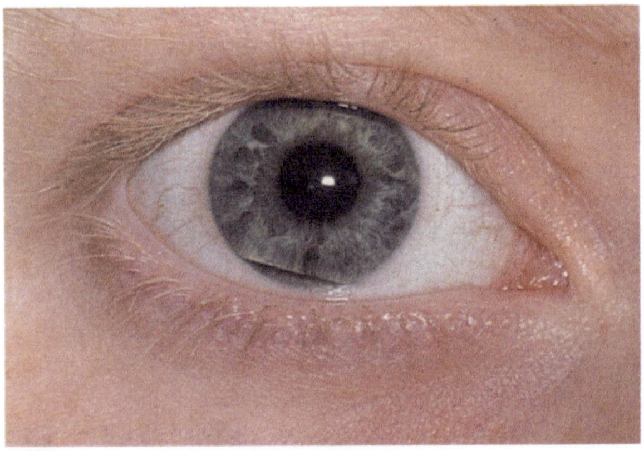

198

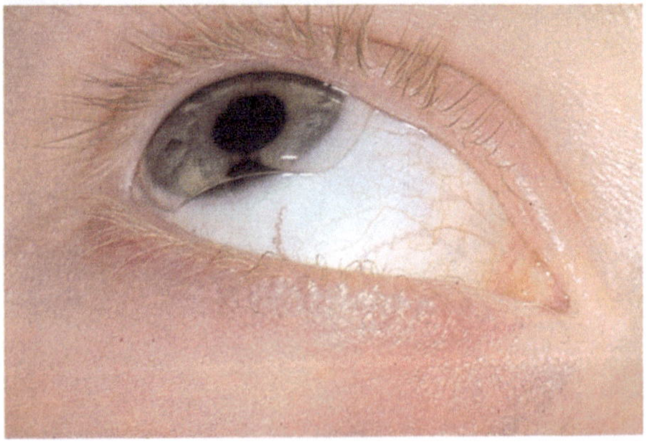

199

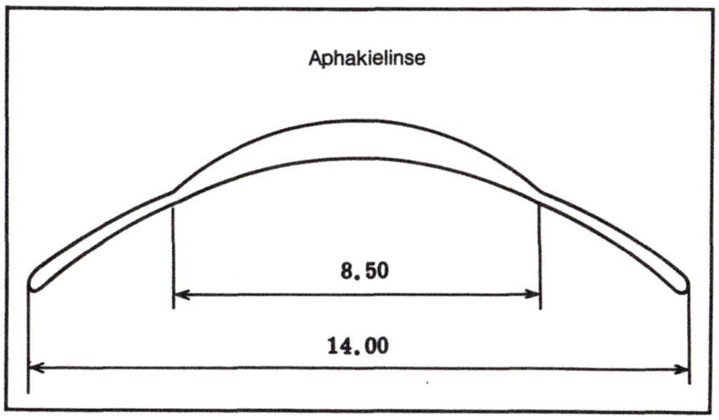

200

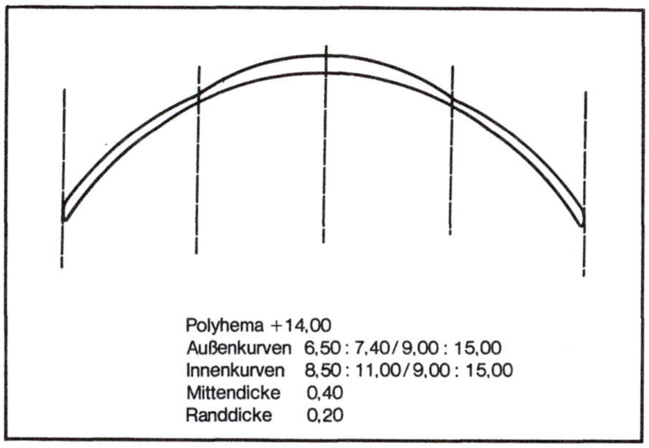

199, 200 Linsenformen (nicht maßstabgerecht). Abb. 199: Große Außenoptik (8,50 mm bei einem Gesamtdurchmesser von 14,00 mm). Beachte die negative Außenkurve des Randes. – Abb. 200: Kleine Außenoptik (7,40 mm bei einem Gesamtdurchmesser von 15,00 mm).

201 – 203 Schleudergußlinsen. 12,50-mm-Schleudergußlinse zur Aphakiekorrektur (PHEMA). Bausch & Lomb liefert jetzt auch 14,00-mm-Linsen. Die Seitenansicht von Abb. 201 läßt die gute Zentrierung und die kleine lentikulare Außenoptik erkennen (Abb. 202, 203).

201

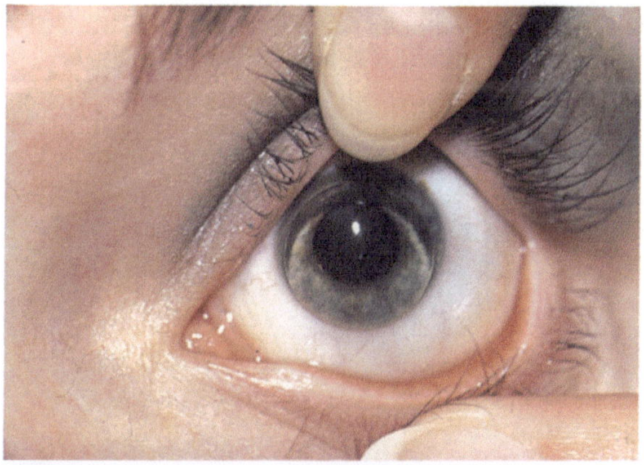

202

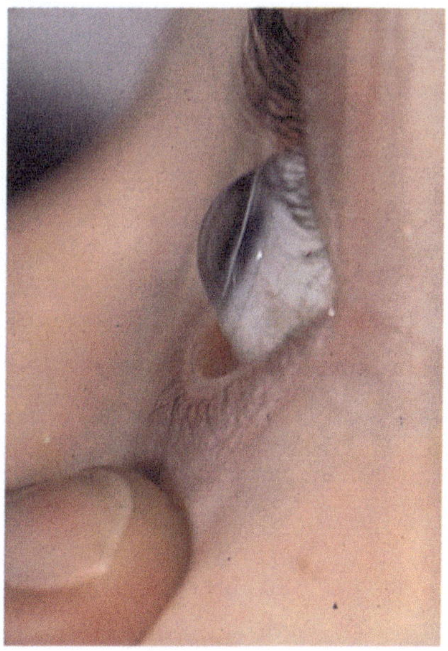

203

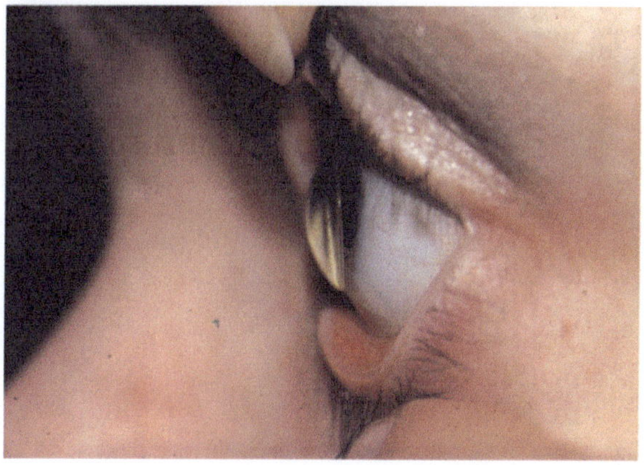

204 Drehbanklinse – sphärische Kurven. Auf der Drehbank zugeschnittene hydrophile (75% Wassergehalt) 12,50-mm-Linse nach 4 Wochen ununterbrochenem Tragen.

204

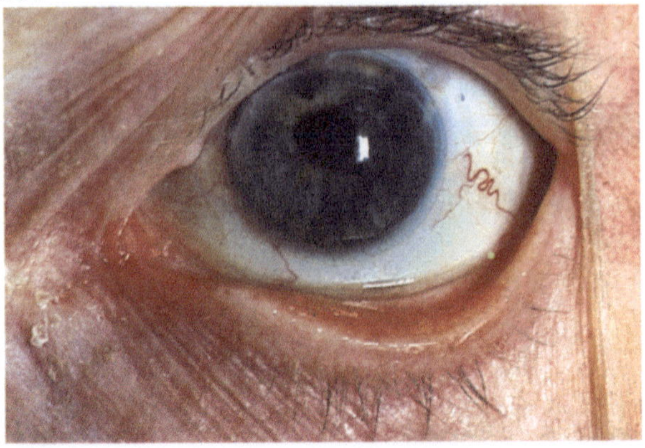

205 Dauertragelinse für Aphakie. Reinigung alle 4 Wochen, neue Linse alle 6 Monate. Innenkurve 0,60 mm flacher als mittlerer HH-Radius. Gesamtdurchmesser 14,00 mm, Randdicke 0,15 mm, verkleinerte Außenoptik 8,00 mm, Wassergehalt 75%.

205

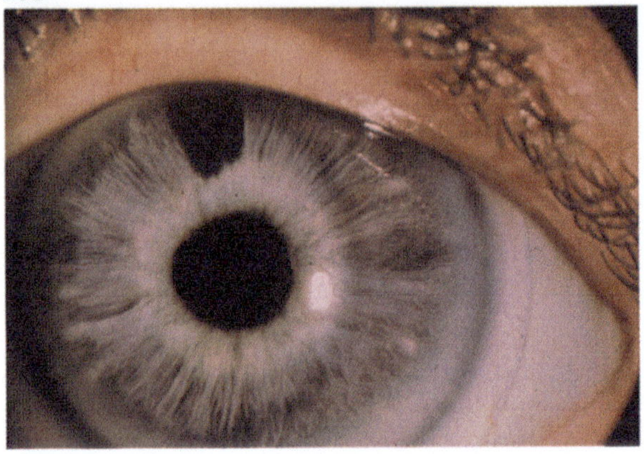

206 Photokeratogramm der Linse von Abb. 205 zeigt ein unverzerrtes Spiegelbild. Sehschärfe 6/6.

206

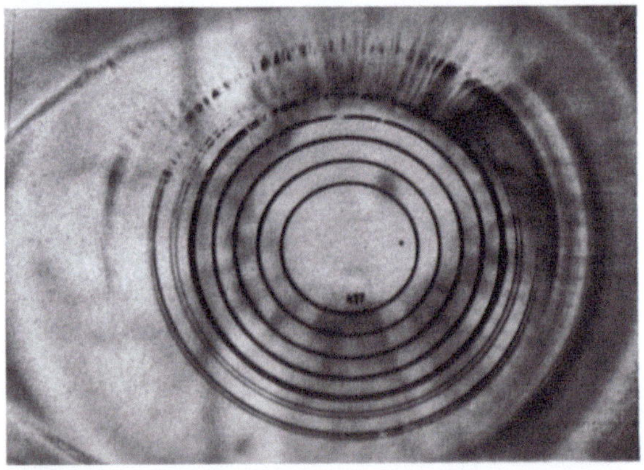

207 Drehbanklinse sphärische Kurven. Dicke Dauertragelinse mit 75% Wassergehalt, Oberlid drückt die Linse nach unten.

207

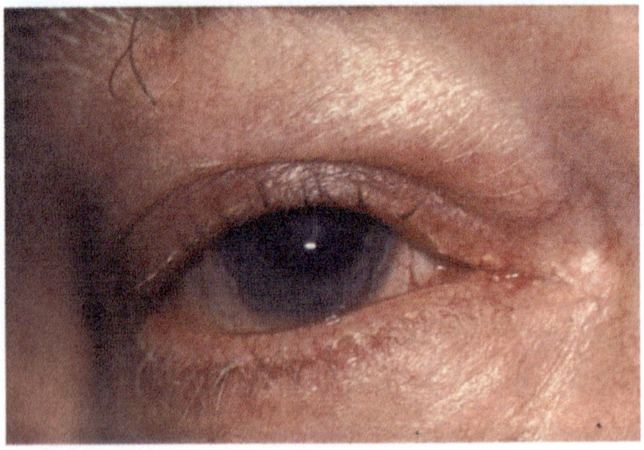

208 Drehbanklinse – sphärische Kurven. Dieselbe Linse wie in Abb. 207 zentriert gut, wenn das Lid angehoben wird.

208

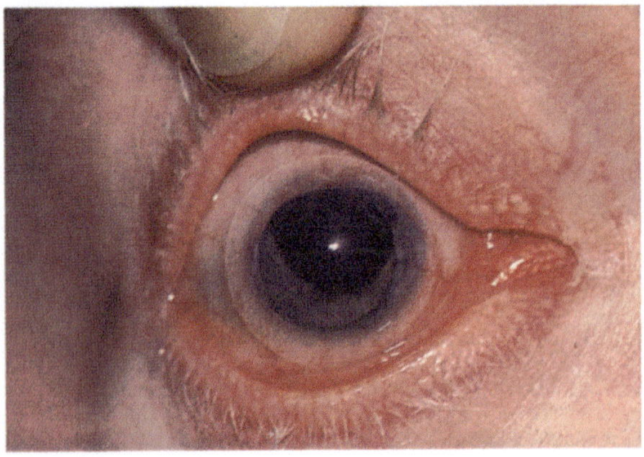

209 Anpaßprobleme. Lockerer Sitz einer HEMA-Linse, Gesamtdurchmesser 13,50 mm.

209

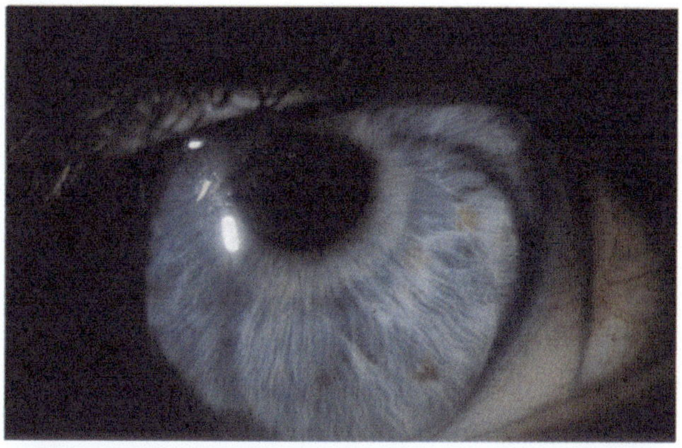

210 Anpaßprobleme. Lockerer Sitz einer Siliconkautschuklinse. Gesamtdurchmesser 12,50 mm. Die Verlagerung der Linse nach temporal verursacht prismatischen Effekt.

210

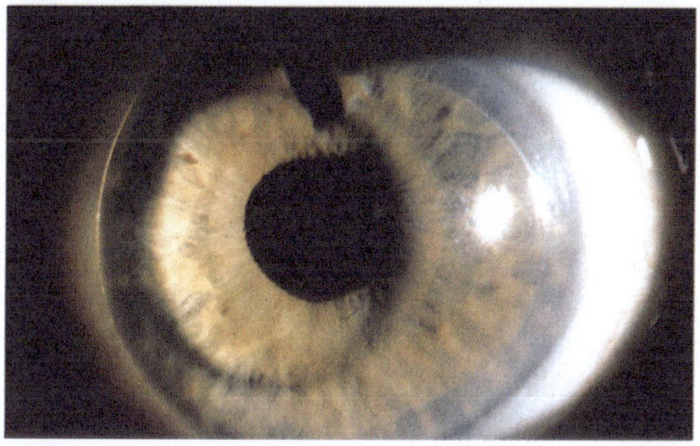

211 Anpaßprobleme. Lockerer Sitz einer Siliconkautschuklinse, Fluoresceinanfärbung. Dieser Sitz muß nicht unbedingt zu einer optischen Beeinträchtigung führen.

211

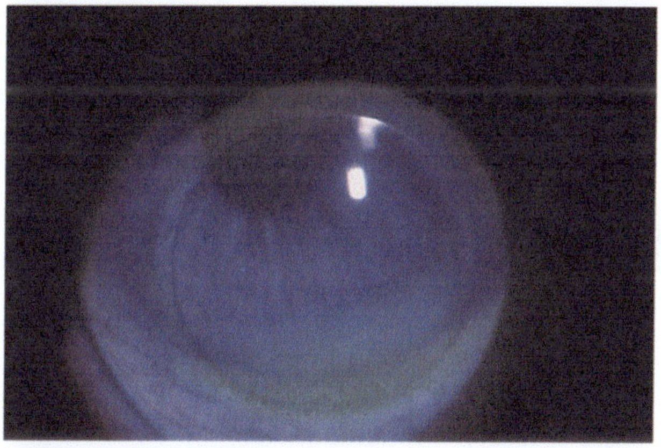

212 Anpaßprobleme. Gut sitzende Siliconkautschuklinse, Gesamtdurchmesser 12,50 mm.

212

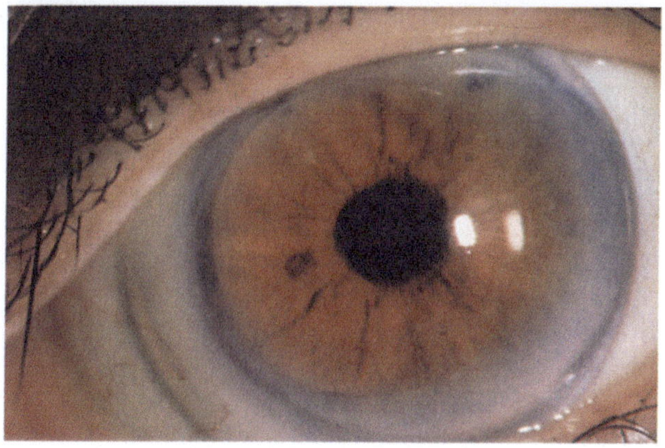

213

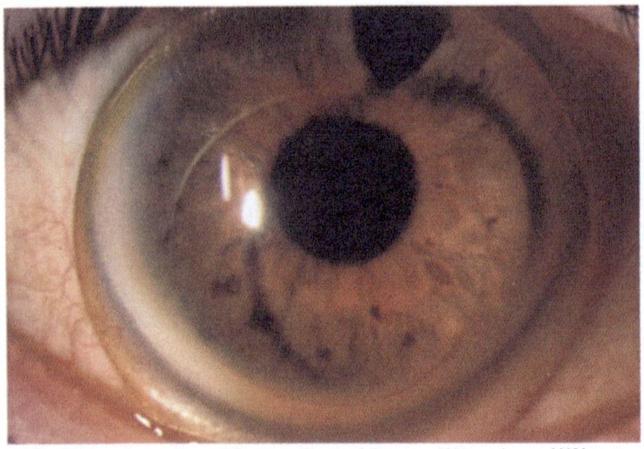

214

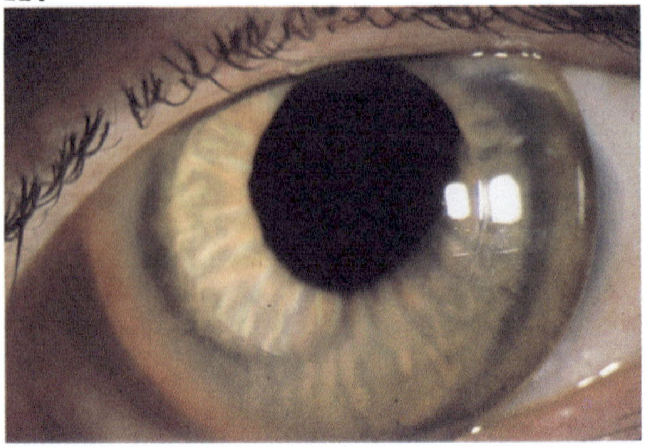

213, 214 Anpaßprobleme. Brauchbarer Sitz einer Siliconkautschuklinse. Linsen aus diesem Material verursachen bei zu lockerem Sitz Hornhautschäden.

215

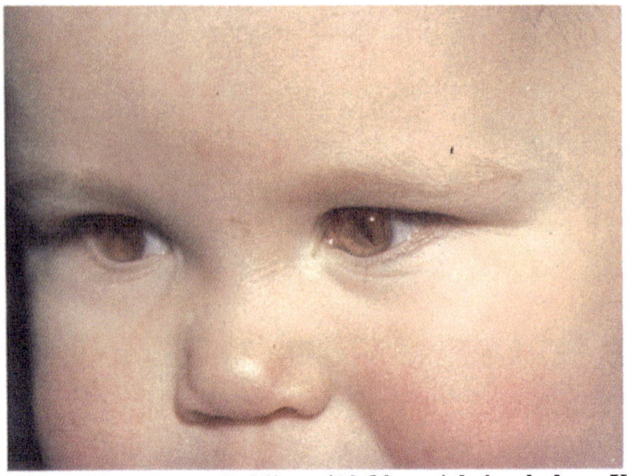

215 Siliconkautschuklinse (10,80 mm) bei aphakem Kleinkind (Danker-Linse).

216

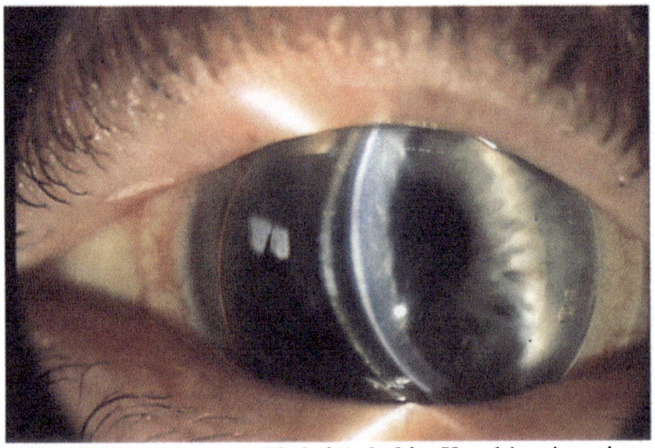

216 Bullöse Keratopathie bei Aphakie. Kombination einer Gellinse (80% Wassergehalt) von 14,50 mm Durchmesser mit einer harten 7,50-mm-CAB-Linse zur Verbesserung der Sehschärfe.

Weiche Keratokonuslinsen

217

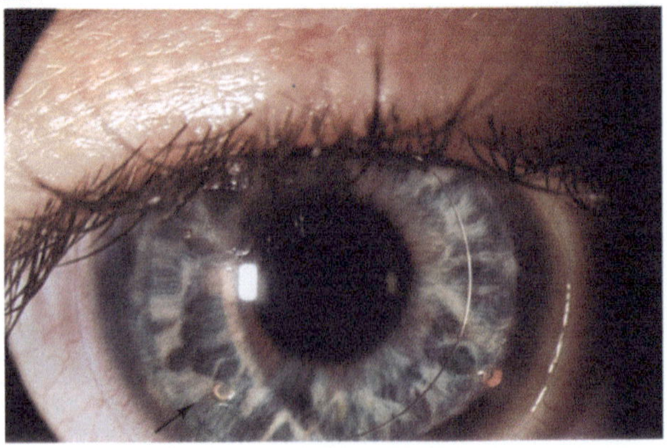

217 Weichlinse mit sphärischer Innenfläche. Die handelsüblichen Weichlinsen sind nur bei beginnendem Keratokonus geeignet. Eine gute Sehschärfe läßt sich nur in Verbindung mit einer astigmatischen Brillenkorrektur erzielen; hier: sphärische weiche PHEMA-Linse, Sonderanfertigung mit Bohrungen.

Innenkurven:	7,00/13,00
	7,40/13,00
	7,80/13,50
Mittendicke	0,30 mm
Randdicke	0,16 mm

Die Außenoptik muß immer verkleinert werden. Die Bohrungen waren erforderlich, um die Übergangszone zu belüften.

218, 219 Weichlinse mit hartem Zentrum. Gebräuchlich sind 3 Typen: a) Weichlinse mit hartem Einsatz; b) mit angeschmolzenem stark brechendem Zentrum; c) Kombinationslinse (diese in den Abbildungen).

218

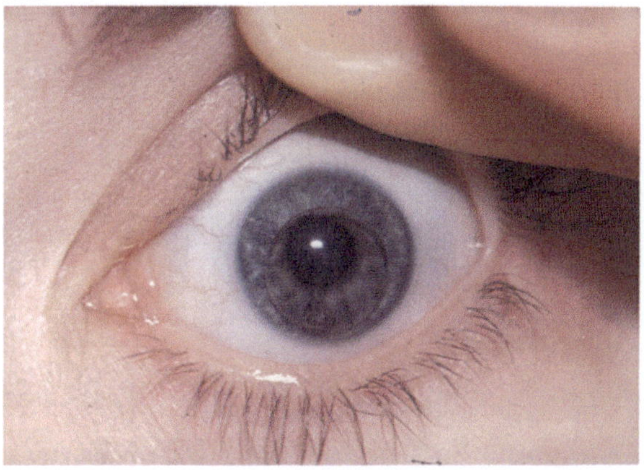

219

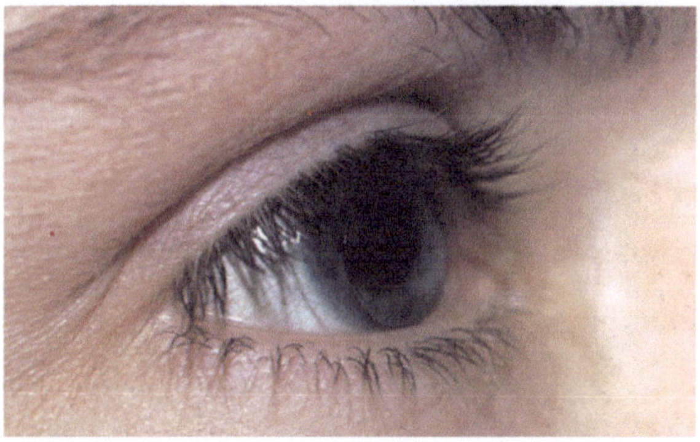

220 Torische Weichlinse. 4 dpt Astigmatismus nach Keratoplastik. Korrektur mit torischer Weichlinse. Mittendicke 0,25 mm.

220

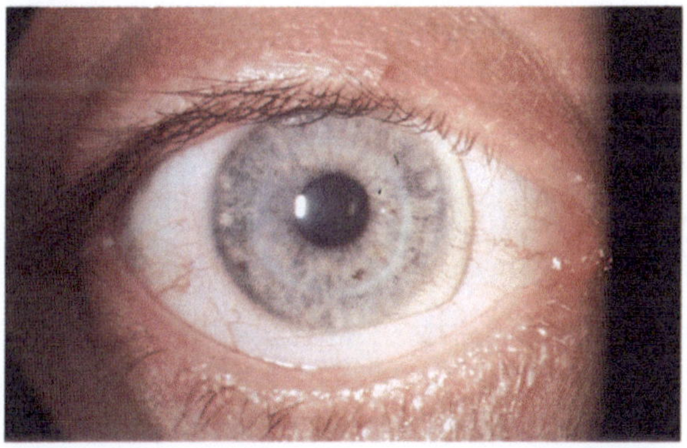

221 Torische Gellinse mit Randabtrennung bei beginnendem Keratokonus. Mittendicke 0,25 mm.

221

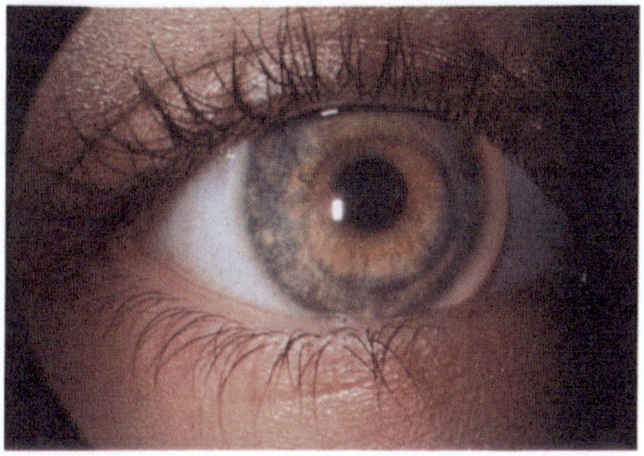

222

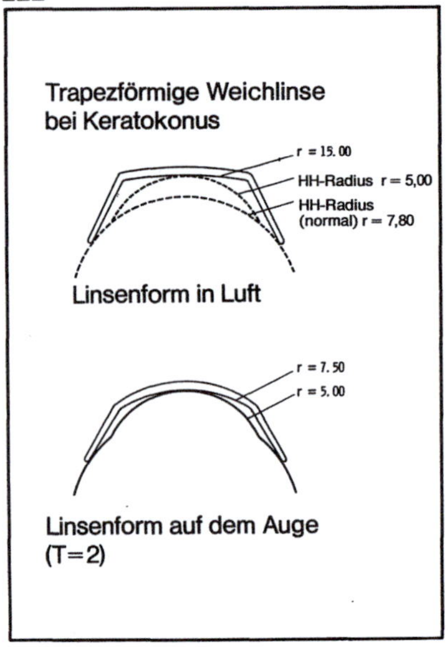

223 Trapezförmige Innenkurve. Probelinsen. Zentraler Innenradius 12,00 mm

1	2	3
12,00 : 8,00	12,00 : 8,50	12,00 : 8,70
8,00 : 14,00	8,00 : 14,00	8,00 : 14,00
9,00 : 15,00	9,00 : 15,00	9,00 : 15,00

Stärke + 2,00 sph.
Mittendicke 0,40 ± 0,02
Randdicke 0,25
4 Bohrungen: Durchmesser 1 mm, Randabstand 3 mm

Material: 38,1% Wassergehalt.

222 Trapezförmige Weichlinse. Man sieht, wie sich diese trapezförmige Linse dem Keratokonus besonders gut anformt. Alle Linsen formen sich je nach Materialeigenschaft und Dicke dem Auge in unterschiedlicher Weise an, so daß unterschiedliche Tränenlinsen entstehen, welche die Gesamtbrechkraft beeinflussen. Die Verformbarkeit wird durch den Krümmungs- oder Verformungsfaktor T gekennzeichnet.

224 Trapezförmige Verbandlinse. Dasselbe Prinzip kann auch bei der Anpassung von Verbandlinsen nach Keratoplastik zur Anwendung kommen. Zugrunde gelegt wurde ein Innenradius von 15 mm.

224

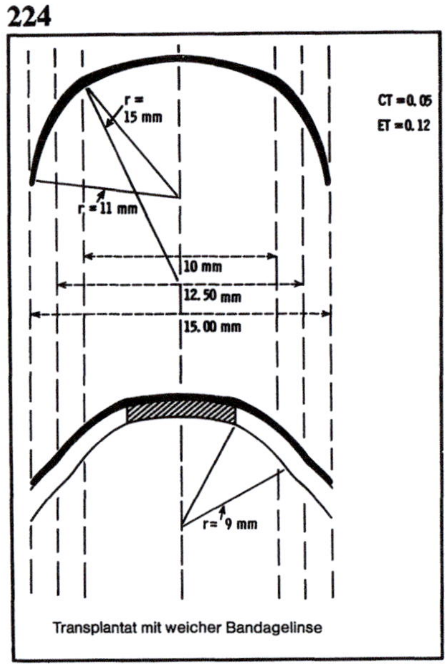

Transplantat mit weicher Bandagelinse

225, 226 Trapezförmige Weichlinse (PHEMA). Keratokonusaugen mit trapezförmigen Weichlinsen.
HH-Radien (Abb. 226): 5,80, Achse 160°, irregulär 6,40

225

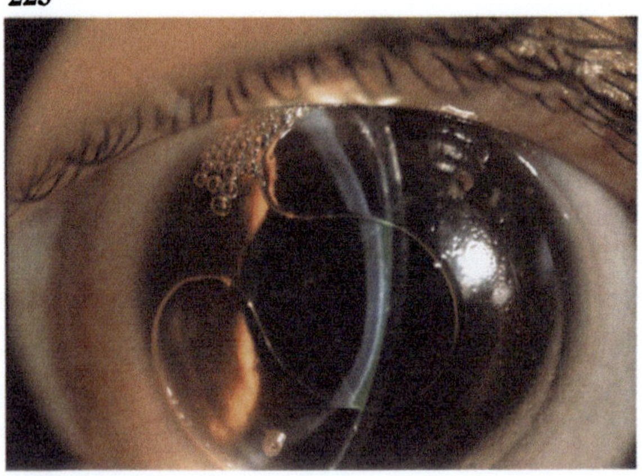

226

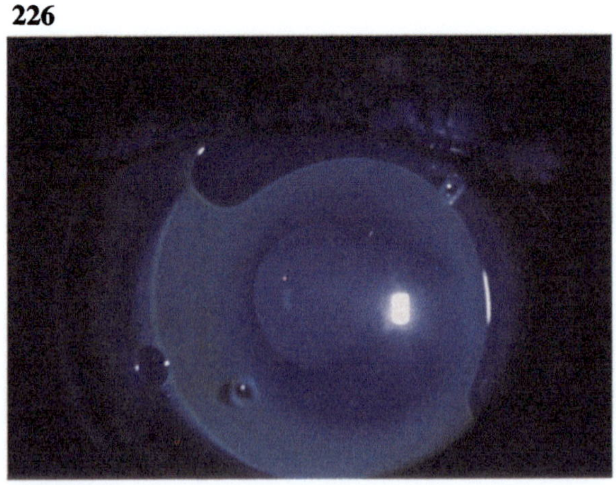

Linsenwerte (PHEMA):
12,00 : 6,50; 2 Bohrungen 9,00 : 13,00; Mittendicke 0,35; Stärke −4,00.

Pflege von Weichlinsen

1. Regelmäßige Reinigung der Oberfläche mit einer Lösung und enzymatische Reinigung in größeren Abständen, 2. Aufbewahrung in einer desinfizierenden Lösung oder 3. Hitzedesinfektion in Kochsalzlösung.

Die Gesundheitsbehörden überwachen die Kontaktlinsenhersteller, indem sie Verkauf von Linsen und Pflegemitteln von einem Zulassungsverfahren abhängig machen. Der Anpasser sollte die Produkte nur so verwenden, wie vom Hersteller angegeben.

227

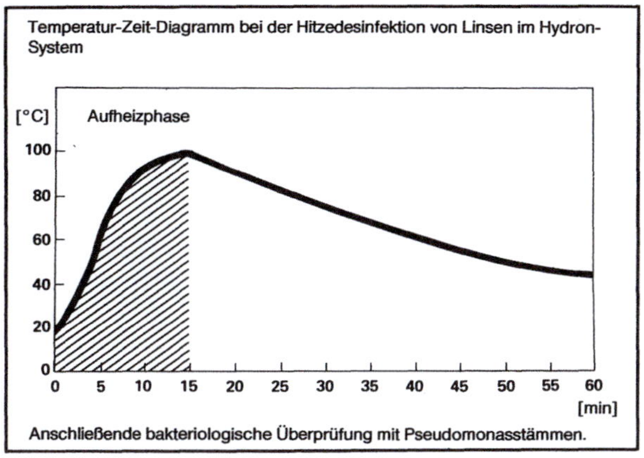

228

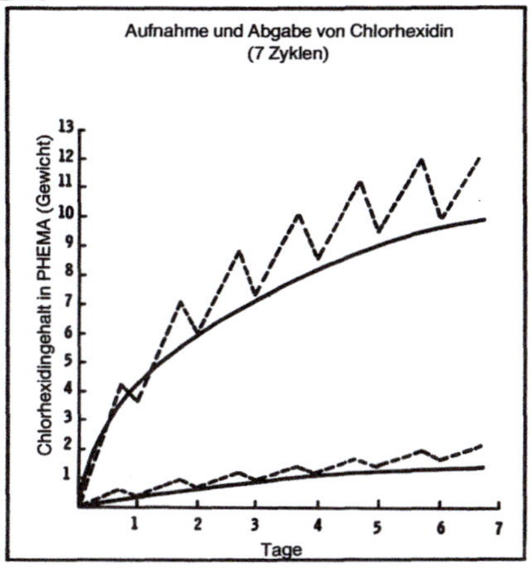

227 Hitzedesinfektion, Einfluß von Temperatur und Dauer. Man kann entweder für kurze Zeit (z. B. 3 min) bei hohen Temperaturen (z. B. 130 °C) und hohem Druck oder längere Zeit bei niedrigeren Temperaturen (z. B. 40 min, 80 °C) desinfizieren. Bei den meisten Materialien empfiehlt sich die zweite Möglichkeit.

228 Selektive Chlorhexidinspeicherung in der Weichlinse. Wiederholte Aufbewahrung einer PHEMA-Linse in Chlorhexidinlösung und anschließendes Abspülen mit Kochsalzlösung bewirkt keine vollständige Entfernung des Chlorhexidins. Dieses sammelt sich vielmehr im Laufe einiger Tage in der Linse an, bis ein Gleichgewicht erreicht ist. Grundsätzlich können alle Chemikalien, die in den Aufbewahrungslösungen enthalten sind, zu Irritationen des Auges führen. Ihr Gebrauch ist daher nicht problemlos, besonders bei Patienten mit trockenen Augen. Chlorhexidin ist nur ein Beispiel für ein chemisches Desinfektionsmittel, das sich in der Linse anreichert. Bei hochhydrophilen Linsen werden die Chemikalien während des Tragens schneller ausgespült als bei Linsen mit geringerem Wassergehalt (PHEMA). Auch treten die Chemikalien bei dünneren Linsen vergleichsweise schneller aus. Auf jeden Fall muß man die Überempfindlichkeit einiger Patienten gegenüber den Chemikalien beachten. Thiomersal wird von hydrophilen Materialien weniger gespeichert als Chlorhexidin, führt aber möglicherweise zu einer stärkeren Reizung des Auges.

229

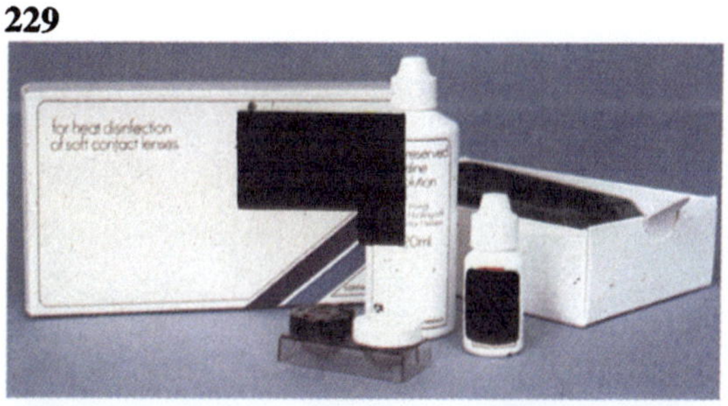

229 Kalte Lösungen und Aufbewahrungsbehälter. Der Linsenhersteller sollte die günstigste Art der Linsenpflege angeben. Im allgemeinen empfiehlt sich eine tägliche Oberflächenreinigung mit anschließendem Abspülen des Desinfektionsmittels und eine wöchentliche gründliche enzymatische Entfernung von Protein und Lipiden. Alle Lösungen sollten mit dem Material der Linse und des Aufbewahrungsbehälters verträglich sein und dem normalen Augengewebe nicht schaden. Bei den meisten Lösungen werden mindestens 6 Stunden zur Desinfektion benötigt.

230

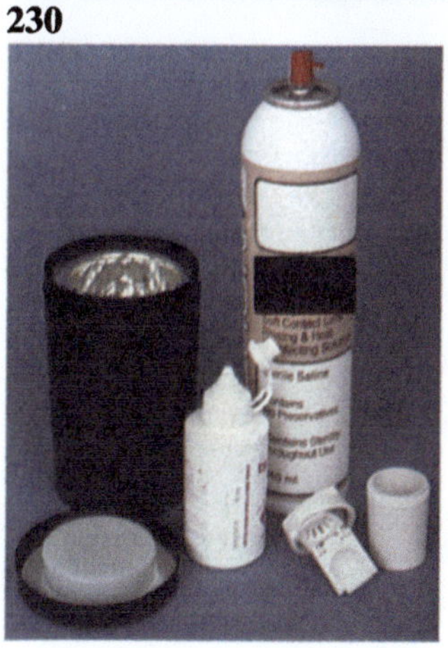

231

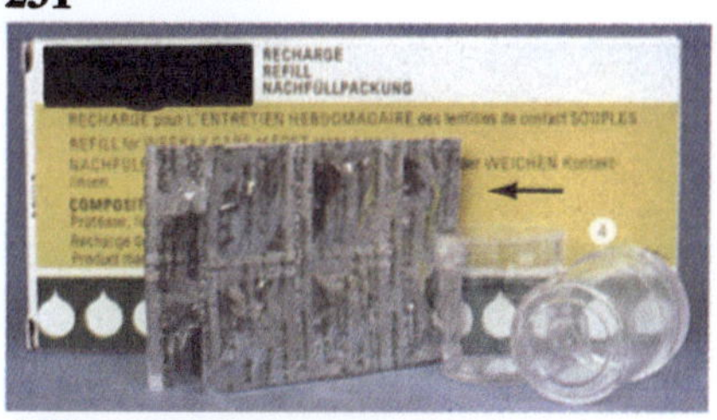

230 Hitzedesinfektion. Kochsalzlösung ohne Konservierungsmittel wird in den Aufbewahrungsbehälter gegeben und der geschlossene Behälter in kochendes Wasser getan. Entweder kann man hierzu einen handelsüblichen bruchfesten Thermosbehälter oder ein elektrisches Heizgerät verwenden. Wird bei niedriger Temperatur desinfiziert, so sind mindestens 40 min nötig, oder man desinfiziert über Nacht.

232

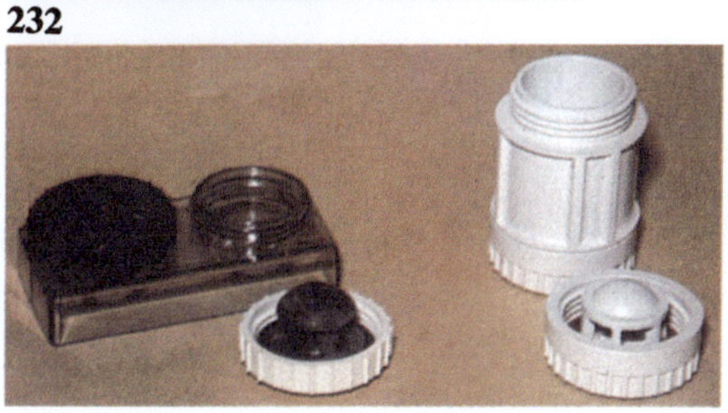

231 Enzymtabletten werden in besondere Behälter gegeben und Wasser aufgegossen. Anschließend schütteln, Linse mindestens 2 h in der Lösung belassen.

232 Behälter für Gellinse. Beispiel für einen schlecht konstruierten Behälter: Die Linse sitzt auf der am Deckel angebrachten Kuppe fest und wird an ihrer Innenseite nicht vom Desinfektionsmittel umspült.

Anpassung von Sklerallinsen

Aus der täglichen Anpaßpraxis sind Sklerallinsen weitgehend verdrängt worden, in Sonderfällen sind sie aber immer noch von großem Wert.

Anpaßmöglichkeiten:
- parallel-bündig, Linse hat überall Kontakt mit dem Auge;
- minimale Auflage auf dem vorderen HH-Pol, Abhebung im Limbusgebiet, Auflage auf der Sklera.

233

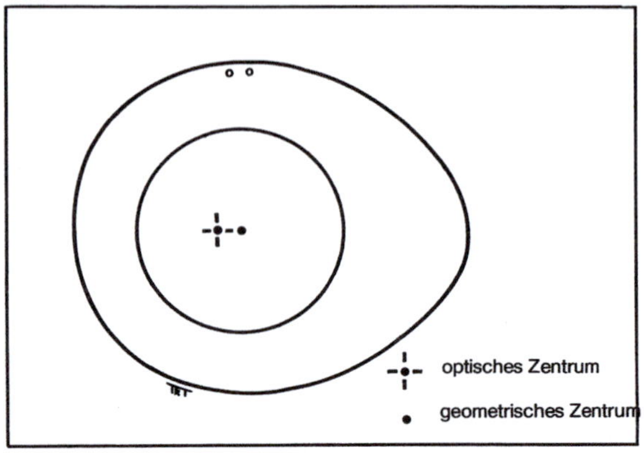

233 Formen und Größen. a) Haptischer und optischer Teil konzentrisch bei Linsen bis 16 mm Durchmesser. b) Nasale Versetzung des optischen Teils und ovale Form des haptischen Teils bei allen großen Linsen. Beachte, daß in der Zeichnung die Gesichtslinie durch das optische Zentrum geht, welches 0,75 mm gegenüber dem geometrischen Zentrum versetzt ist.
Hinreichende Belüftung kann auf verschiedene Weise erreicht werden: durch lockere periphere Anpassung, Rinnen im haptischen Teil, Bohrungen oder Schlitze im Limbusgebiet oder durch Kombinationen dieser Möglichkeiten.

234

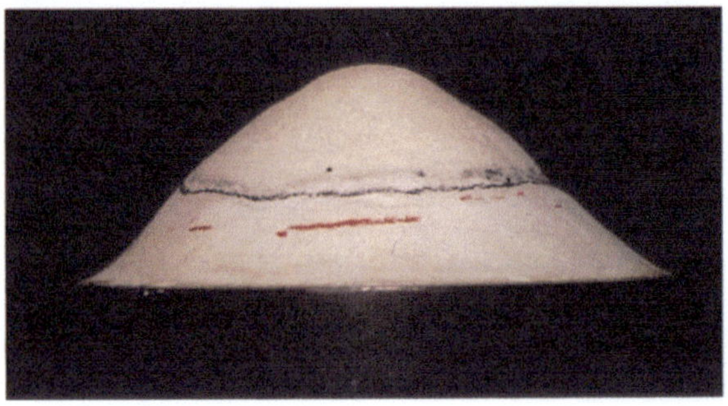

234 Anpassung einer gegossenen Skleralschale. Gipsmodell des Auges, das von einem Abguß des Auges abgenommen wurde. Die blaue Linie markiert den Rand der späteren Schale.

235

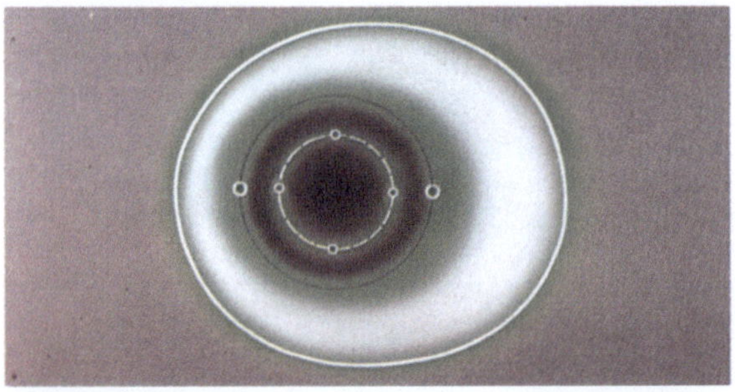

235 Sklerallinsen bei HH-Transplantaten. Das Fluoresceinmuster zeigt, wo Schlitze oder Bohrungen angebracht werden müssen.

236

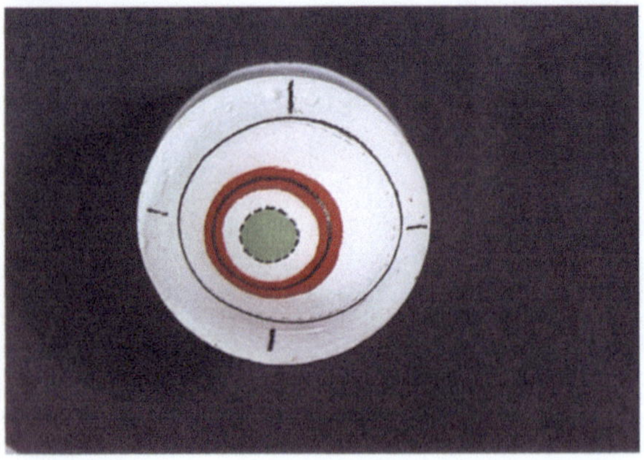

236 Markierungen auf dem Gipsmodell. *Grün:* innere optische Zone, *rot:* Limbuszone, *schwarz:* Rand der Linse.

237

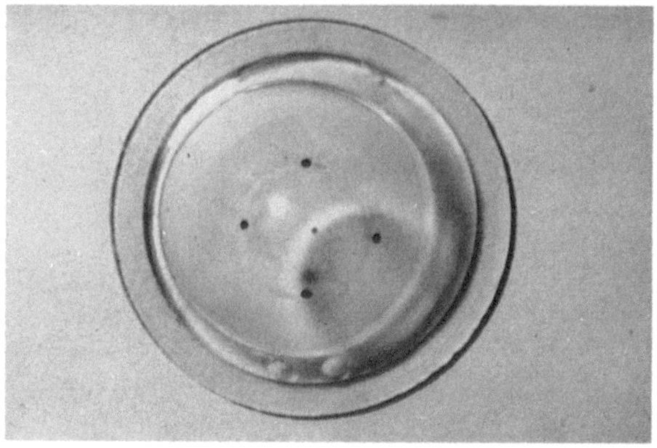

237 Markierungen auf der Schale. Das Zentrum der Schale wird markiert, um das Einarbeiten der inneren optischen Zone und der Außenkurven zu erleichtern.

238

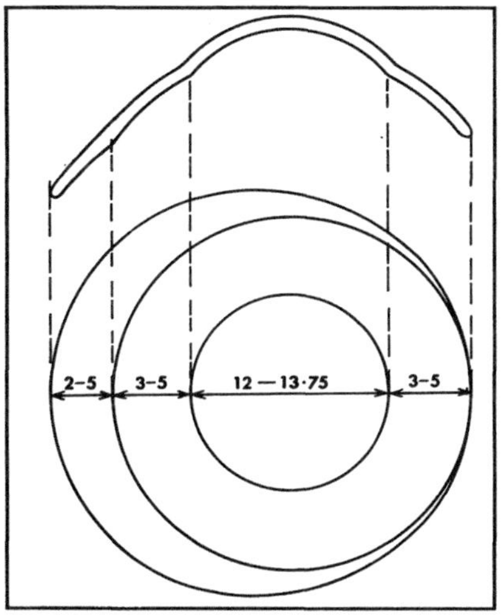

238 Auf der Drehbank geschnittene Sklerallinse. Aus einem soliden Block lassen sich mehrkurvige geometrische Sklerallinsen schneiden. Allerdings sind mehrere Probelinsen erforderlich.

239

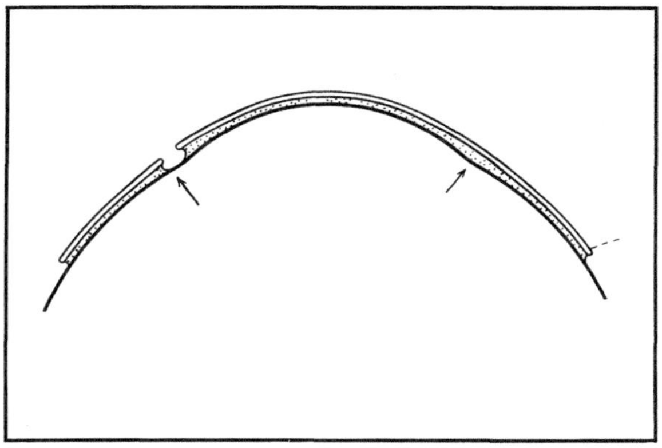

239 Bohrungen. Das Schnittbild zeigt, wie die Bohrungen über den Zonen stärkster Abhebung angebracht werden müssen.

240

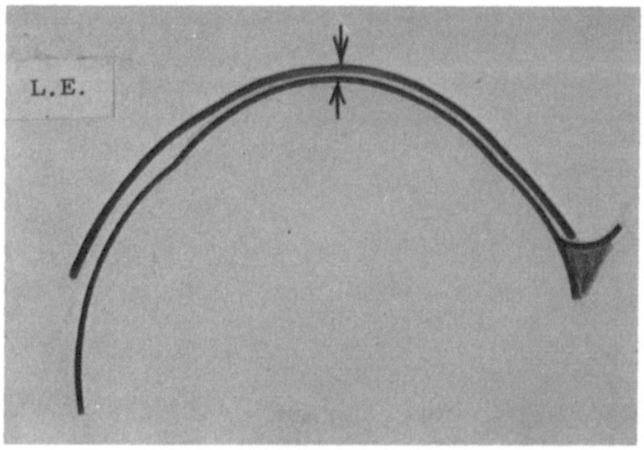

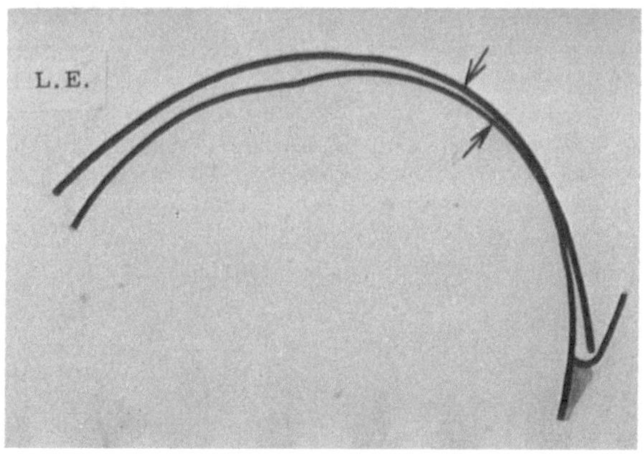

240, 241 Bohrungen. Bei Augenbewegungen hebt die Schale vom Auge ab, da sie im Fornix anstößt. Die Pfeile zeigen die Änderung der Auflage im Hornhautbereich. (Schnitt durch das linke Auge von oben.)

242 **Bohrungen.** Wenn sich die Linse bei Augenbewegungen abhebt, tritt Luft zwischen Linse und Auge, die Linse „atmet".

242

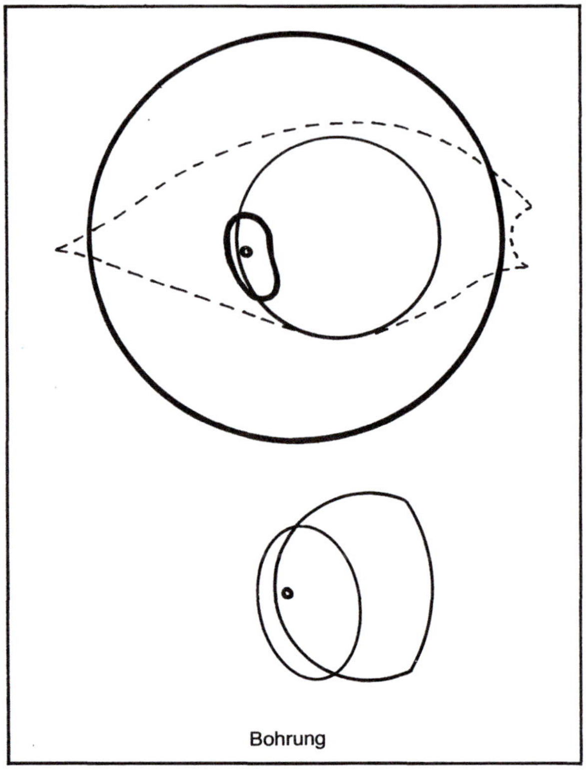

243

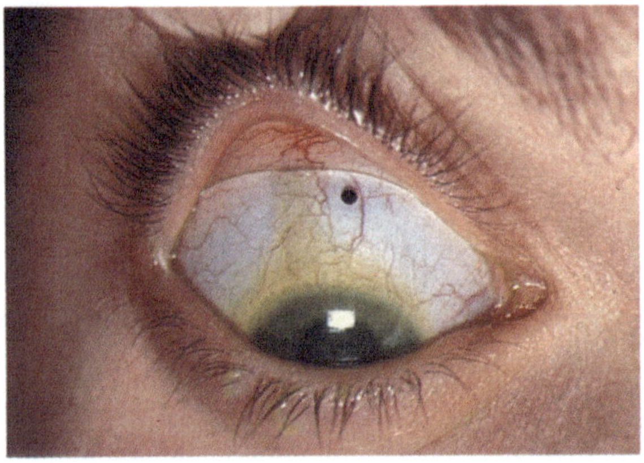

243 **Lüftungsrinne.** Dieser hier mit Fluorescein angefärbte Lüftungskanal sorgt für besseren Flüssigkeitsaustausch und vermindert dadurch den Auflagedruck.

244 **Sklerallinse bei Aphakie** mit kleiner optischer Zone.

245 **Sklerallinse bei Keratoplastik** mit zentralem Kontakt von Linse und Transplantat.

244

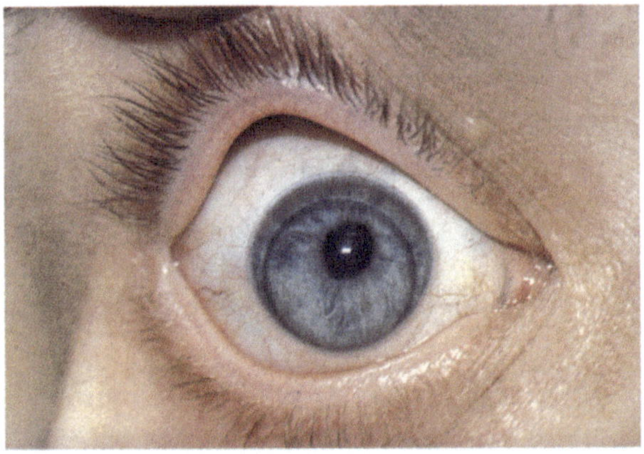

245

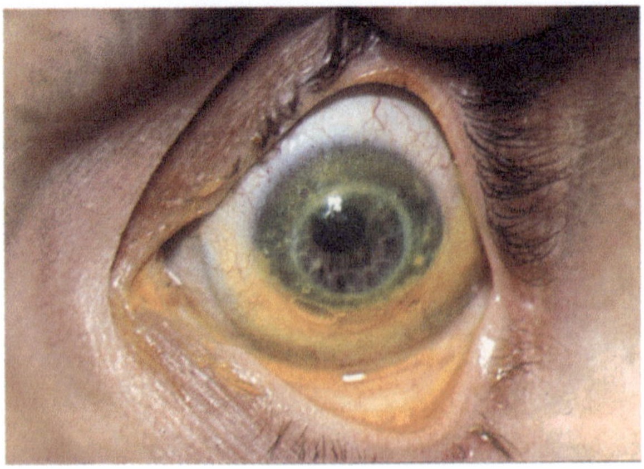

246

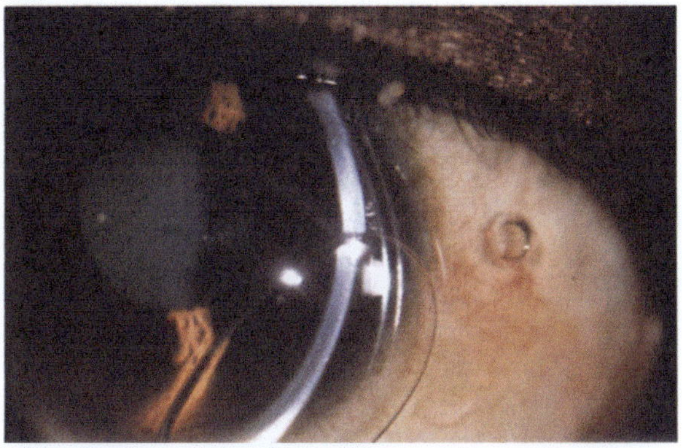

246 Große weiche Sklerallinse. Diese große weiche hydrophile (38% Wassergehalt) Sklerallinse hat geometrische Innen- und Außenkurven. Horizontaler Durchmesser 25,00 mm, vertikaler Durchmesser 22,00 mm.

247

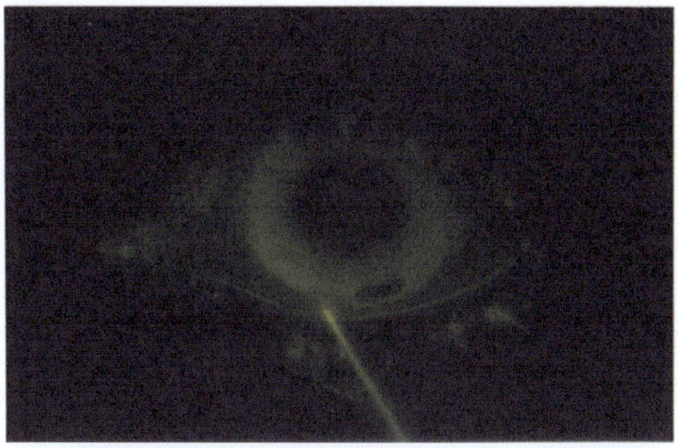

247 Diagnostische Sklerallinse mit Silberelektrode für elektrodiagnostische Zwecke. Verschiedene Linsen sind üblich: 1. fokale zur Sehschärfenbestimmung, 2. mit planer Außenfläche zur Gonioskopie und Funduskopie, 3. mit sphärischer Außenfläche (starke Pluswirkung; Bärkan-Gonioskop), 4. mit negativer Außenfläche (starke Minuswirkung zur Funduskopie).

3 Klinische Fälle

Myopie

248

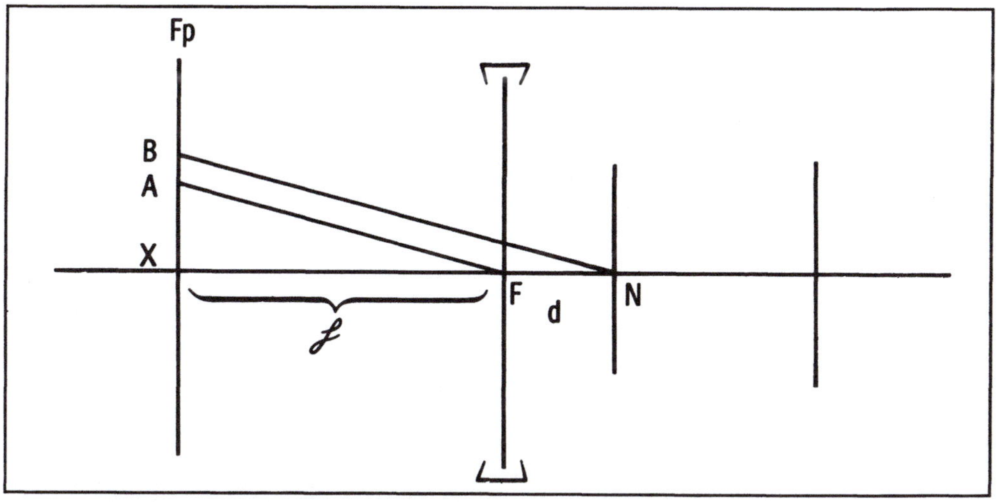

248 Größe des Netzhautbildes bei Myopie. Bei Achsenmyopie kann man erwarten, daß sich mit der Kontaktlinse gegenüber der Brillenkorrektur eine Vergrößerung des Netzhautbildes und des Gesichtsfeldes ergibt. Die Bildvergrößerung kann zu einem Visusanstieg bei myopischen Makulopathien führen.

$$\frac{BX}{AX} = \frac{f + d}{f} = \text{Vergrößerung}$$

Beispiel: Brillenglas −15,00;
d = 15,00 mm (HH-Scheitelabstand)

$$\text{Vergrößerung} = \frac{6{,}81}{6{,}66}$$ (d. h. · 1,23 oder 23% größer mit Kontaktlinse).

249

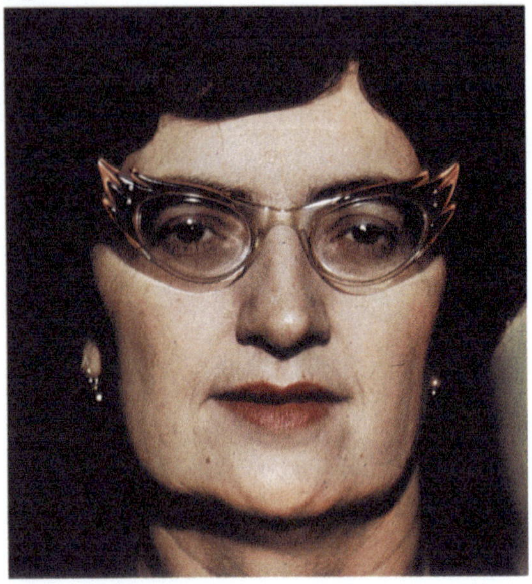

249 Achsenmyopie mit degenerativen Fundusveränderungen; − 19,00 beidseits (52jährige Frau).

250

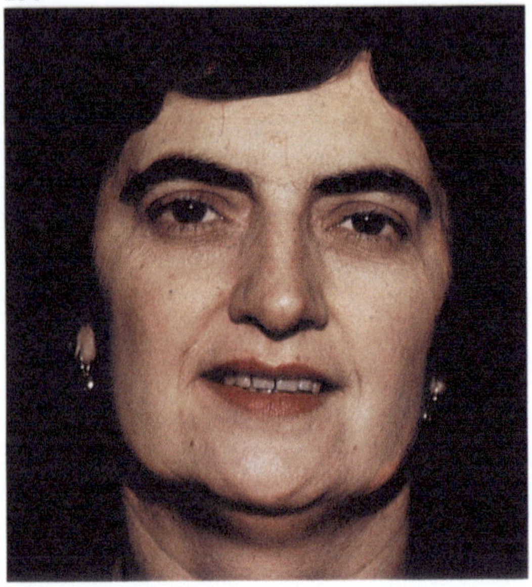

250 Achsenmyopie. Dieselbe Patientin wie in Abb. 249. Korneale Hartlinsen mit 3kurviger Innenfläche:

7,8 p : 7,80/9,00 : 9,00/12,00 : 9,30
Mittendicke 0,08; Randdicke 0,13;
reduzierte optische Zone 8,00.

251 (Pierre-) Robin-Syndrom. Behinderung der Atemwege durch kleine Zunge, Gaumenspalte, hohe Myopie (− 12,50). $3^{1}/_{2}$jähriges Kind mit Gellinse zur verlängerten Tragedauer.

251

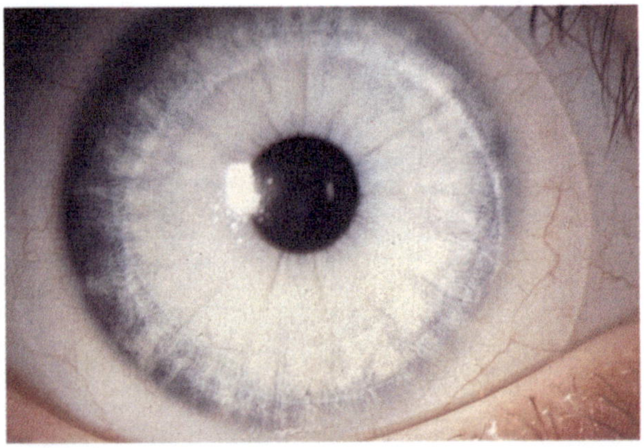

252 Kongenitale Myopie. 4jähriges Kind mit hydrophiler (38% Wassergehalt) HEMA-Linse. Linsenwechsel täglich.

8,50/13,00/− 9,00
Mittendicke 0,10; Randdicke 0,12;
Außenoptik 8,50.

252

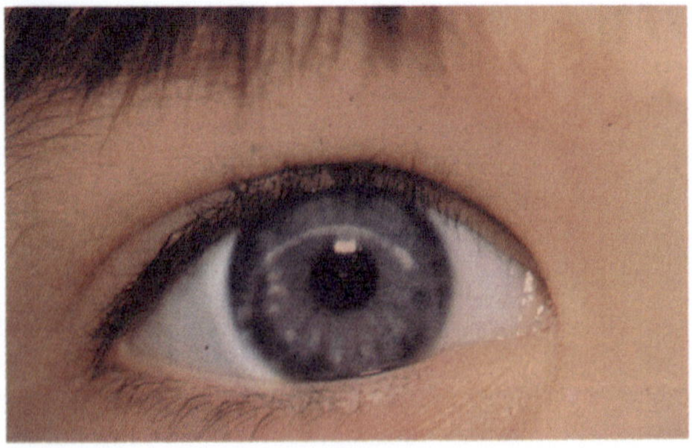

253 Photokeratogramm. Regelmäßiges Hornhautbild bei geringer Myopie, die mit harter Kornealllinse versorgt wurde.

253

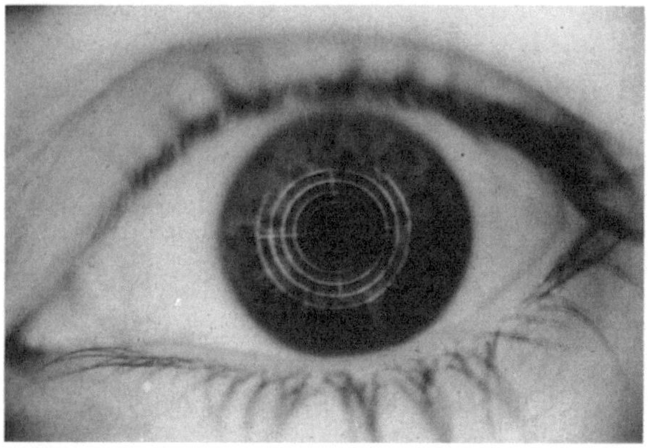

254 Keratoplastik. Regelmäßiger Astigmatismus nach Keratoplastik. Versorgung mit harter Korneallinse.

254

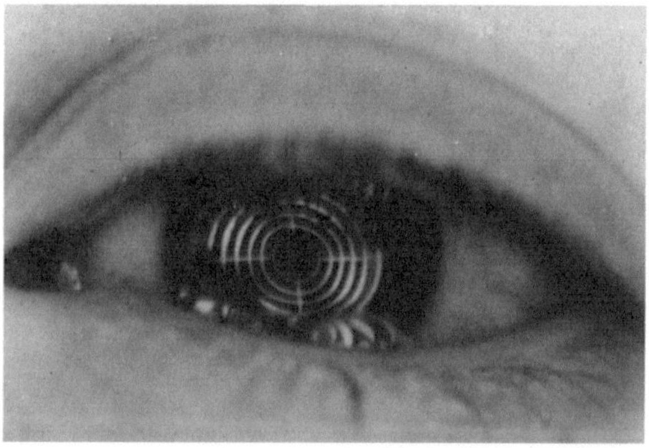

255 Keratoplastik. Irregulärer Astigmatismus. Anpassung einer Hartlinse nicht möglich, Versorgung mit einer 38%-HEMA-Wechsellinse.

Sehschärfe mit Hartlinse 6/6,
mit Weichlinse 6/12.

Absichtlich höhere Mittendicke zur Versteifung der Linse (Mittendicke 0,20, Randdicke 0,16). Verkleinerte Außenoptik 10,0 mm. Stärke −2,00, Gesamtdurchmesser 13,00 mm).

255

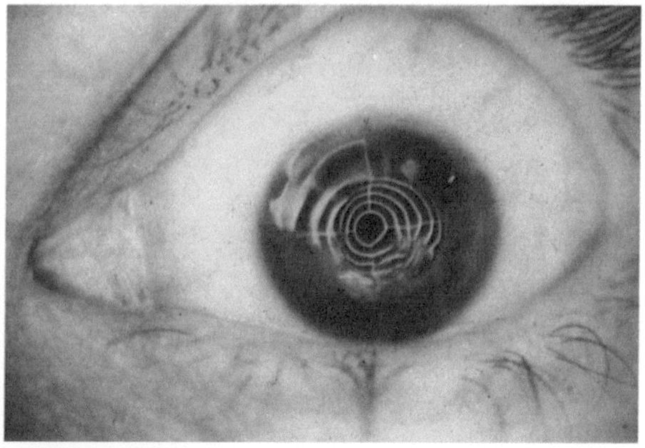

256 Myopischer Astigmatismus. a Photokeratogramm des rechten Auges zeigt regelmäßigen Astigmatismus (myoper Astigmatismus −2,00/−2,00, Achse 180°). **b** Linkes Auge. Irregulärer Astigmatismus nach Vernarbung eines HH-Ulkus. Keine Linse angepaßt. Sehschärfe 6/18 mit −1,75 sph; mit Probelinse 6/9

256a

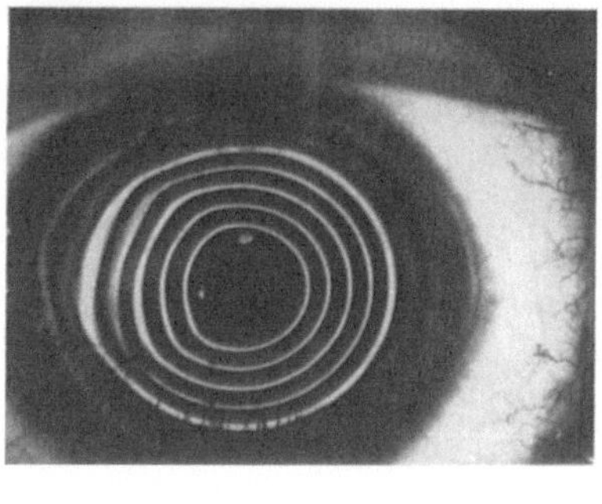

256b

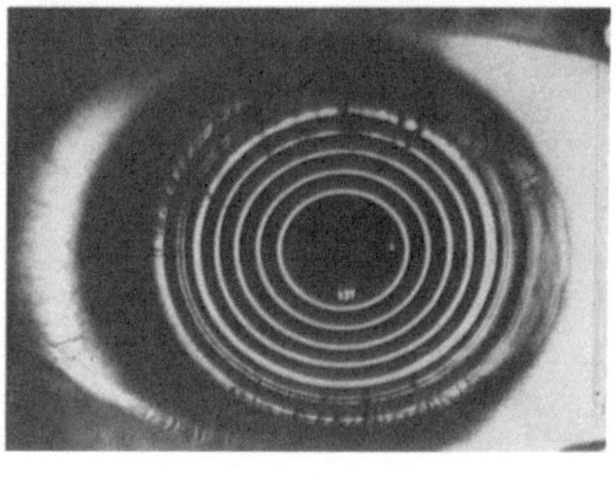

257 **Keratokonus.** Beginnender Keratokonus mit irregulärem Astigmatismus, Versorgung mit gasdurchlässiger harter Korneallinse.
Verordnung: 7,30 : 6,50, versetzte Randkurve mit Randabhebung 0,15. Gesamtdurchmesser 9,00. Mittendicke 0,12; Randdicke 0,18; Stärke – 5,00.
Beachte: Innenkurve pseudokonisch.

257

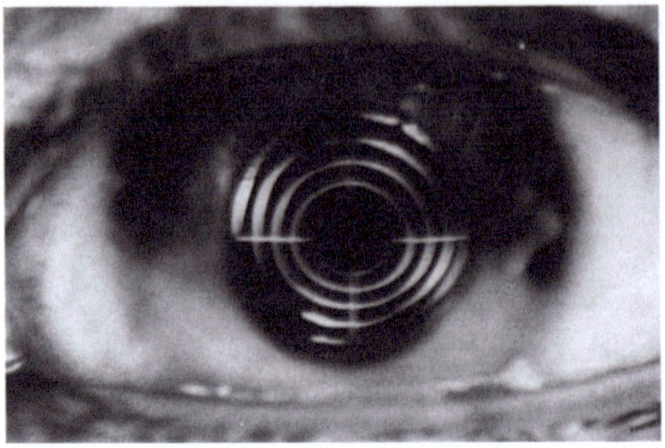

258 **Lamelläre Keratoplastik.** Lamelläres Transplantat (10 mm) nach herpetischer Keratitis, versorgt mit harter Sklerallinse wegen trockenem Auge. Sehschärfe mit Kontaktlinse 6/12. Sehschärfe mit Brille 6/36. Ohne Korrektur 4/60.

258

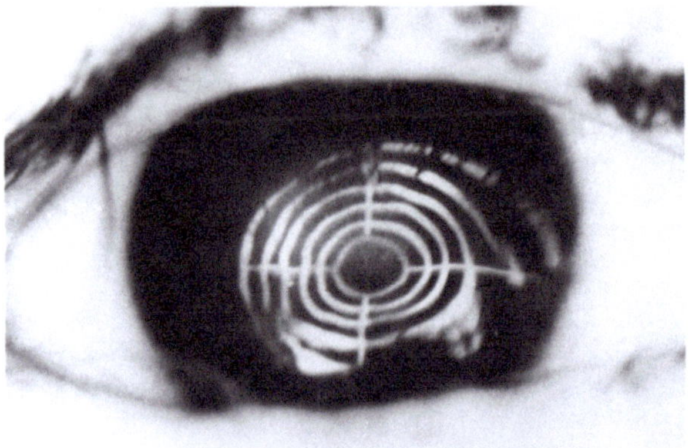

259 **Vorwölbung des Transplantats.** Vorwölbung und Stauchung des Transplantats im unteren Bereich, Versorgung mit einer harten Sklerallinse. Sehschärfe mit Brille 6/60, mit Linse 6/9.

259

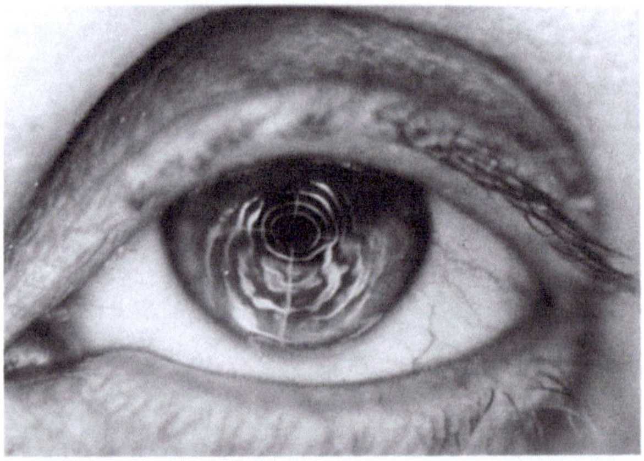

260 **Keratoplastik bei Keratokonus.** Durchgreifende Keratoplastik. Sehschärfe ohne Korrektur 6/6 (vgl. mit Photokeratogramm in Abb. 255).

260

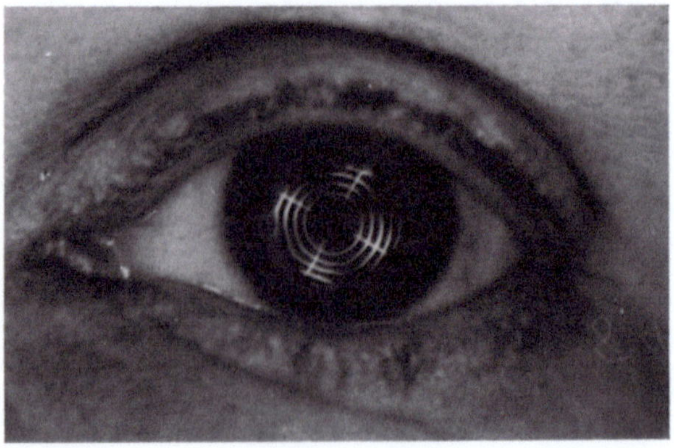

261 **Randulkus** (möglicherweise Mooren-Ulkus). Weichlinse und Steroide während akuter Phase. 5 Jahre später: Versorgung mit harter Sklerallinse zur Erzielung einer besseren Sehschärfe.

261

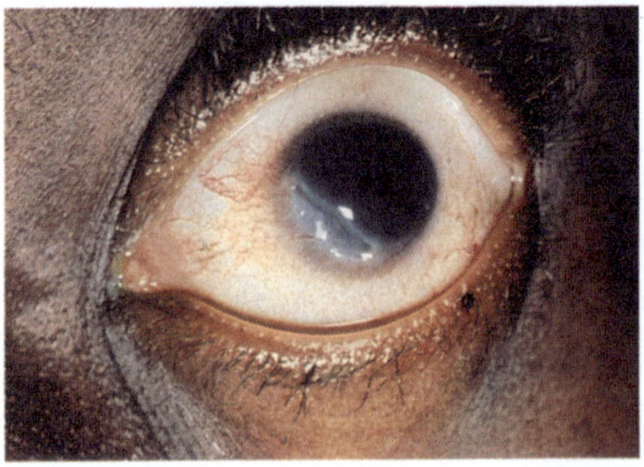

262

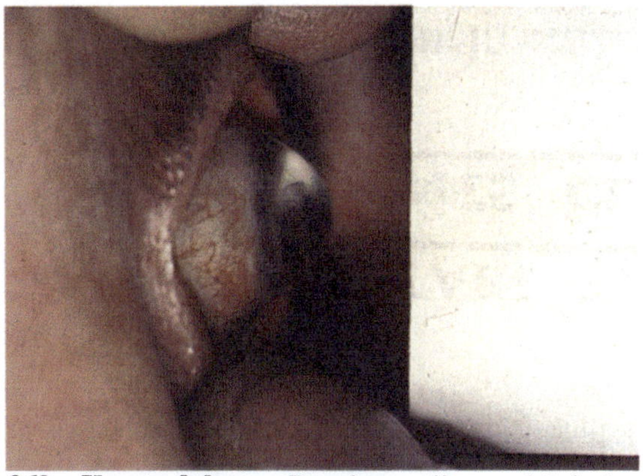

262 Keratoglobus. Beachte die sphärische Wölbung der gesamten Hornhaut.

263

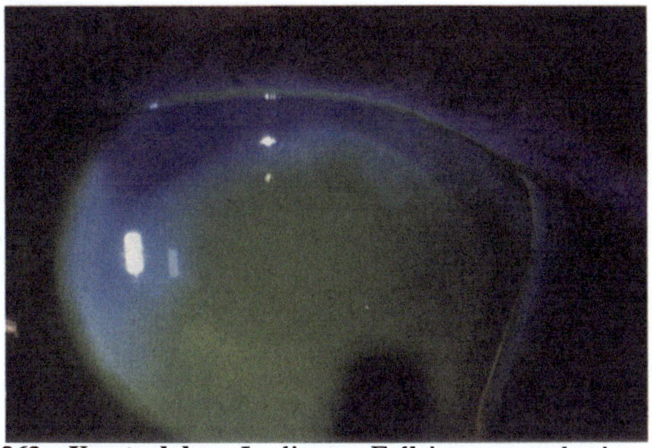

263 Keratoglobus. In diesem Fall ist nur noch eine Sklerallinse möglich.

Aphakie

264 Optik des aphaken Auges. Ametropie, Achsenlänge, Keratometrie

$$\text{Ametropie} = \text{Ax} - K = \frac{1{,}333 \cdot 10^3}{L} - K$$

$$K = \frac{0{,}37 \cdot 10^3}{r}$$

Ax	= axiale Brechkraft des Auges
L	= Achsenlänge des Auges
K	= HH-Brechkraft in Dioptrien (Keratometrie)
r	= HH-Radius im Bereich der optischen Zone

Wenn Ax = K: Pseudoemmetropie; dies tritt auf bei hoher Achsenmyopie (ca. −18,00).

265 Wahl der Kontaktlinse

Harte Korneallinse:
gute Sehschärfe,
korrigiert Astigmatismus,
Nahkorrektur möglich.

Harte Sklerallinse:
bei abnormer Hornhautkrümmung und Lidanomalien.

Weiche Linse:
ergibt beste Sehschärfe, wenn Restastigmatismus durch Brille korrigiert wird,
bei guter Verträglichkeit: verlängerte Tragedauer möglich

266 Bildgröße. Mit Brillenkorrektur erhält man beim emmetropen aphaken Auge eine Bildvergrößerung von 20–30%, mit der Kontaktlinse nur von 2–10%, mit intraokularer Linse von +2% bis –5%.

266

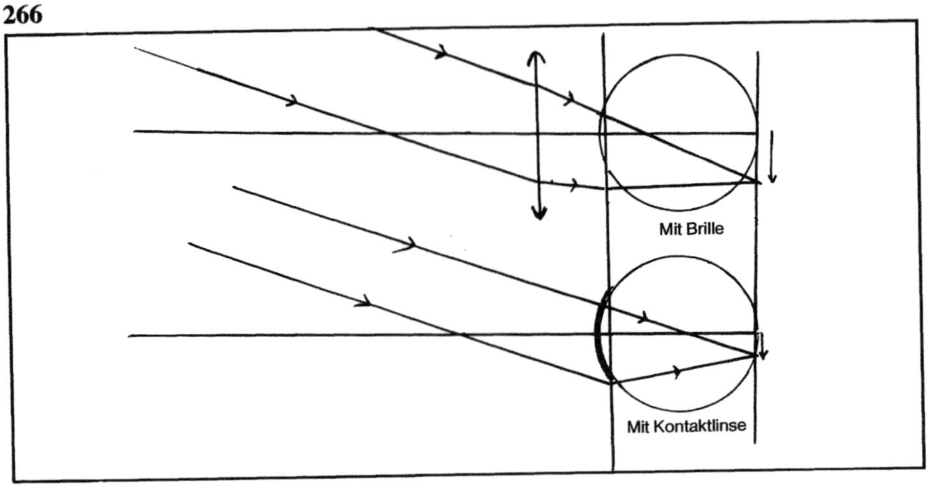

267 Simulierter Bildgrößenunterschied. Die Straßenszene auf der rechten Seite wurde mit einer Kamera aufgenommen, die mit einer Aphakiebrillenkorrektur versehen war. Zum Vergleich dazu (*links*) eine Aufnahme mit Kontaktlinsenkorrektur. (Aus Ruben 1975.)

267

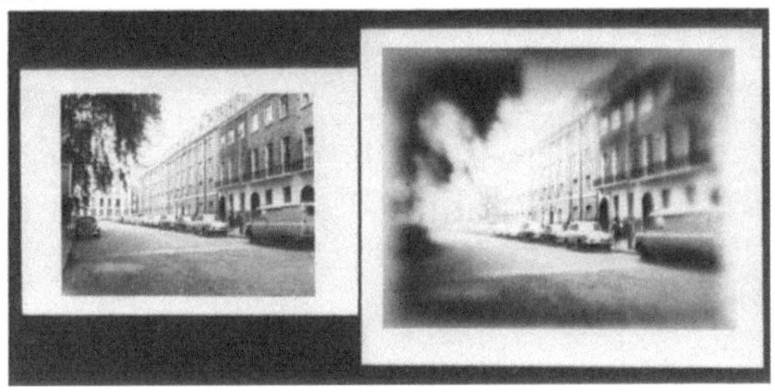

268 Einfluß des Wachstums auf die Optik des Auges. Im Gegensatz zur axialen HH-Krümmung, die sich nach der Geburt nur wenig verändert, erfahren Augapfelgröße und die Lage der Linse eine erhebliche Änderung, vor allem während der ersten 3 Lebensjahre.

269 Augapfelgröße beim Kind. Länge des aphaken Auges bei Geburt und im Alter von 4 Jahren.

270 Ametropie beim Kind. Die aphakische Ametropie ist beim Kind erheblich größer als beim Erwachsenen. Die Angaben stellen Näherungswerte dar.

268

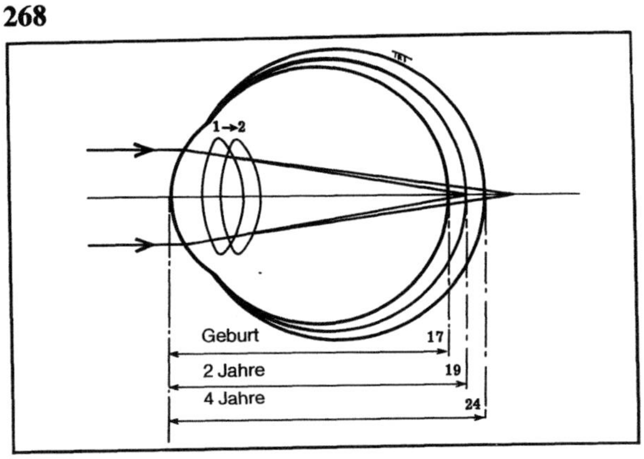

269

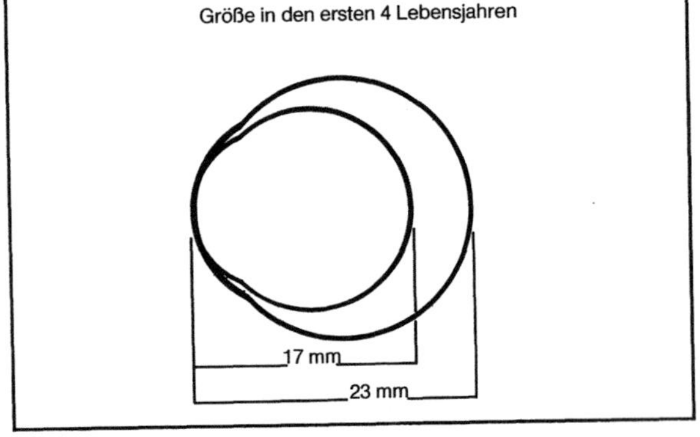

270

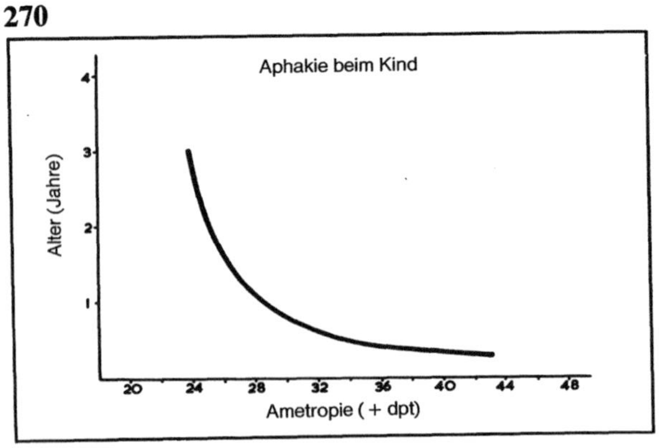

271

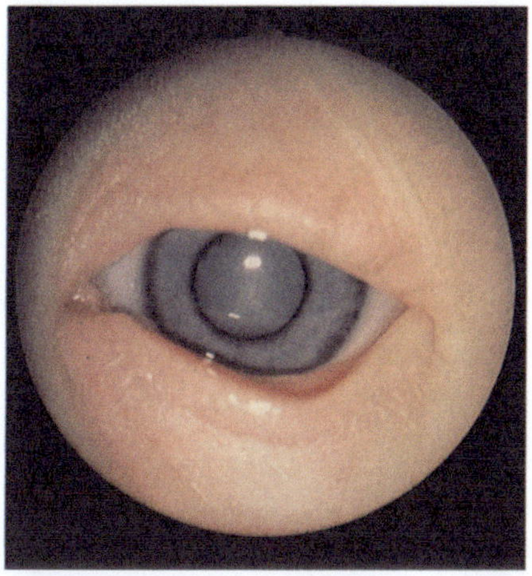

272

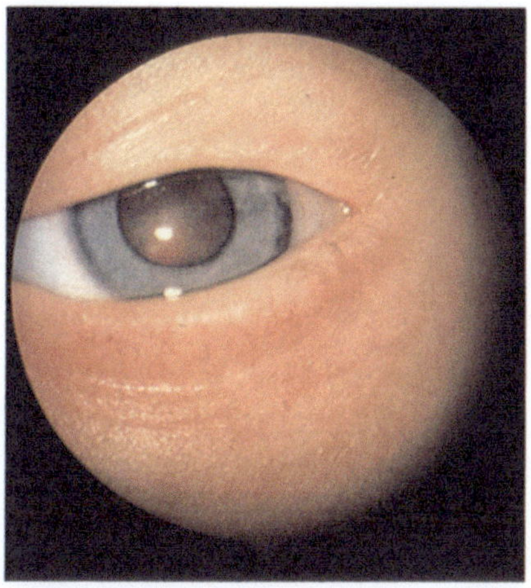

271, 272 Totale Katarakt bei Geburt. Bilaterale kongenitale Katarakt.

273

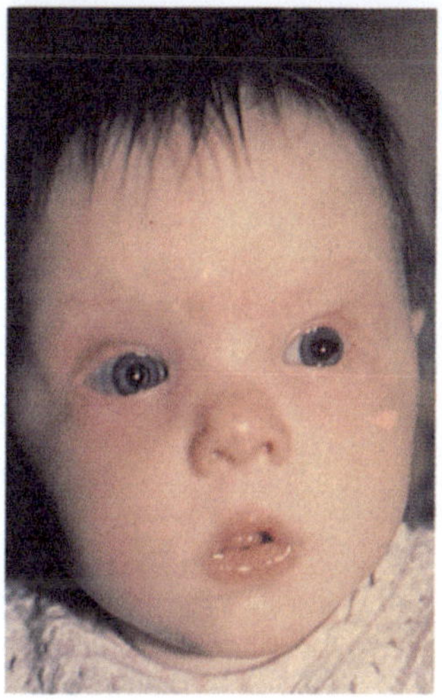

274a

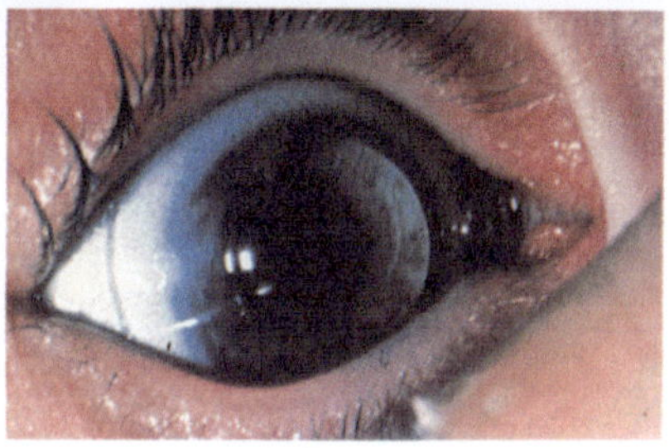

274b

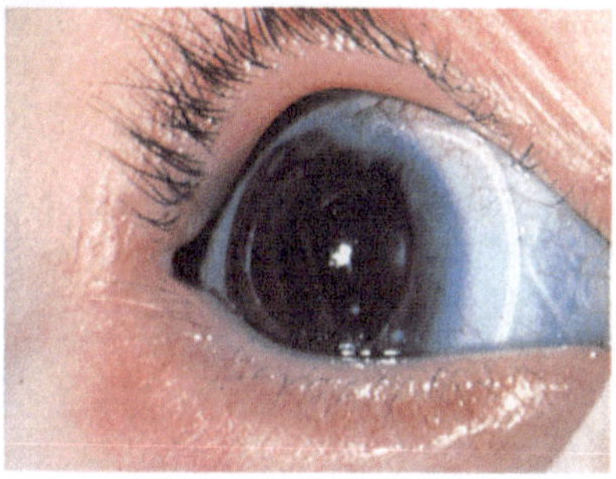

273, 274 a, b Versorgung mit Kontaktlinsen. Nach der Kataraktextraktion wurden beide Augen mit hydrophilen (75% Wassergehalt) Dauertragelinsen versorgt. Beachte, daß die Linsen größer als der HH-Durchmesser sind (13,50 mm). (Abb. 271 – 274: Patient von D. Taylor FRCS.)

275

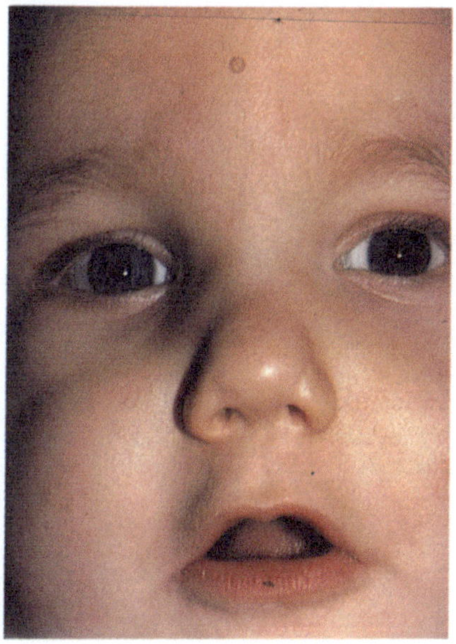

276

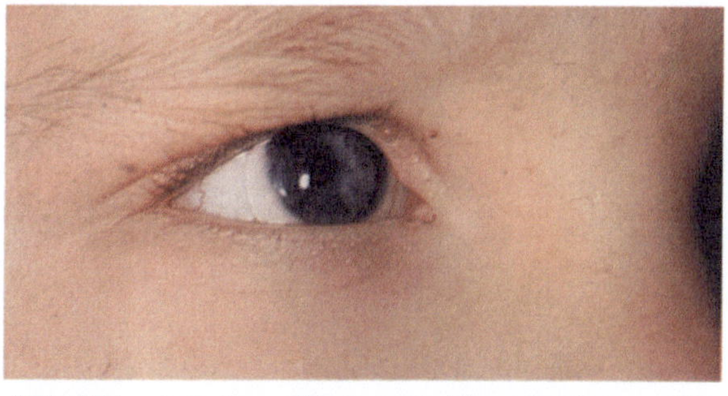

275, 276 Aphakes Kind mit Kontaktlinsen. Ein weiteres Beispiel einer mit hochhydrophilen Linsen (75%) versorgten bilateralen Aphakie.

277 Erwachsene aphake Patientin. Rehabilitation mit Brillenkorrektur nur begrenzt möglich.

278 Dieselbe Patientin mit Kontaktlinsen. Harte Korneallinsen.

Innenkurven:
7,50 : 7,00/9,00 : 8,70/
12,00 : 9,20.
Stärke + 14,00.
Durchmesser der Außenoptik 8,70 (Durchmesser der Außenoptik größer als Durchmesser der Innenoptik, dies ergibt eine bessere Sehschärfe in der Nähe).

277

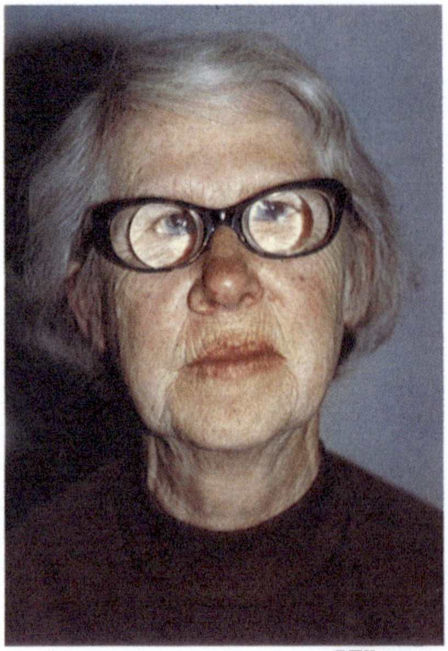

278

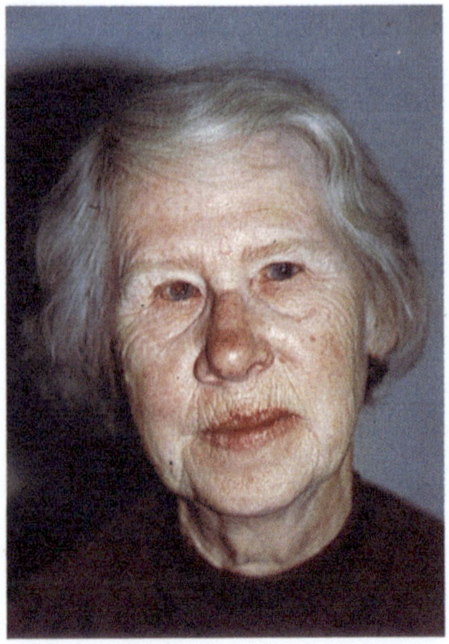

279 Dauertragelinse bei Aphakie im Erwachsenenalter. 65jährige Patientin mit 75%-Gellinse.
Verordnung:
Innenkurve 8,70 : 14,00. Stärke + 18,00, Mittendicke 0,54. Verkleinerte Außenoptik 8,00. Randdicke 0,18.
Diese Linse sitzt locker (wichtig für das Dauertragen bei Gellinsen).

279

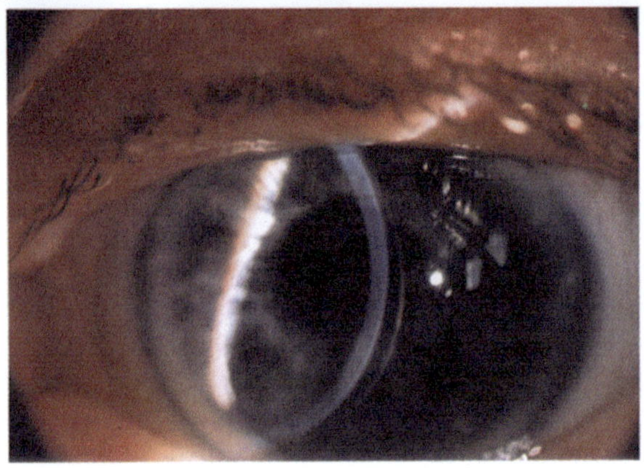

280

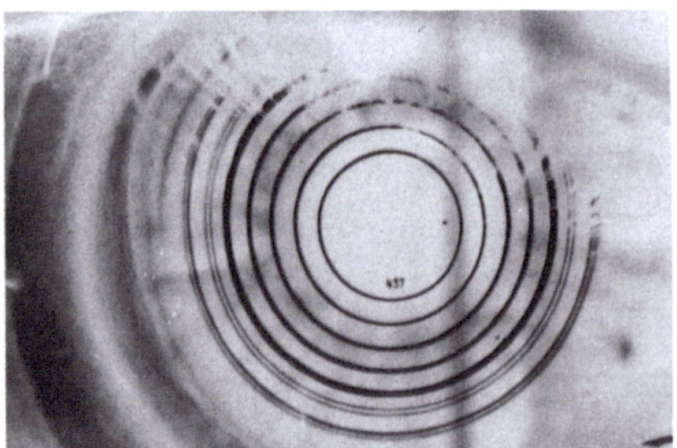

280 Photokeratogramm einer Gellinse. Die Linsenoberfläche zeigt wenig Unregelmäßigkeiten, wenn die Linse auf dem Auge sitzt.

281

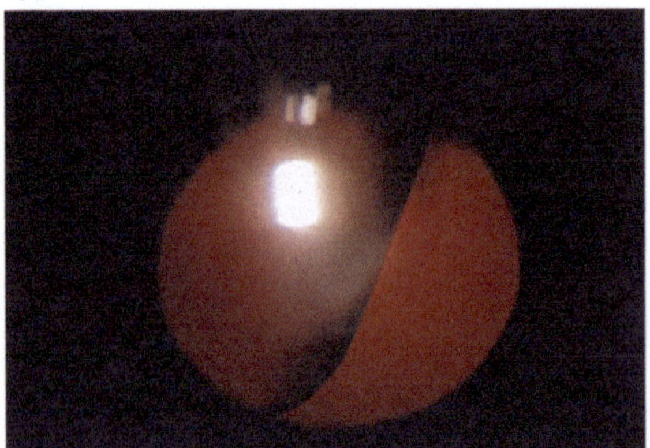

281 Subluxierte Linse (Marfan-Syndrom, Arachnodaktylie). Der aphake Teil wurde mit einer Kontaktlinse korrigiert.

282

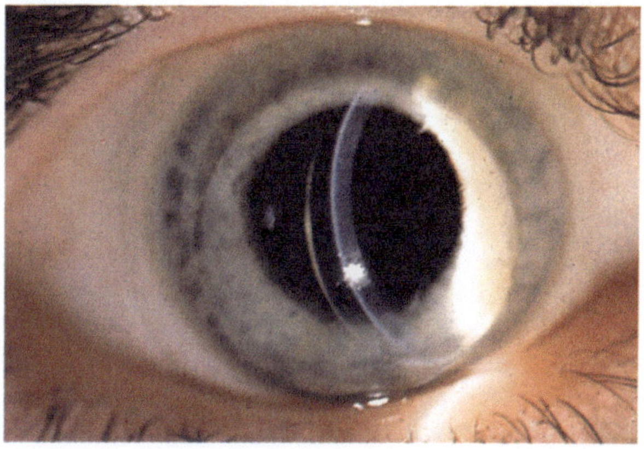

283

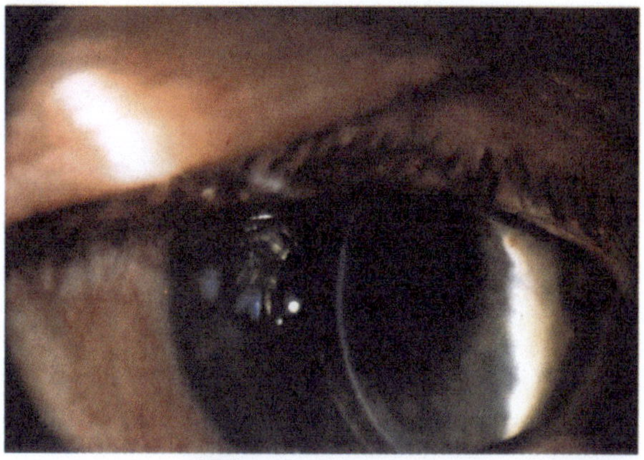

284

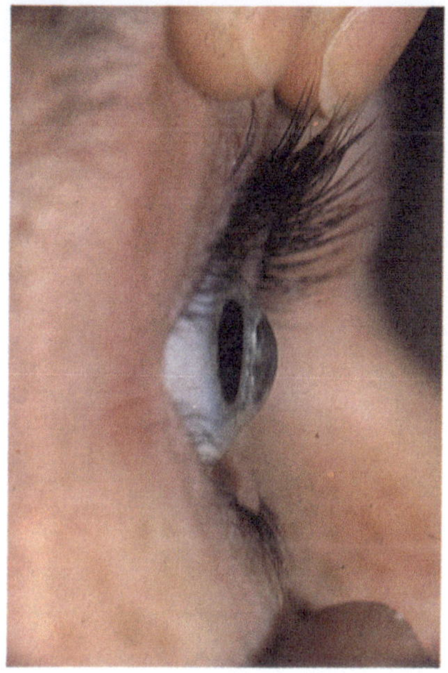

282 Hohe Hyperopie bei einem Kind (vererbt). 38%-Gel-Wechsellinse.
Verordnung: 8,60 : 9,00/9,00 : 13,00. Stärke +18,00. Verkleinerte Außenoptik 8,50 mm. Mittendicke 0,60; Randdicke 0,16.
Beachte: 1. Die Mittendicke ist größer als die HH-Dicke, Anoxie der Hornhaut möglich. 2. Innenkurve 2kurvig, um die Flexibilität dieser ungewöhnlich dicken Linse zu verbessern.

283 Hyperopie beim Erwachsenen. 50jährige Frau, Gellinse (45% Wassergehalt), +2,50. Mittlerer HH-Radius 7,25.
Verordnung: Innenkurve 8,20/12,50. Mittendicke 0,50, einkurvig, keine Verkleinerung der Außenoptik.

284 Keratokonus (vgl. Kap. 2). Der Keratokonus spielt eine wichtige Rolle in der Anpaßpraxis. Außer in fortgeschrittenen Fällen kann man mit Kontaktlinsen eine gute Sehschärfe erreichen, wobei Hartlinsen die besten Ergebnisse bringen. Grundsätzlich sind bei steileren Innenkurven größere Linsendurchmesser nötig.

Albinismus

285 Okklusionslinse (9 – 13 mm Durchmesser) mit klarer Pupillenöffnung für Albinismus, kongenitale und sekundäre totale oder partielle Aniridie, zur kosmetischen Verbesserung oder auch als Prothese.

286 Okklusionslinse. Haftschale mit klarer Pupillenöffnung. Diese Art ist auch als Sklerallinse möglich, besonders als Prothese (s. Kap. 6).

285

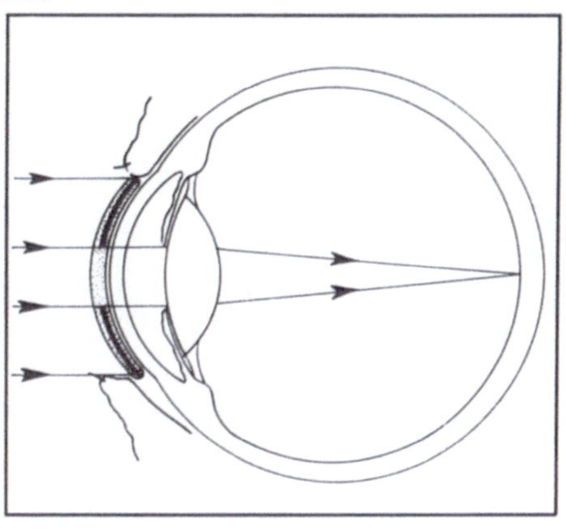

286

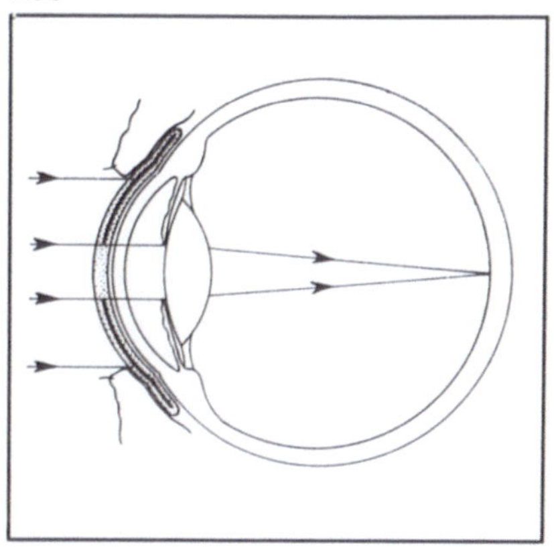

287

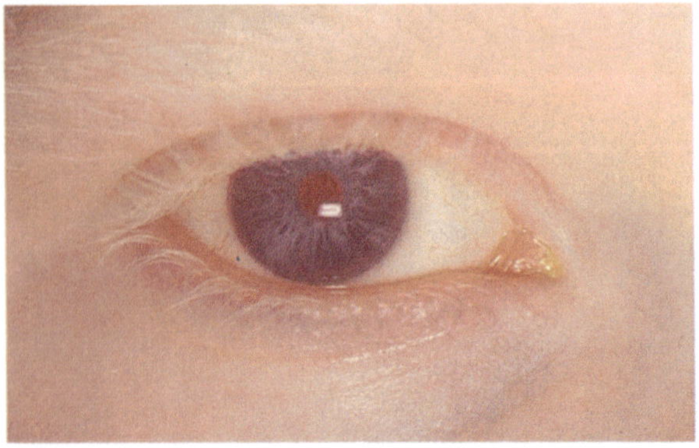

288

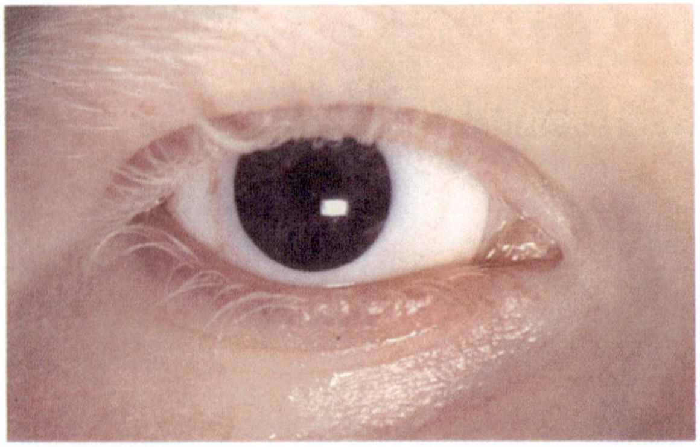

287 **Albinoauge.** Rote Pupille und rötliche Iris.

288 **Albinoauge.** Dasselbe Auge mit einer Skleraokklusionslinse versorgt, deren Innenseite bis auf die Pupille schwarz und deren Außenseite weiß eingefärbt ist. Diese Linsen werden allerdings nicht gut vertragen. Als Alternative kommen weiche Irisprintlinsen oder homogen eingefärbte Weichlinsen in Frage.

Aniridie

289

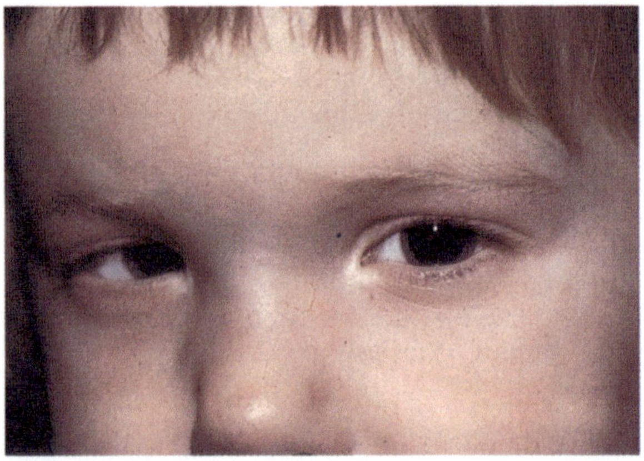

289 – 291 **Kongenitale Aniridie.** Braune Irislinse (Fa. Weicon) beidseits.

290

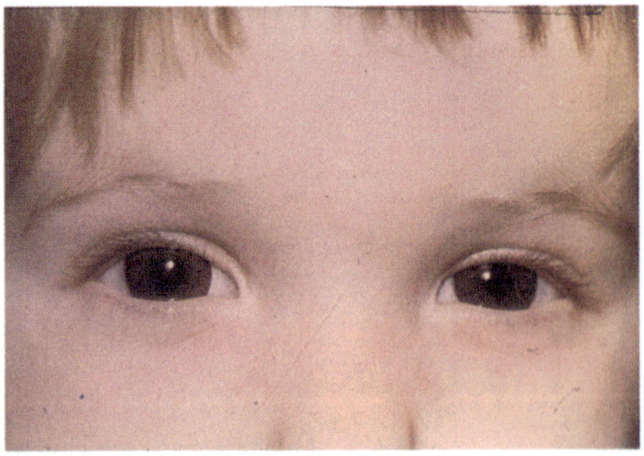

291

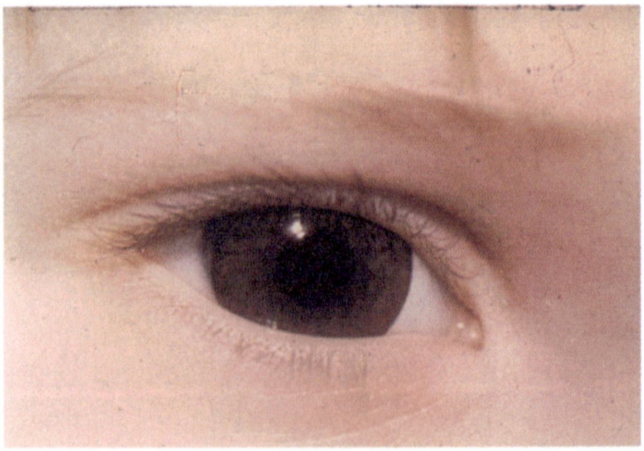

Acne-rosacea-Keratitis

292, 293 Harte Sklerallinse. Zur Verbesserung der Sehschärfe. Narben und Gefäßeinsprossung der Hornhaut. Weichlinsen ergaben keine genügende Sehschärfe.

292

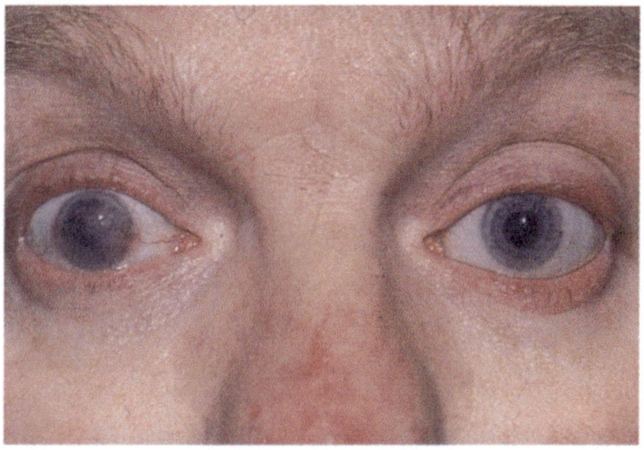

293

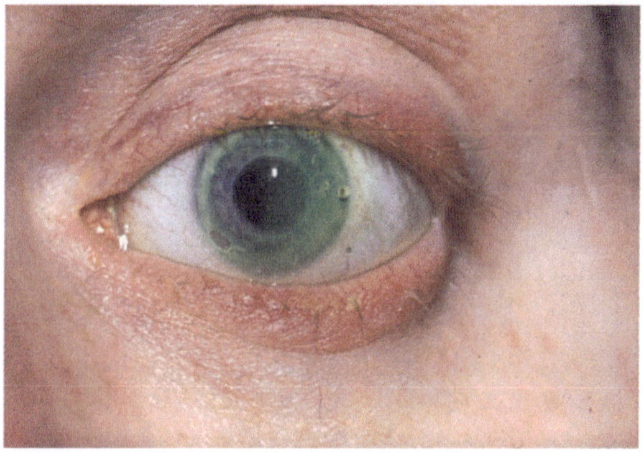

Hornhautdystrophie

294 HH-Dystrophie. Nichtentzündliche marginale HH-Dystrophie (Terrien-Dystrophie) mit irregulärem Astigmatismus des HH-Zentrums und Abflachung der gesamten Hornhaut. Läßt sich schlecht mit kleinen Hartlinsen versorgen. Harte Sklerallinsen oder weiche torische Linsen sind besser geeignet.

295, 296 Fleckförmige HH-Dystrophie. Im Frühstadium erbringen verschiedene Linsentypen eine Visusverbesserung. In fortgeschrittenen Fällen kann eine Keratoplastik ausgeführt werden, aber das Transplantat zeigt später oft wieder dieselben Veränderungen wie die Wirtshornhaut; Abb. 296 zeigt das mit einer harten Korneallinse versorgte operierte Auge.

294

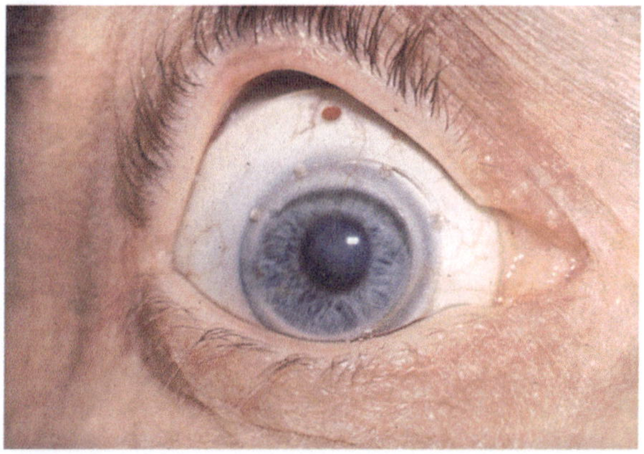

295

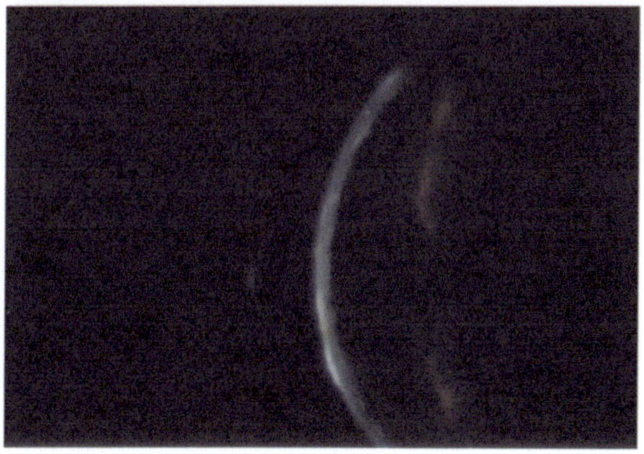

296

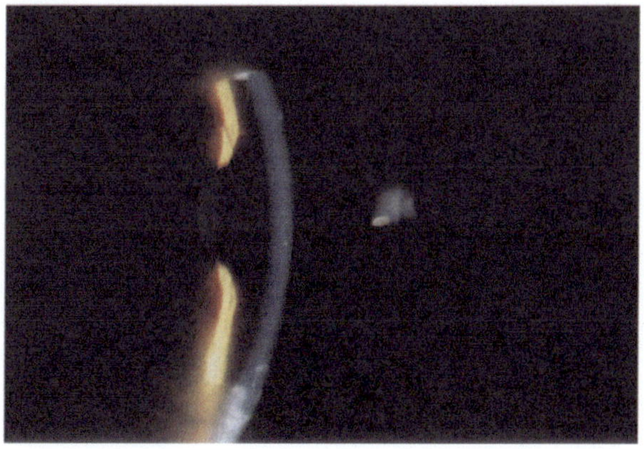

Trockenes Auge bei Trachom

297 Trachompannus und Keratitis sicca. Bei Trachom kommt es zu Lidanomalien und zur Störung der Tränensekretion. Weiche hydrophile Linsen werden in fortgeschrittenen Fällen nicht vertragen; dieser Patient erreichte eine bessere Sehschärfe mit Siliconkautschuklinsen (10,80 mm Durchmesser).

297

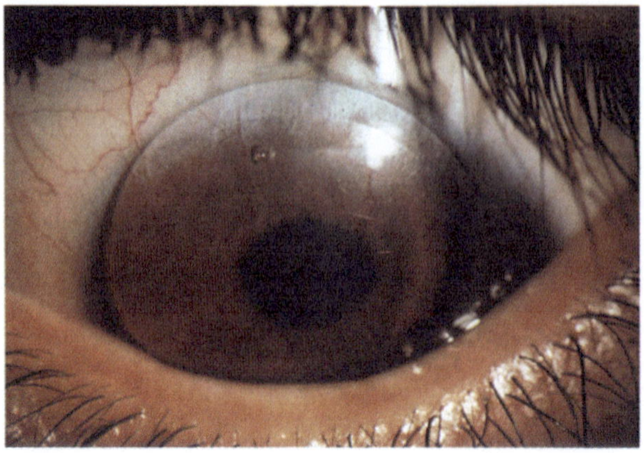

Progressive Muskeldystrophie

298, 299 Progressive okuläre Muskeldystrophie. 75jährige Frau; Sehen nur mit Ptosisbrille möglich.

300 Ptosis. Ptosisokklusionslinse mit gemalter Irisstruktur zur Behebung der Ptosis und der Diplopie.

298

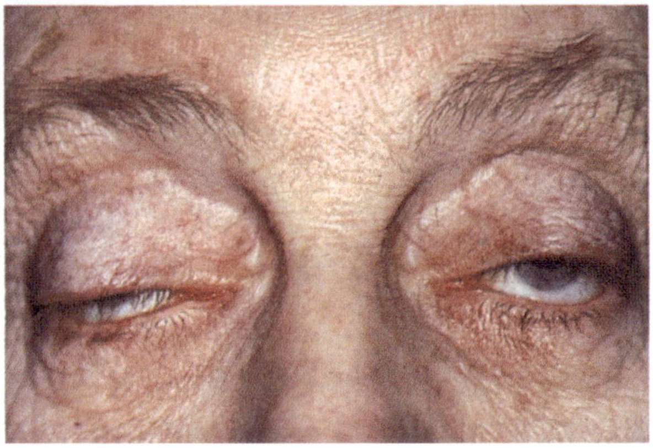

299

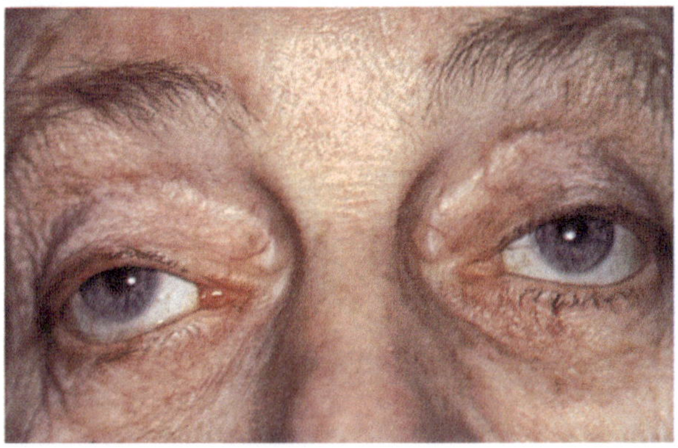

300

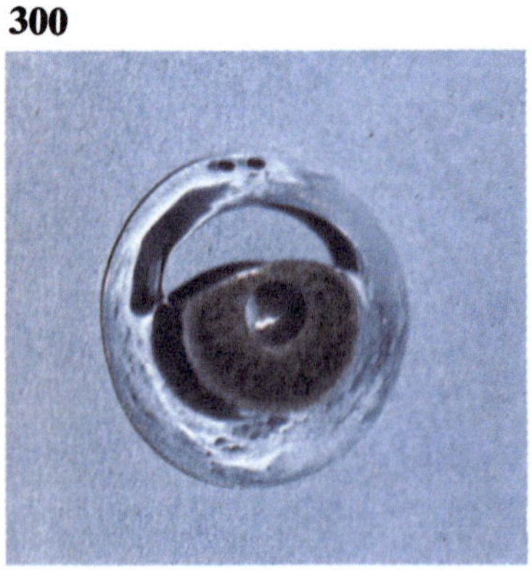

Vergrößernde Sehhilfe

301 Das Auge wird mit einer starken **Pluslinse** versorgt und anschließend mit einer **Minusbrille** korrigiert.

Vergrößerung = 1/1-dF
(d Hornhautscheitelabstand, F Stärke des Brillenglases).
Aus der Formel geht hervor, daß der Abstand des Brillenglases von der Hornhaut so groß wie möglich sein sollte. Bei der Auswahl des Brillengestells ist darauf zu achten. HH-Scheitelabstand: oft 20 bis 25 mm möglich; erreichbare Ametropie mit Kontaktlinse 10 – 15 dpt.

301

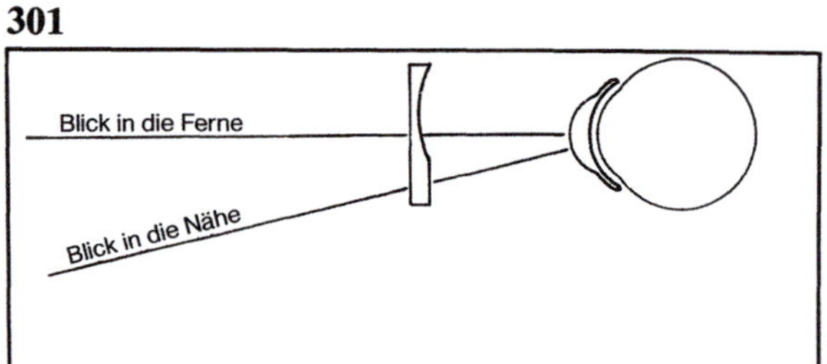

Kontaktlinse mit starker Pluswirkung als vergrößernde Sehhilfe

Verbesserung des Binokularsehens

1. Zur Erreichung und Unterstützung des Binokularsehens bei: Anisometropie und Aniseikonie, latentem oder manifestem Strabismus.

2. Zur Ausschaltung eines Auges: optisch (partiell und selektiv) oder durch Verminderung des Lichteintritts

302

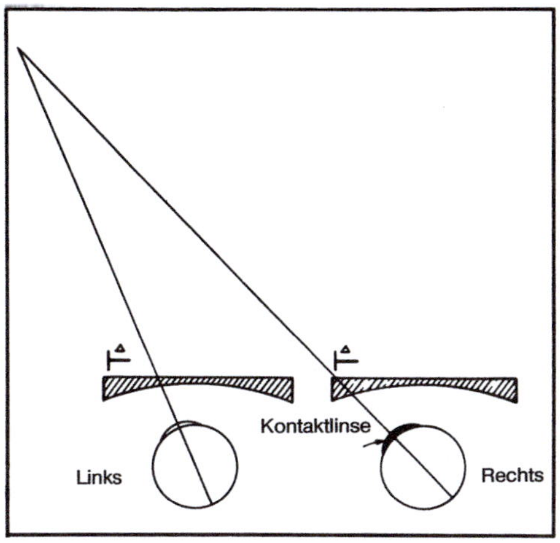

303

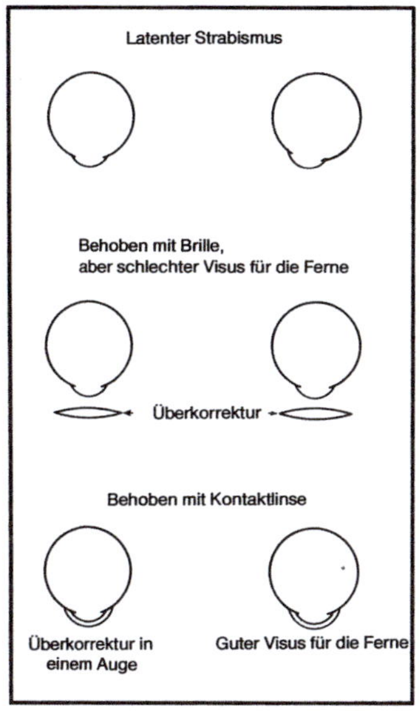

302 Kombination von Kontaktlinse und Brille. Prinzip der Korrektur einer hohen Ametropie durch teilweise Korrektur mit einer Kontaktlinse und Ausgleich des Restfehlers mit Brille. Einseitige Aphakie, Versorgung mit Kontaktlinse und Brille, um einen *relativen* prismatischen Effekt und eine Verminderung der Aniseikonie zu erreichen. Das linke phake Auge ist hochmyop und verträgt keine Kontaktlinse.

303 Kontaktlinsenüberkorrektur bei Heterophorie. Latenter Strabismus, korrigiert durch Überkorrektur des weniger dominanten Auges mit einer Kontaktlinse.

304 Alternierender Strabismus convergens mit Hyperopie. Mit Brille 12° Innenschielen, ohne Brille 22°. Abnahme des Schielwinkels nach Anpassen von Kontaktlinsen auf 7°: ein Auge erhielt Fernkorrektur, das andere Auge wurde um +1,50 sph. überkorrigiert. Sowohl harte Korneallinsen als auch Weichlinsen möglich, je nach Verträglichkeit und Zentrierung.

304

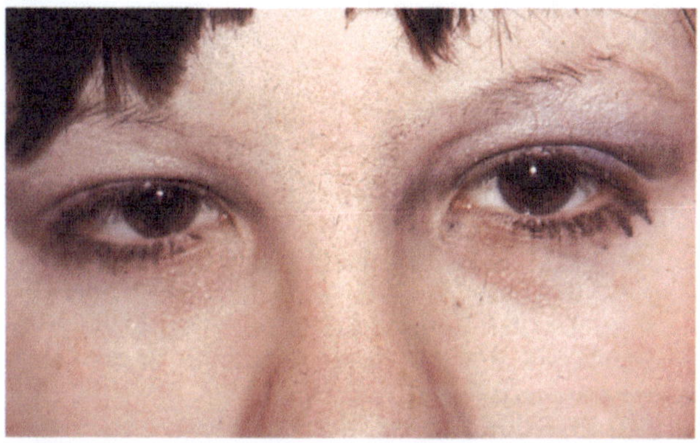

305

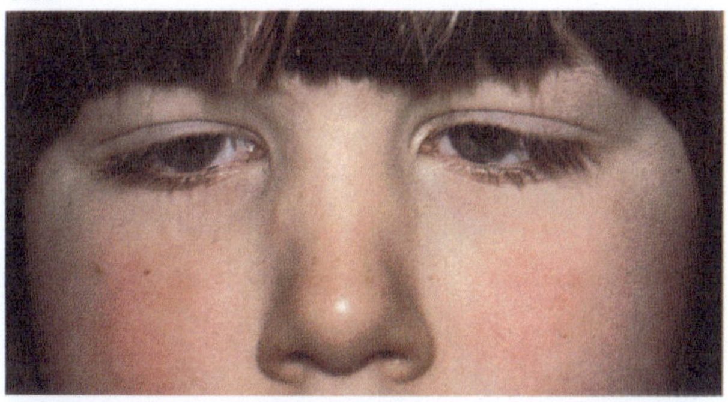

306

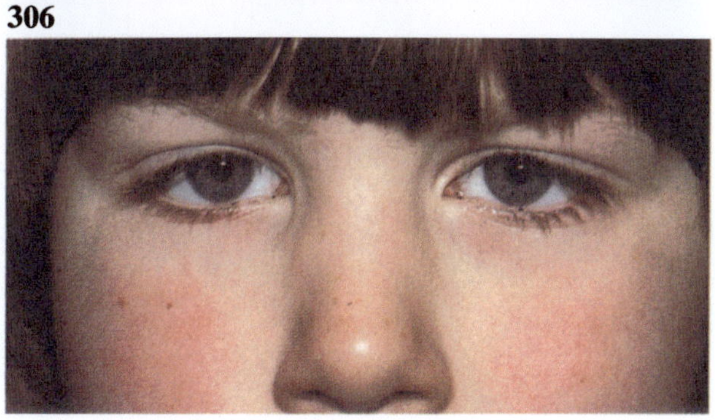

305, 306 Alternierender Strabismus convergens. 8jähriges Kind, Innenschielen links bei Akkommodation ohne Kontaktlinsen (+5,00 dpt Hyperopie beidseits). Derselbe Patient (Abb. 306): mit weichen Wechsellinsen während Akkommodation.

307

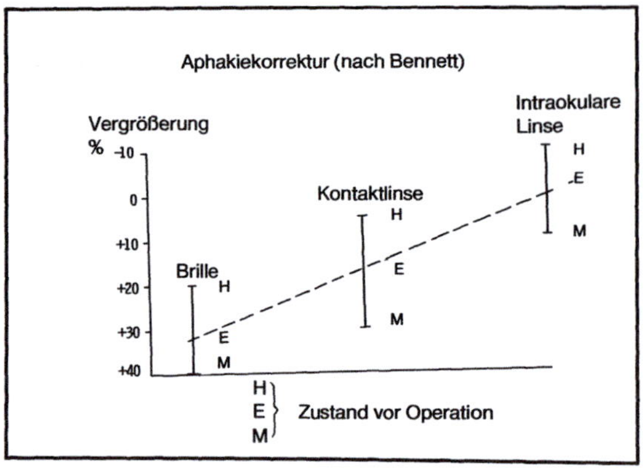

308

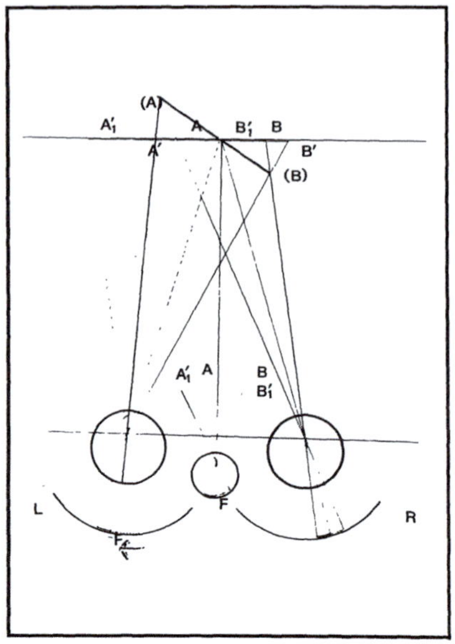

307 Einseitige Aphakie. Zur Veranschaulichung der Bildgrößenunterschiede zwischen aphakem und phakem Auge bei bekannter präoperativer Refraktion. **H** Hyperopie; **E** Emmetropie; **M** Myopie.

308 Aniseikonie. Die unterschiedlich großen Netzhautbilder können nur fusioniert werden, wenn die Bilder aus der frontoparallelen Ebene herausgedreht werden. Die neue Ebene erscheint dadurch in bezug auf die echte frontoparallele Ebene gekippt.

309

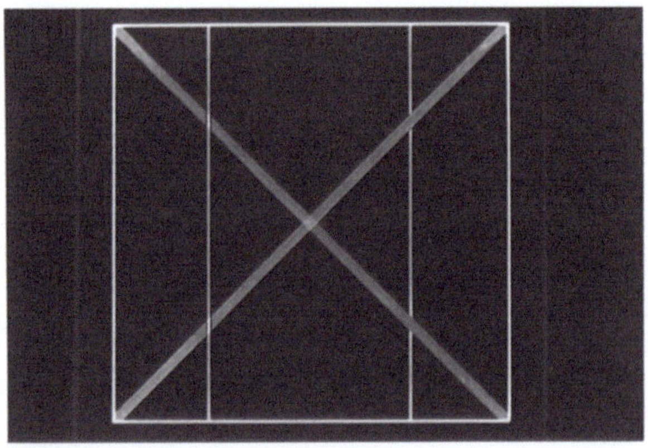

309 – 311 Aniseikoniemessung. Ruben-Aniseikoniebilder (nach Ames-Ogle-Ikeinometer). Die Verdopplung der Linie auf der einen Seite zeigt zunächst nur an, daß eine Aniseikonie besteht. Die Messung erfolgt in einem zweiten Schritt. Abb. 309 zeigt die gekippte frontoparallele Ebene nach Fusion.

310

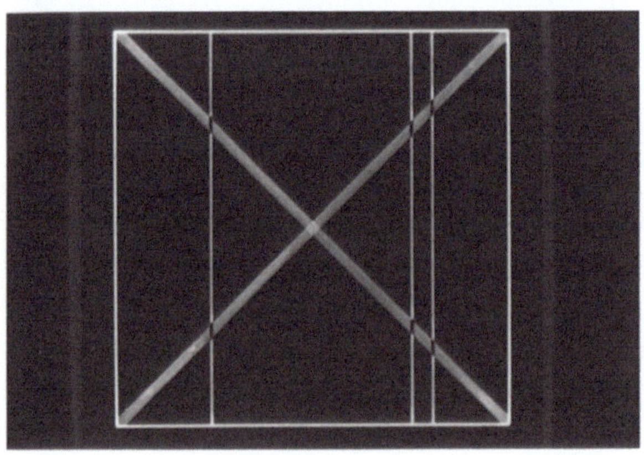

311

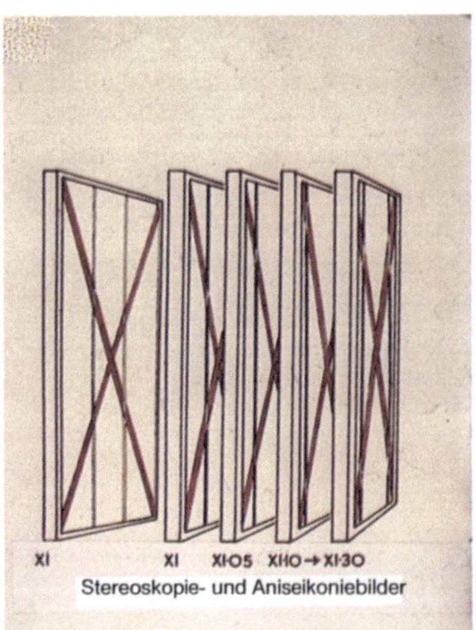

312 Traumatische einseitige Aphakie. Korrigiert mit aufgeklebter Korneallinse (heute obsolet, s. auch Abb. 355, 480).

312

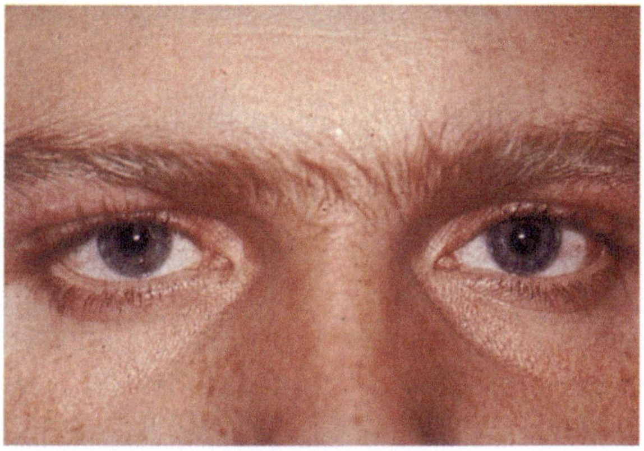

313 Traumatische einseitige Aphakie. Aufgeklebte Linse *in situ.* Bei der orthoptischen Untersuchung hatte sich gezeigt, daß mit einer konventionellen Linse kein stabiles binokulares Einfachsehen zu erzielen war, sondern nur mit der geklebten Linse. Dieses Beispiel macht deutlich, daß die Linse gut zentrieren muß, wenn bei Anisometropie Einfachsehen erreicht werden soll.

313

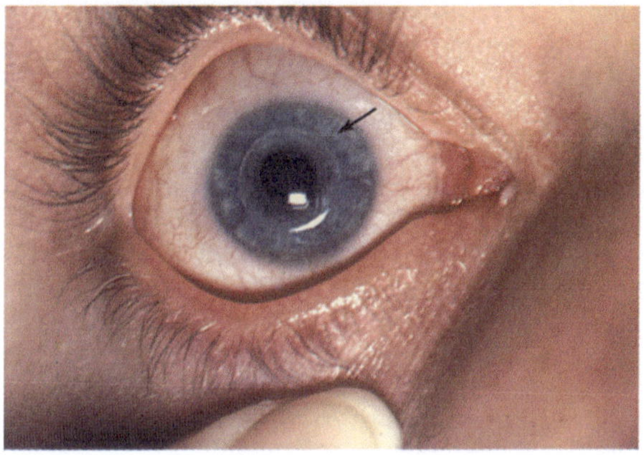

314 Intraokularlinse bei einer 26jährigen Frau. Gutes Binokularsehen und gute Sehschärfe. Kontaktlinsen waren nicht vertragen worden. Sekundäre Implantation. Die Nylonschlingen brachen nach 12 Jahren, was ein Vorkippen der Linse zur Folge hatte.

314

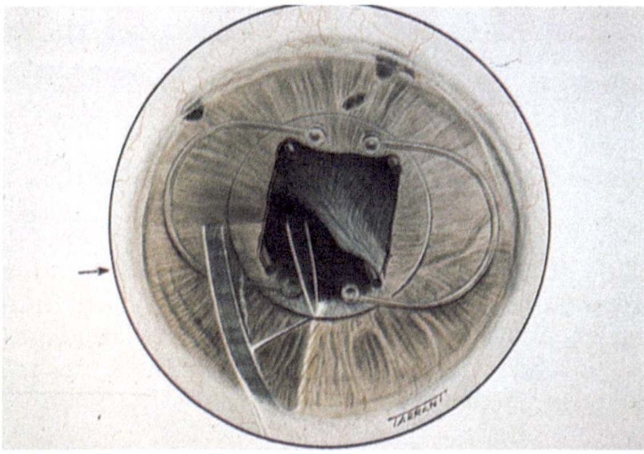

315 Optische Okklusion mit Kontaktlinsen. Erzeugung einer selektiven Myopie durch Pluslinse vor dem besseren Auge (Vernebelung für die Ferne). Mit sehr starken Minuslinsen ist eine Vernebelung sowohl für die Ferne als auch für die Nähe möglich.

315

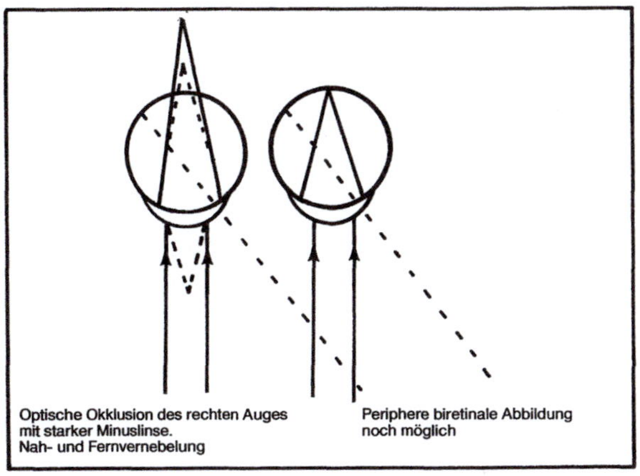

316

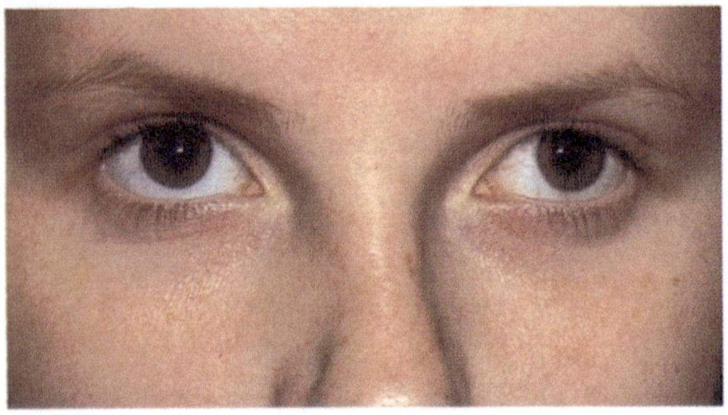

317

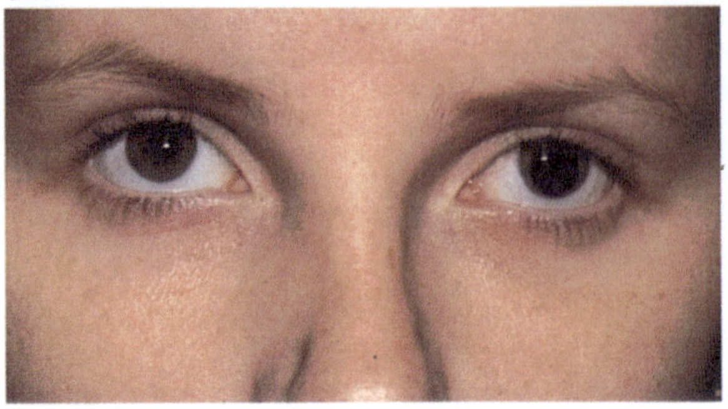

316, 317 Paralytischer Strabismus. Patient mit Diplopie bei neurogenem Strabismus divergens, versorgt mit einer hydrophilen Okklusionslinse (linkes Auge, Abb. 317).

318

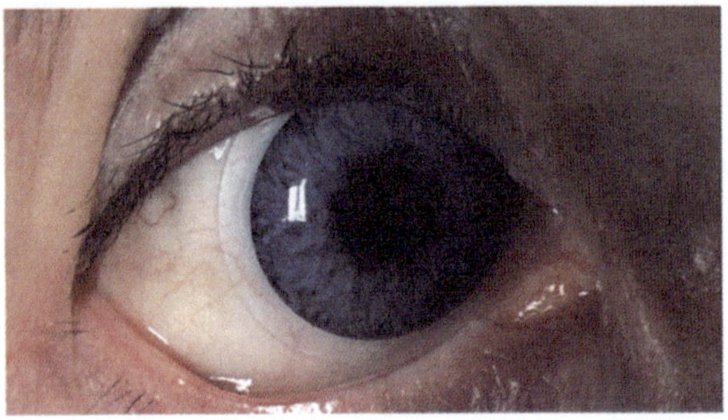

318 Farbige Okklusionslinse. Weiche Gellinse mit Irisstruktur (kosmetisch besser als schwarze Linse).

319

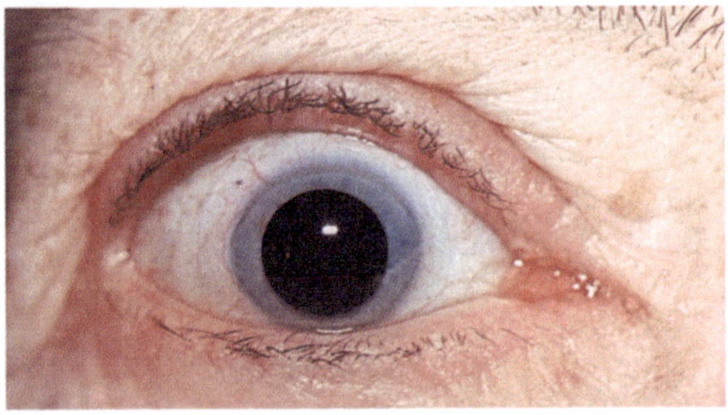

319 Weiche Okklusionslinse, die nur den Pupillarbereich abdeckt (Gellinse).

Trockenes Auge und Lidschlußinsuffizienz

320 – 322 Familiäre Dysautonomie (Riley-Day-Syndrom). Kongenitale erbliche Anomalie des autonomen Nervensystems mit Verlust der Tränenproduktion und verminderter HH-Sensibilität; nach 6-jährigem Tragen einer hydrophilen (75%) Gellinse.

321 Derselbe Patient wie Abb. 320 einige Monate später.

320

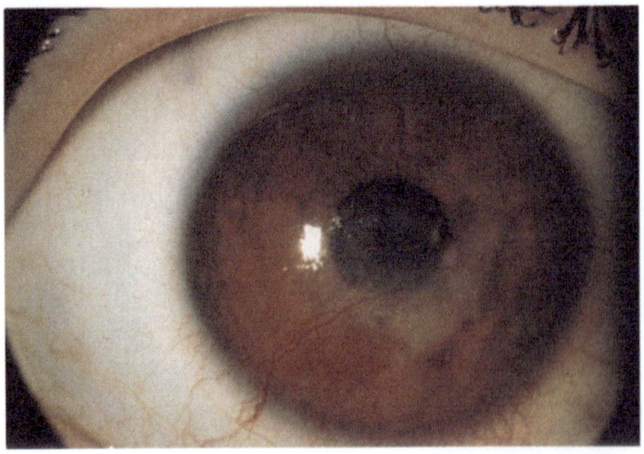

321

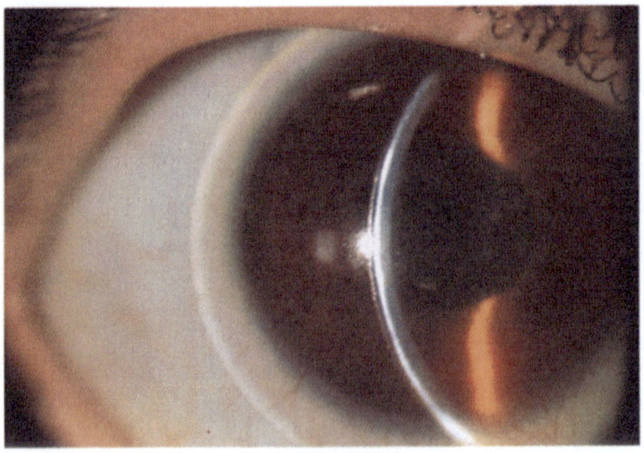

322 Derselbe Patient wie Abb. 320 6 Jahre später. Besserung der HH-Vaskularisation und -Vernarbung. Zusatztherapie mit Paraffintropfen und -salbe (Lacrilube). Linsenoberfläche hydrophob wegen öliger Tropfen.

322

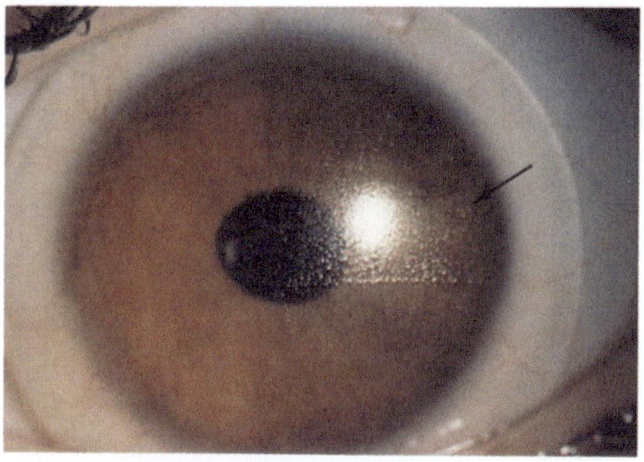

323, 324 Trigeminusläsion. In beiden Fällen besteht eine völlige Anästhesie der Hornhaut infolge einer intrakraniellen Läsion des V. Hirnnervs. HH-Narben und -Vaskularisation als Folge der Austrocknung bei gestörtem Tränenreflex. Behandlung mit Weichlinsen tagsüber und Lidverband (Blenderm) nachts.

323

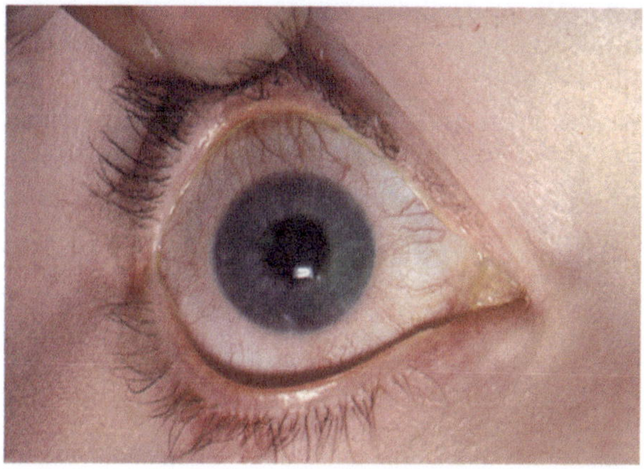

324

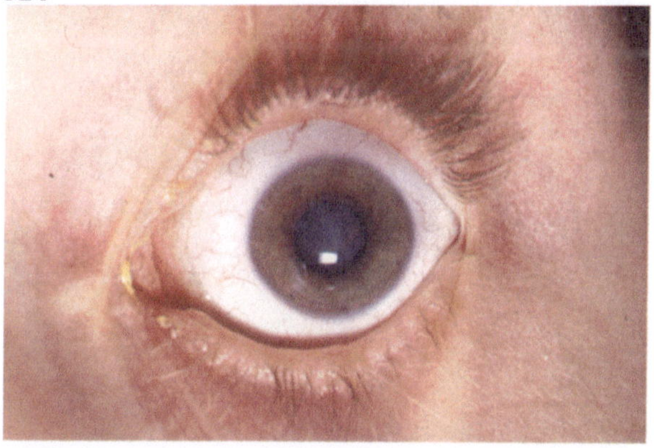

325, 326 Pityriasis rubra. Rezidivierende HH-Ulzera. Versuchter Lidschluß bei demselben Patienten wie Abb. 325. Behandlung mit harten Kontaktlinsen, weiche Linsen trockneten aus und wurden unverträglich.

325

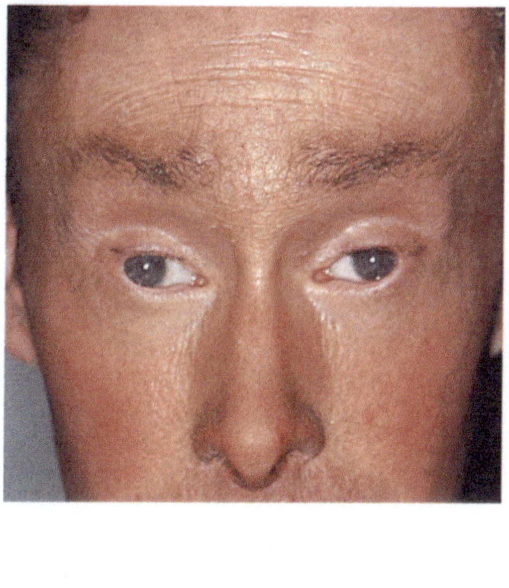

326

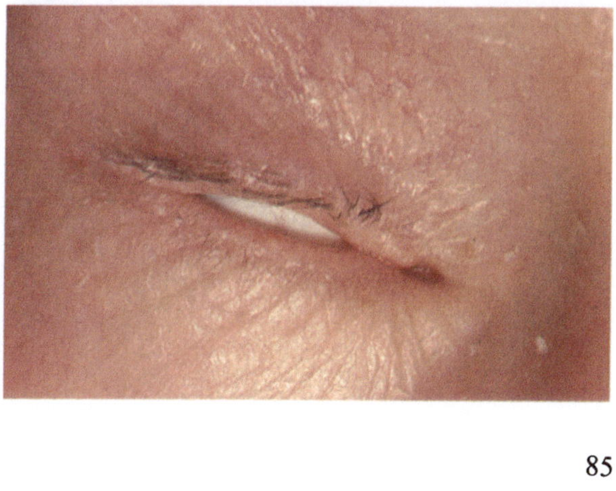

327 **Ektropium mit Keratitis.** Starke korneale Vaskularisation und Lipideinlagerung. Nur harte Sklerallinsen könnten hier versucht werden (plastische Korrektur wurde vom Patienten abgelehnt).

327

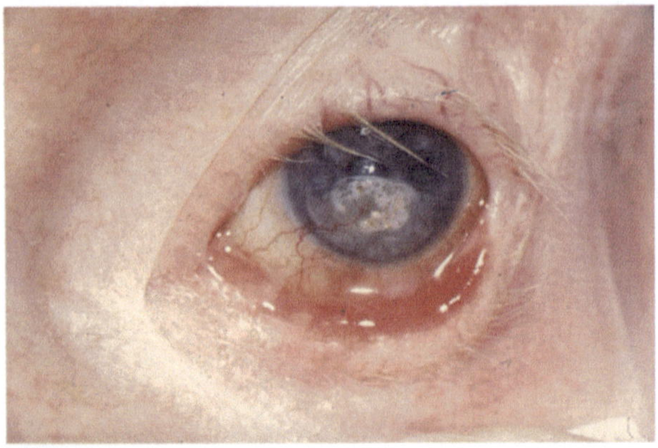

328 – 330 **Fazialislähmung.** Fazialislähmung rechts, Amblyopie links. Rechts wurde eine Sklerallinse getragen und etwa alle 8 h herausgenommen.

Weiche hydrophile Linsen sind in einem solchen Fall kontraindiziert, da sie zu schnell austrocknen.

328

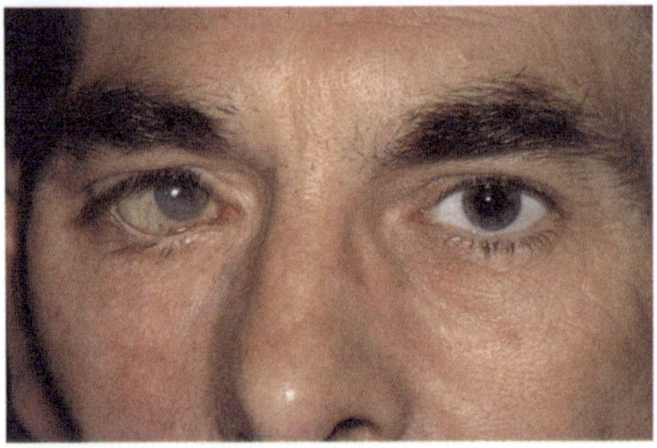

329 Augen geschlossen: Bell-Phänomen rechts.

330 Derselbe Patient wie Abb. 328 10 Jahre später.

329

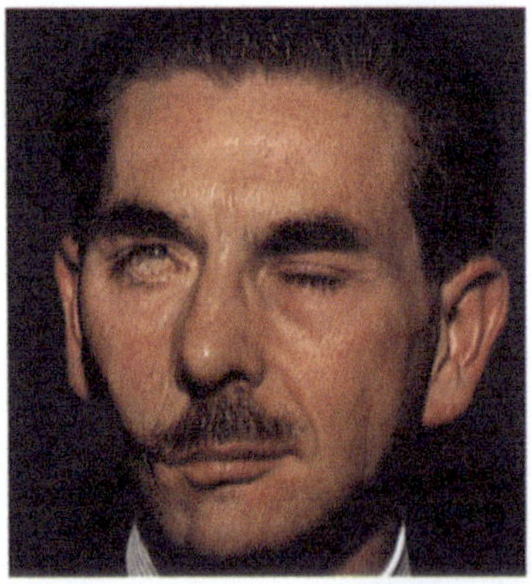

330

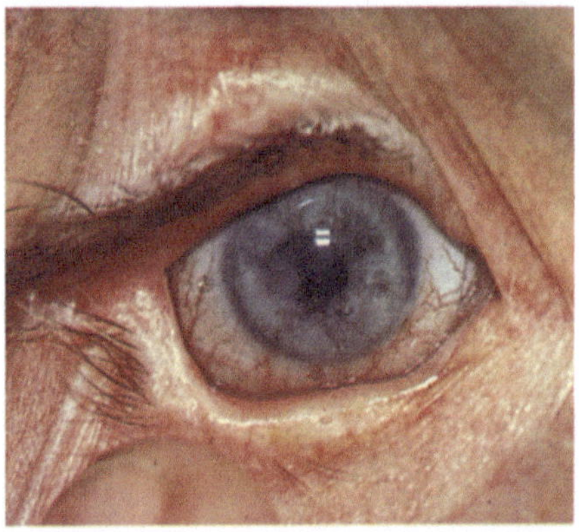

331 **Stevens-Johnson-Syndrom (Erythema multiforme).** Kapillare Perfusion beider Augen mit Ringer-Lösung.

331

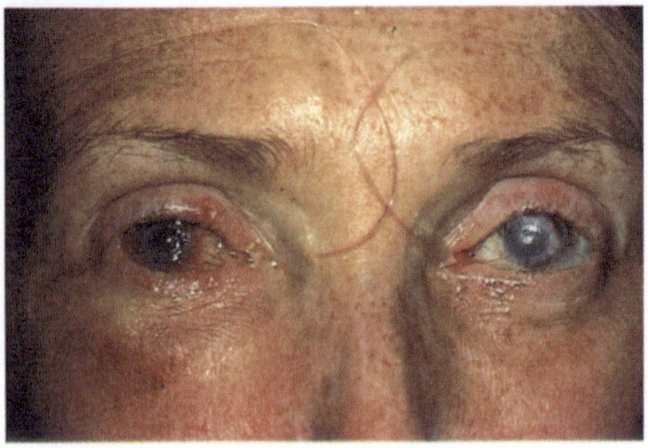

332

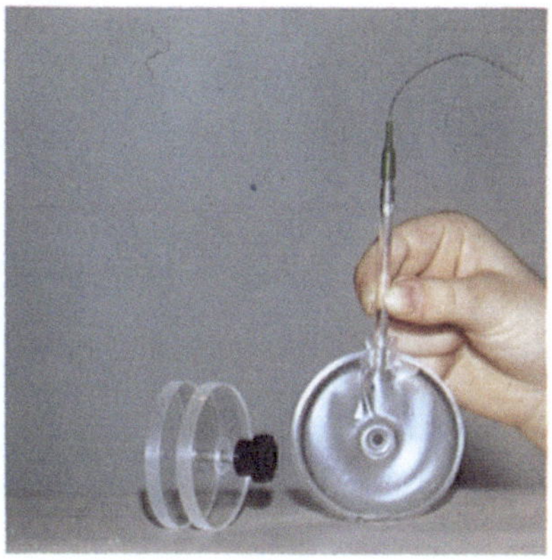

333

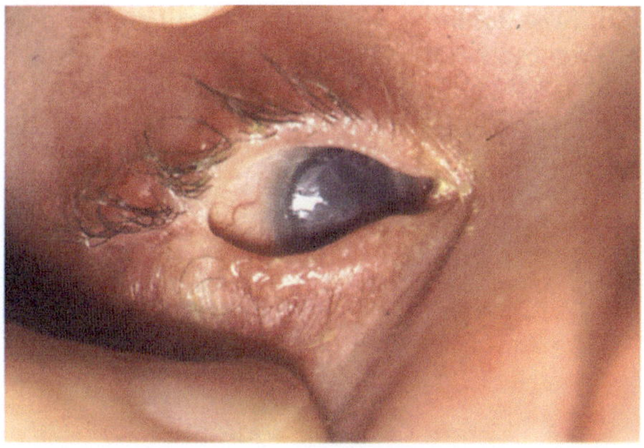

334

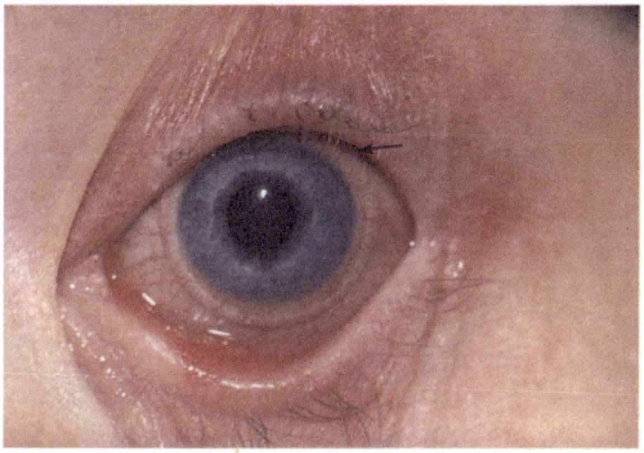

335

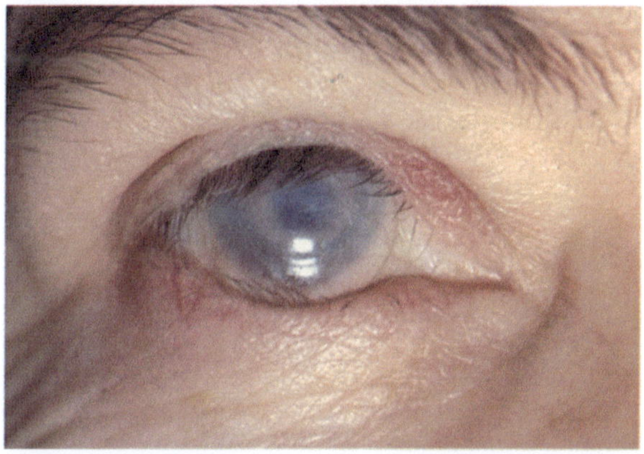

336

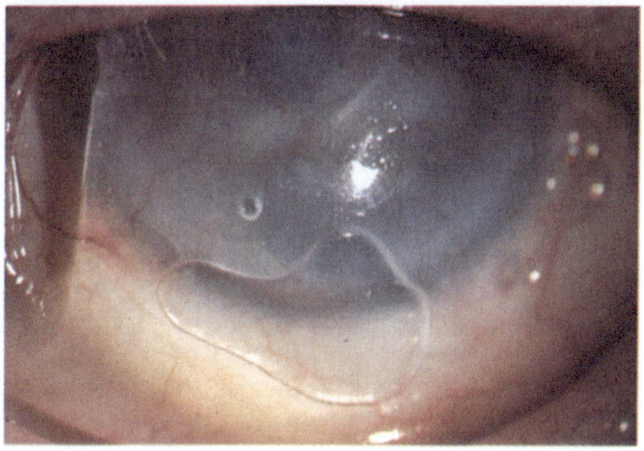

332 Perfusionstank. Druckkontrolle mit Daumen, Schraube und Plastikscheiben.

333 Stevens-Johnson-Syndrom. Rechtes Auge eines Patienten mit schwerem Stevens-Johnson-Syndrom. Behandlung mit Tarsorrhaphie und künstlichen Tränen.

334 Stevens-Johnson-Syndrom. Weniger schwerer Fall, 2 Jahre nach Beginn der Erkrankung Anpassung hochhydrophiler Verbandlinsen. Beachte die Trichiasis am Oberlid.

335 Okuläres Pemphigoid (benigne mukomembranöse Atrophie). Harte PMMA-Linse, 13 mm Durchmesser. Innenkurve: 8,40 : 8,40/9,00 : 13,00. Mittendicke 0,10; Stärke plan; Randdicke 0,10.
Durch die Linse sollte die Tränenflüssigkeit länger auf der Hornhaut festgehalten und dadurch die Sehschärfe gebessert werden. Zugabe von „Liquitear"-Augentropfen alle 10 min zur Verhütung einer Keratinisation.

336 Okuläres Pemphigoid. Versorgung mit gegossener Sklerallinse. Weiche hydrophile Linsen kontraindiziert. Siliconkautschuklinsen zeigten Oberflächenschäden.

337 **Symblepharon.** Okuläres Pemphigoid. Spaltung des Symblepharon und Einlegen eines Skleralringes (PMMA).

337

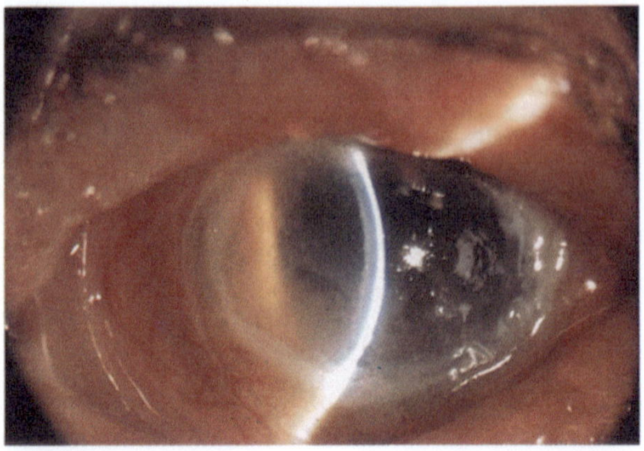

338, 339 **Stevens-Johnson-Syndrom.** Symblepharonschale zur Erhaltung der Fornices, mit klarer Pupille. Beachte die Trichiasis.

338

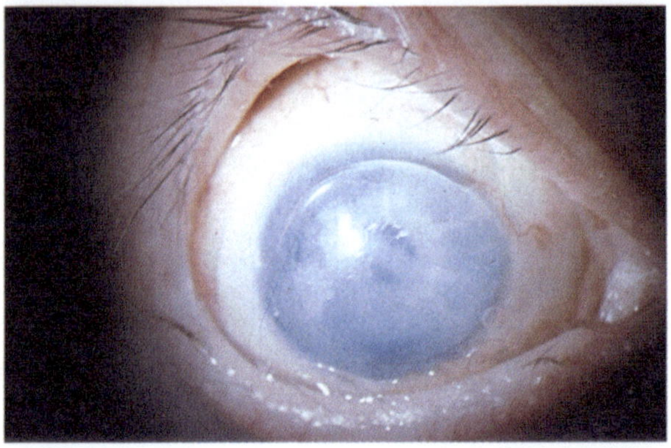

339

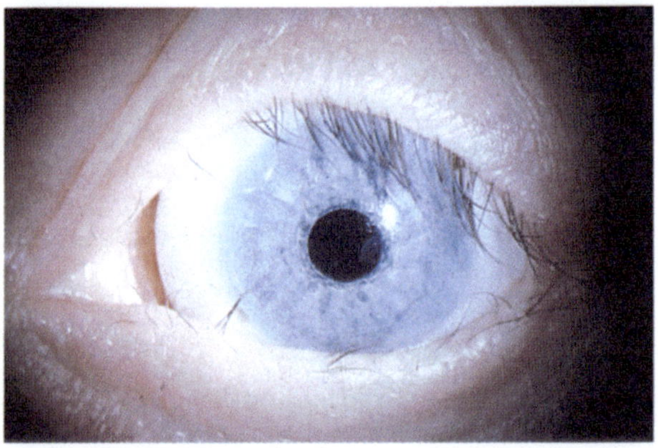

340 **Schweres Entropion mit Trichiasis.** HH-Narben und Trichiasis bei Narbenentropium. Geringe Besserung der Beschwerden durch hydrophile Weichlinse. Chirurgische Korrektur der Trichiasis ist zu erwägen, kann aber zu Lidschlußproblemen führen.

340

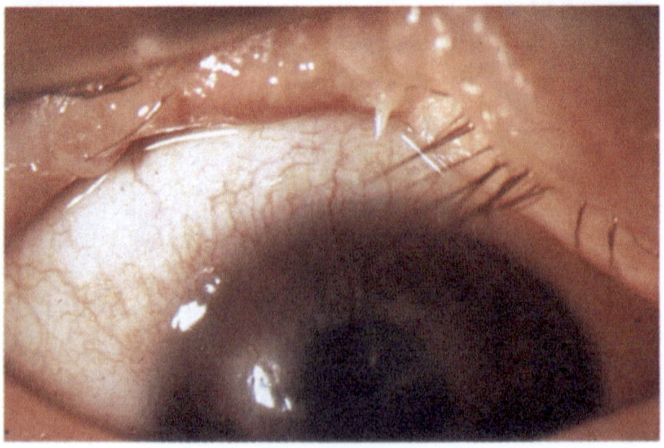

341

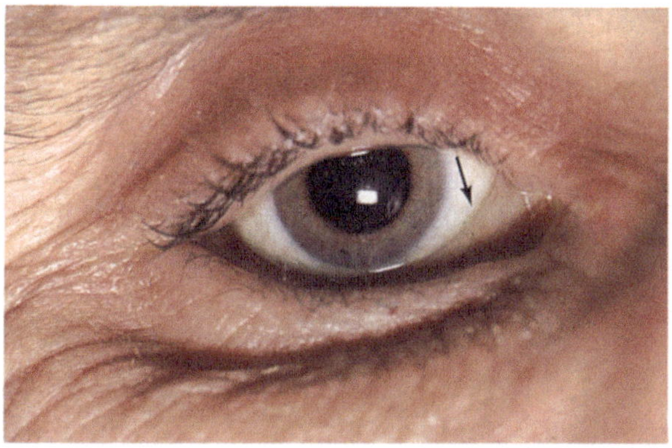

342

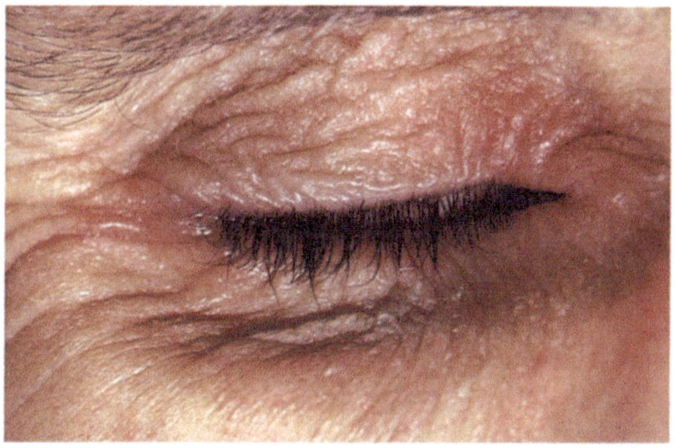

341, 342 Faziale Hemiatrophie mit Keratitis e lagophthalmo. Skleralring ersetzt Unterlidkante, so daß ein Tränenmeniskus entsteht, der die Hornhaut genügend befeuchtet. Auge geöffnet und geschlossen.

343, 344 Buphthalmus. Buphthalmus mit Endothelschaden, HH-Ödem und infektiöser Keratitis (einziges Auge).
Dasselbe Auge 3 Jahre später mit hydrophiler Verbandlinse.

Verordnung:
Innenkurve: 8,90 : 8,00
10,00 : 13,00
11,00 : 15,00

Mittendicke 0,12; Randdicke 0,13; Stärke −1,00; Material mit 60% Wassergehalt.

345 Buphthalmus (einziges Auge). Versorgung mit harter gegossener Sklerallinse (Sehschärfe 6/60). Weichlinse ergab schlechtere Sehschärfe.

346 Rezidivierende HH-Erosion. Große rezidivierende Erosion, Behandlung mit Keratektomie und großer dünner Verbandlinse.

343

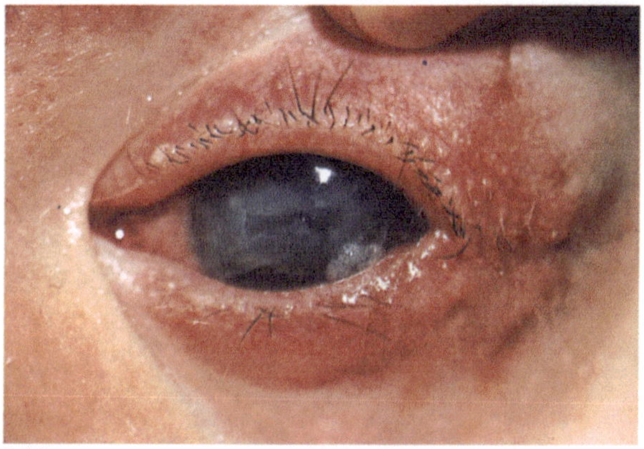

344

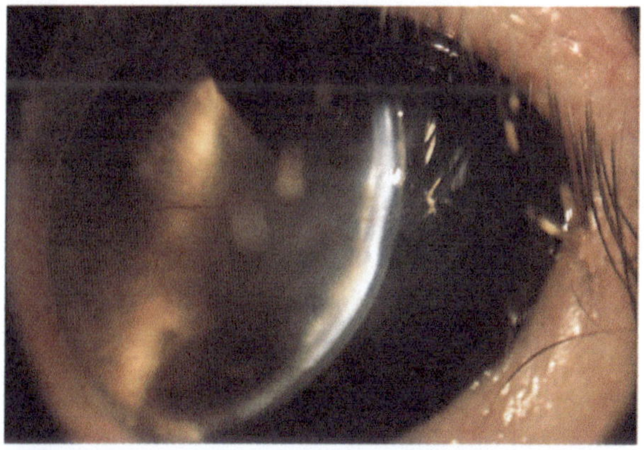

345

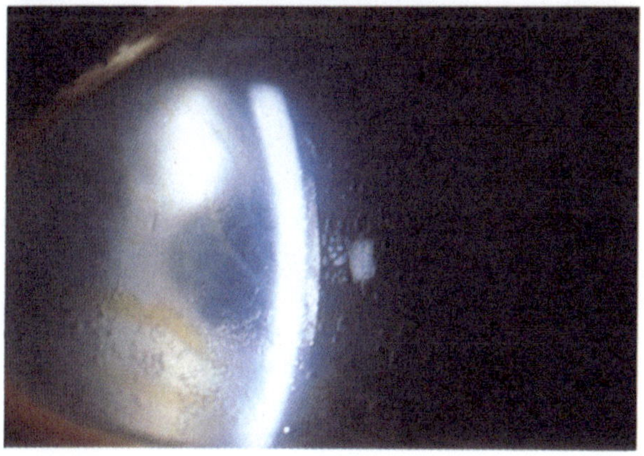

346

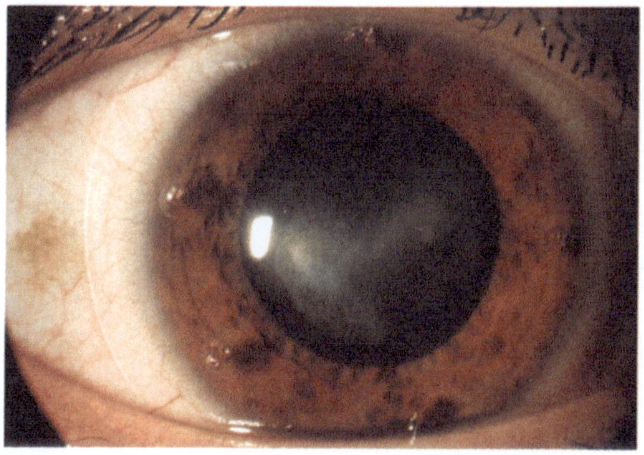

347 Vorwölbung des Transplantats und schmerzhafter Blepharospasmus. Versorgung mit Verbandlinse. Beachte die Stromalysis in der Wirtshornhaut.

347

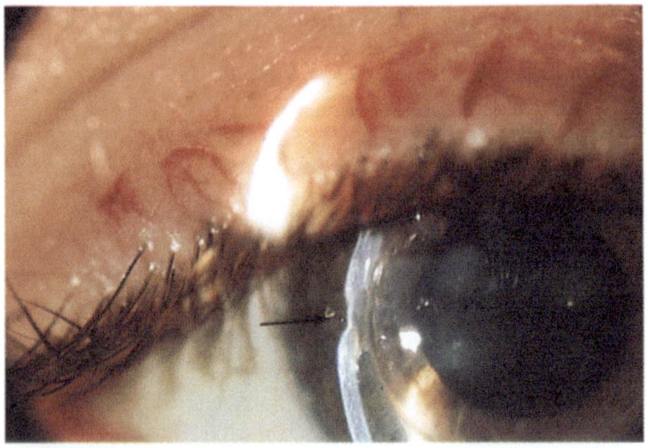

348 Vorwölbung des Transplantats (*unten*). Behandlung mit Kreuzstichnaht und Verbandlinse (Gellinse).

348

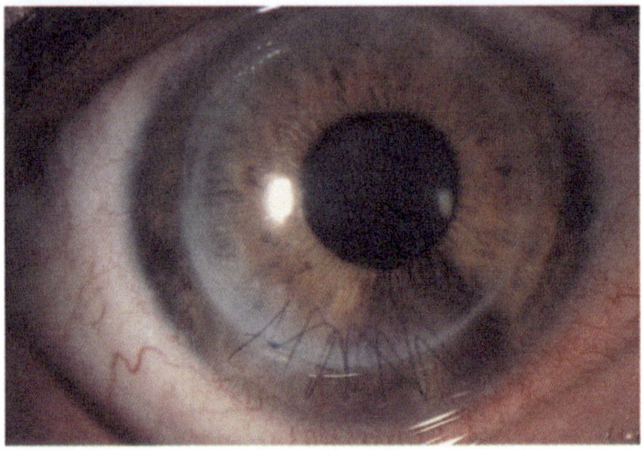

349 Keratoplastik. Transplantat mit trapezförmiger Bandagelinse überdeckt, unmittelbar nach der Operation. Die Linse wurde mehrere Wochen getragen (s. auch Abb. 225, 226, S. 64).

Verordnung:
Innenkurve: 15,00 : 8,00
9,00 : 15,00

Mittendicke 0,10; Randdicke 0,10; Stärke plan; 85% (Sauflon) Wassergehalt.

349

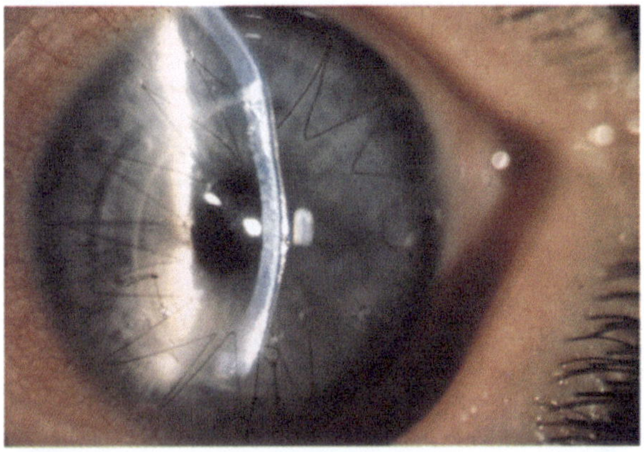

350 Keratoplastik. Durchgreifende Keratoplastik. Die 10-0-Perlonnaht lockerte sich 1 Monat nach der Operation. Verbandlinse wurde 2 Wochen getragen, bevor die Naht entfernt wurde.

Verordnung:
76% Wassergehalt,
Innenkurve: 8,8 : 9,00
10,00 : 13,00
12,00 : 16,00

Mittendicke 0,12; Randdicke 0,15.
Man beachte, daß die Linse besonders groß ist.

350

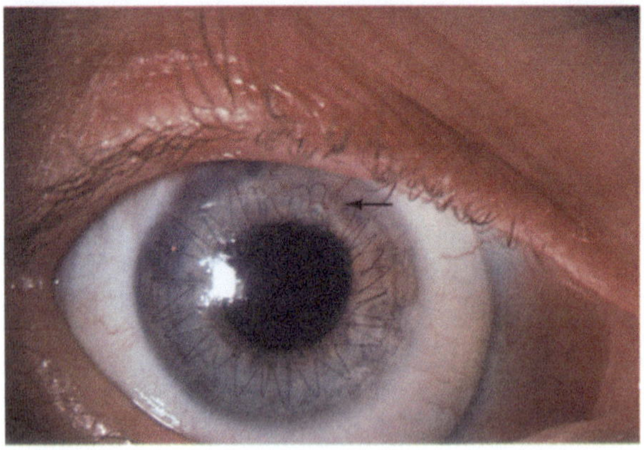

Bullöse Keratopathie

351

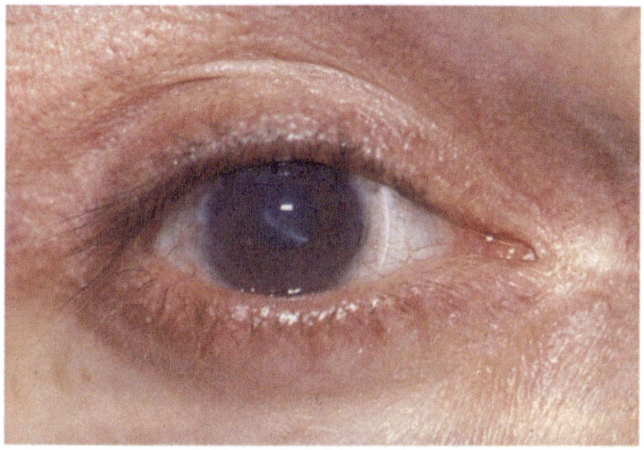

351 Bullöse Keratopathie bei Vorderkammerlinse. Chronisches HH-Ödem mit epithelialen Bullae bei Endotheldysfunktion. Behandlung mit weicher Verbandlinse.

352

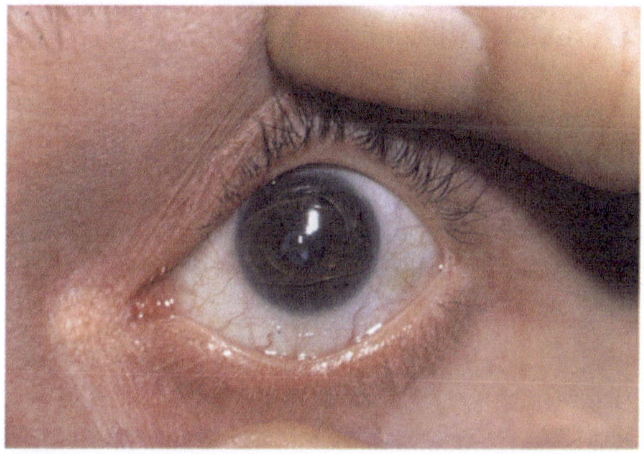

352 Linkes Auge desselben Patienten mit Vorderkammerlinse und nur geringer Endotheldysfunktion.

353

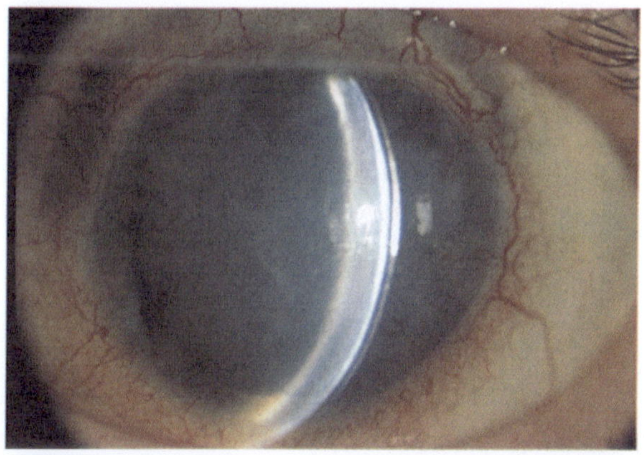

353 Bullöse Keratopathie nach Kataraktextraktion, behandelt mit weicher Verbandlinse.

354 Kombination von Hart- und Weichlinse zur Erzielung einer besseren Sehschärfe bei bullöser Keratopathie. Die Hartlinse kann aus gasdurchlässigem Material sein.

355, 356 Aufgeklebte Hartlinse (obsolet). Vorläufer der Weichlinse zur verlängerten Tragedauer, vor der Operation (vgl. Abb. 480).

355

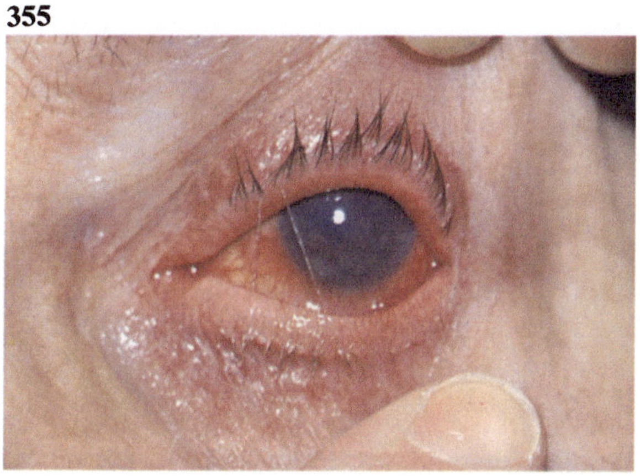

354

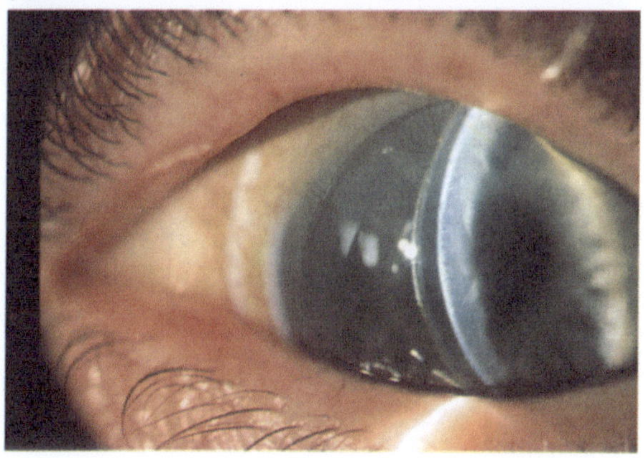

356 Aufgeklebte Hartlinse (obsolet). Bei diesem Verfahren wurde das defekte Epithel entfernt und durch eine Hartlinse ersetzt, die am Rand mit Cyanoacrylatkleber fixiert wurde.

356

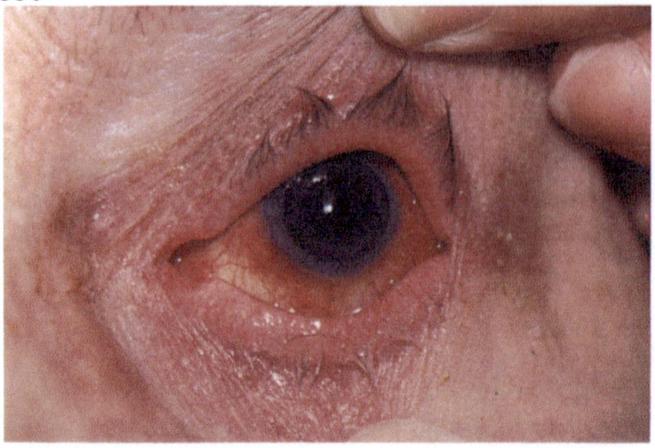

357 Gefäßneubildung bei bullöser Keratopathie. Nach 6monatigem konstantem Tragen wird die Linse probeweise entfernt. Treten dann keine Schmerzen mehr auf, kann auf die Linse verzichtet werden, sonst wird sie wieder eingesetzt. Wenn aus optischen Gründen eine Keratoplastik durchgeführt wird, kann mit einer 50%igen Erfolgschance innerhalb der ersten 3 postoperativen Jahre gerechnet werden.

357

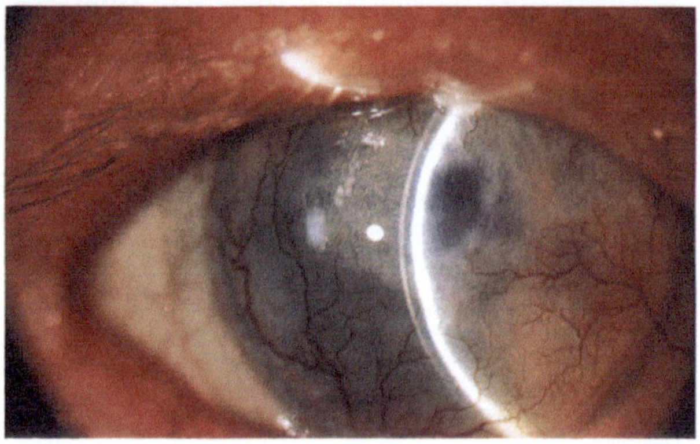

358, 359 Mesodermale Dysplasie und Endotheldysfunktion. Man beachte die Endothelfalten und das chronische Ödem. Der Patient trug zeitweise eine Gellinse, am besten vertragen wurde aber eine harte Sklerallinse (Abb. 359). Hartlinsen geben einen besseren Visus als Weichlinsen.

358

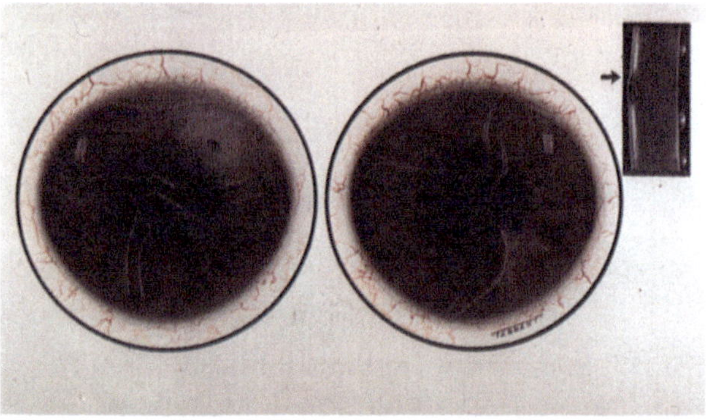

359

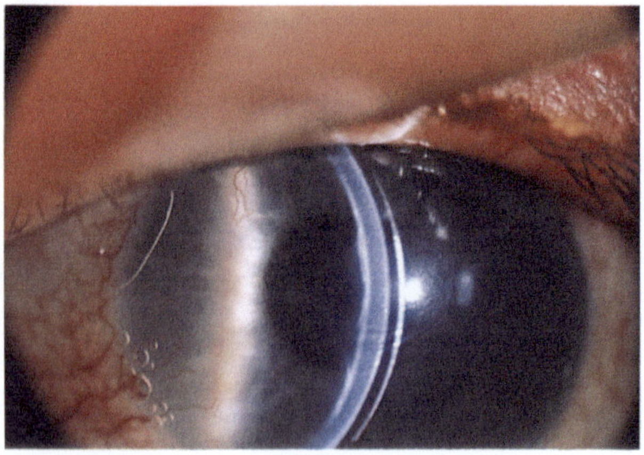

Glaukombehandlung mit weicher Kontaktlinse

360

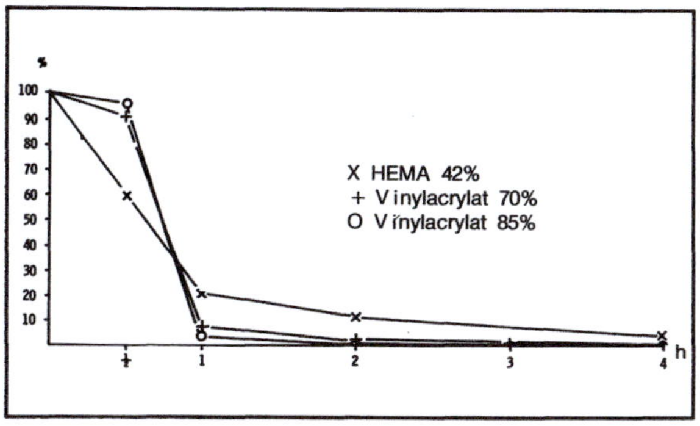

360 Medikamentenabgabe bei verschiedenen Kontaktlinsen (Pilokarpin).

361

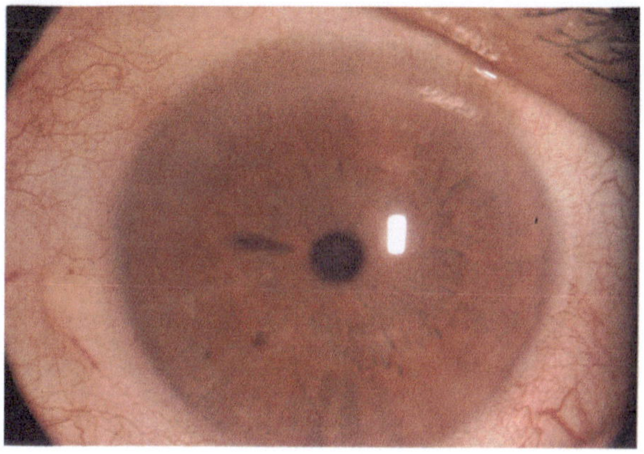

361 Gellinse als Medikamententräger. Noch 10 h nach Einsetzen der pilokarpingetränkten Linse zeigt dieses Glaukomauge eine gute Miosis. Auch zur Behandlung eines Glaukomanfalls kann diese Linse eingesetzt werden.

Aufgehobene Vorderkammer

362

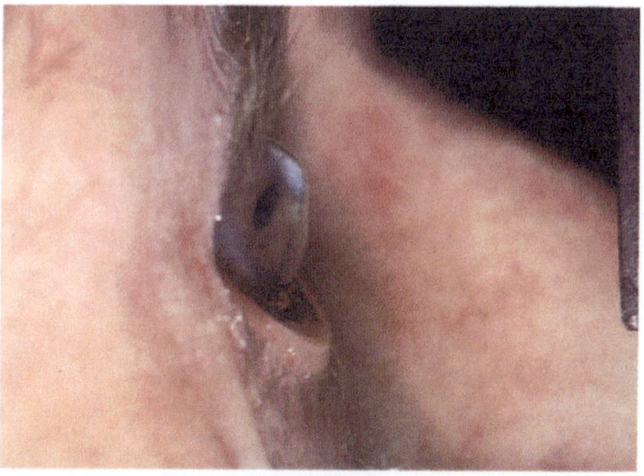

362 Perforierte Megalokornea. Versorgung mit großer Verbandlinse zur Stellung der Vorderkammer.

363

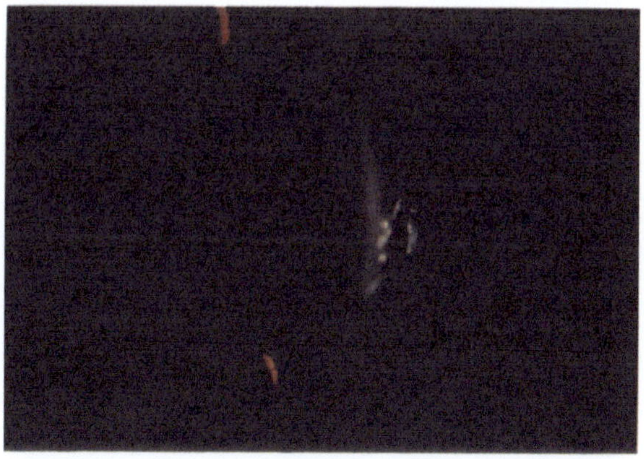

363, 364 HH-Perforationen. Beispiele dafür, daß es bei punktförmigen HH-Perforationen allein mit einer Verbandlinse gelingen kann, die Vorderkammer zu stellen.

364

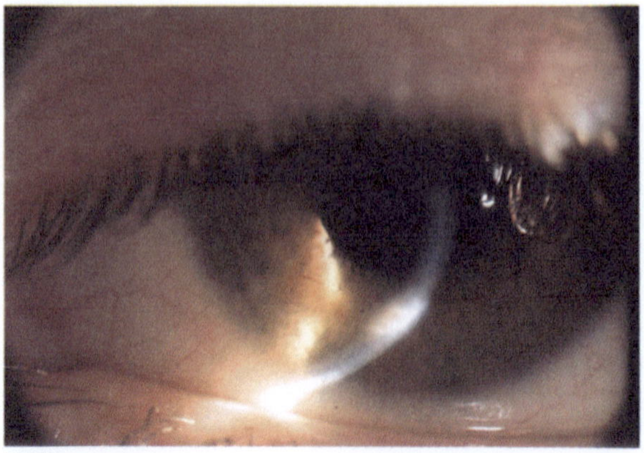

365, 366 **HH-Perforation.** Aufsicht und Spaltlampenphoto einer HH-Perforation, die allein mit einer Verbandlinse behandelt wurde.

365

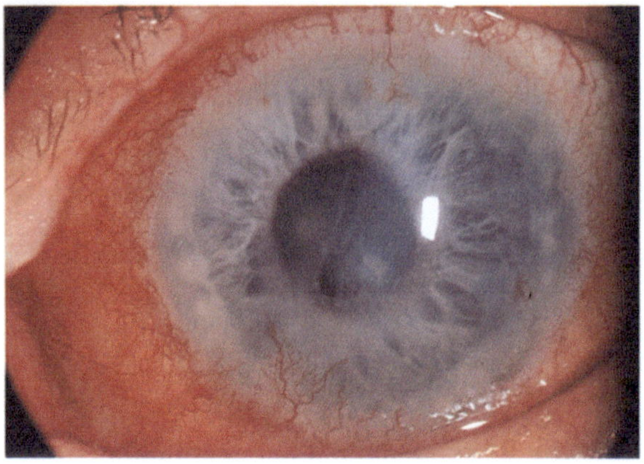

366

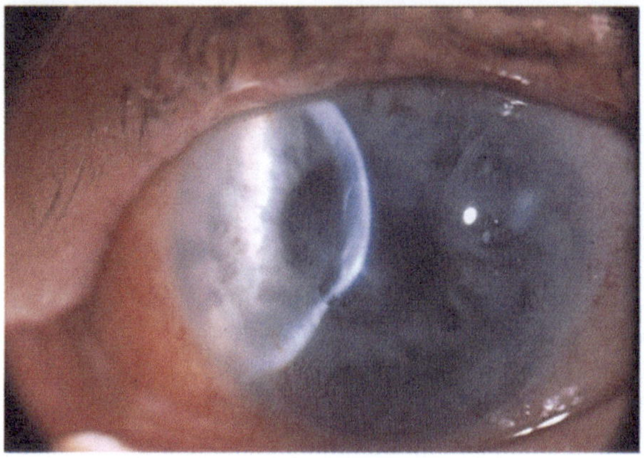

Viruskeratitis

367, 368 **Rezidivierender Herpes simplex.** Antivirale Chemotherapie unter Verwendung einer Gellinse als Medikamententräger (1/10 der üblichen Konzentration der antiviralen Augentropfen). *Pfeil:* Bohrung für lokale Therapie.

367

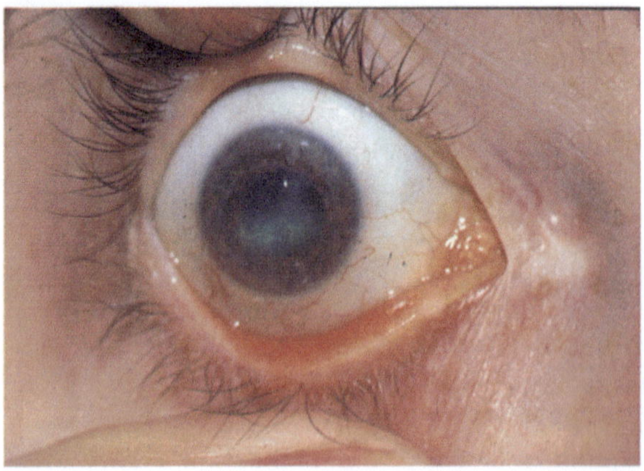

368

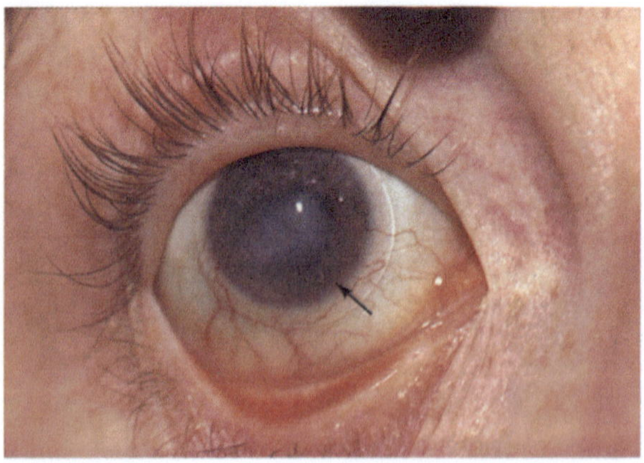

369

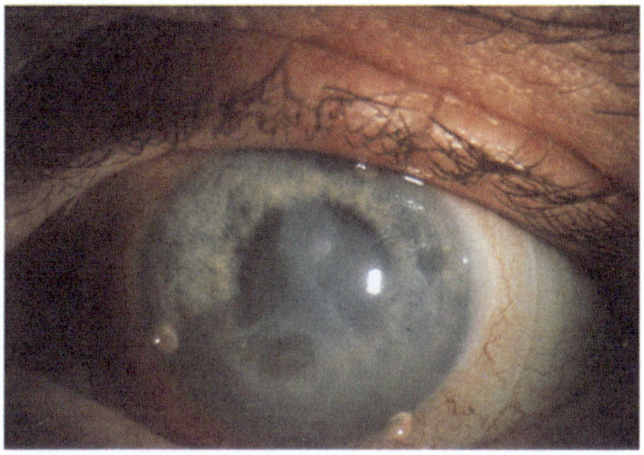

370

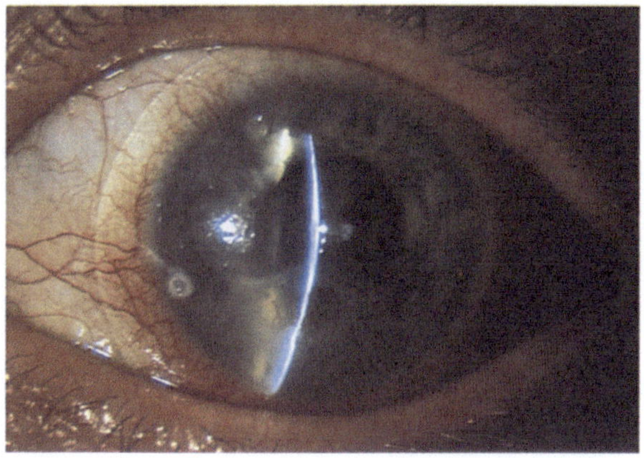

369, 370 Rezidivierender Herpes simplex. Aufsicht und Spaltlampenphoto: metaherpetische Ulzera und HH-Perforation, Behandlung mit Verbandlinse, bevor lamelläre Keratoplastik durchgeführt werden konnte.

Verbandlinse

371 Verbandlinsenmaterialien, Gasdurchlässigkeit und Härte

		Dicke	O_2^*	*Härte*
Sauflon	85% Polyvinylacrylat	0,12	68	1,50
Hoya	75% Polyvinylacrylat	0,10	55	2,00
Bausch & Lomb	38% HEMA	0,04	30	2,00

* Permeabilitätseinheiten D · k (vgl. Abb. 13).

Härte relativ zu PMMA (PMMA = 100).

372 Linsenform für eine therapeutische Gellinse
Die Mittendicke hängt vom Material ab; HEMA kann 0,04 mm dick sein, aber Sauflon, Duragel oder Perma-Material 0,10 mm oder mehr (alles hochhydrophile Materialien; s. auch Abb. 373).

Linsenparameter:

Material Duragel 75%
Mittendicke 0,12
Innenkurve 8,50
Gesamtdurchmesser 15,00
Stärke + 0,75 (± 0,25)

373

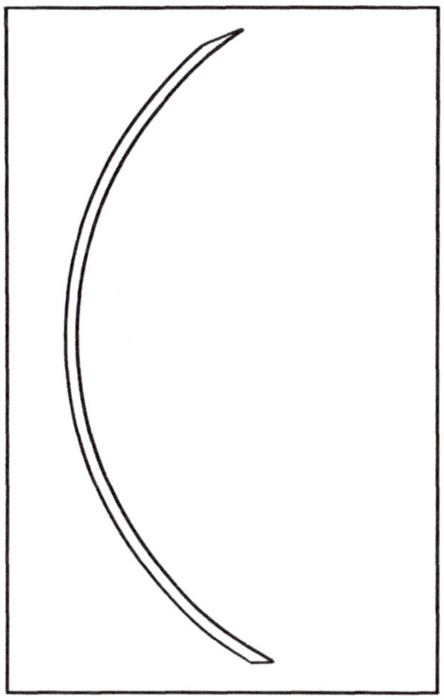

373 Linsendicke/-form

Augenverätzungen und -verbrennungen

374 Senfgaskeratitis. Älterer Patient mit sekundärer HH-Degeneration.

375 Senfgaskeratitis. Der Zustand des rechten Auges hat sich nach 2wöchigem Tragen einer weichen Gellinse gebessert.

376 – 378 Verätzung mit Lauge. Behandlung mit Keratoplastik und Verbandlinse. Das Auge kam unter dieser Behandlung zur Ruhe. Der Patient ist beschwerdefrei.

377 1 Jahr nach Behandlungsbeginn.

378 2½ Jahre nach Behandlungsbeginn.

374

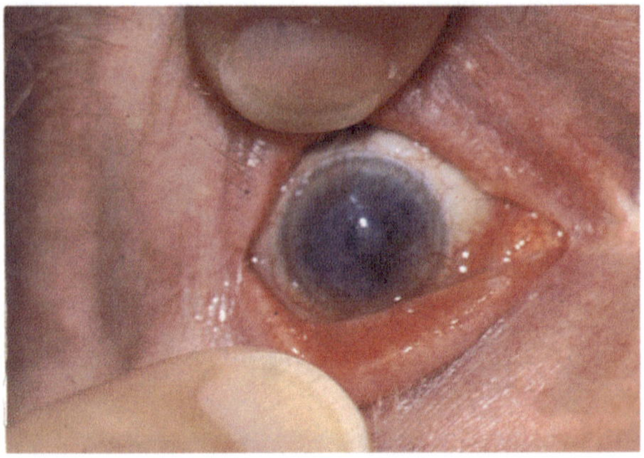

375

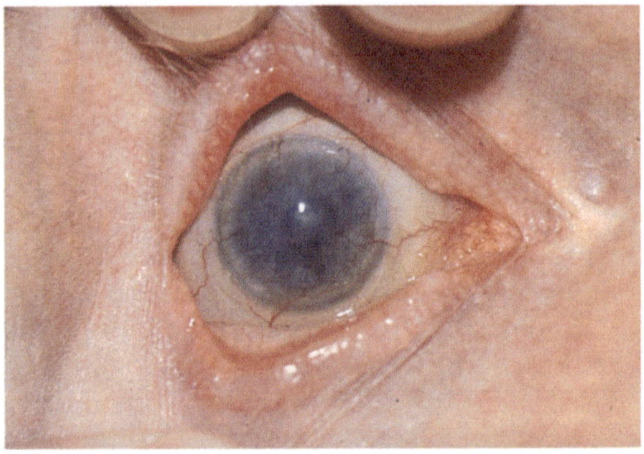

376

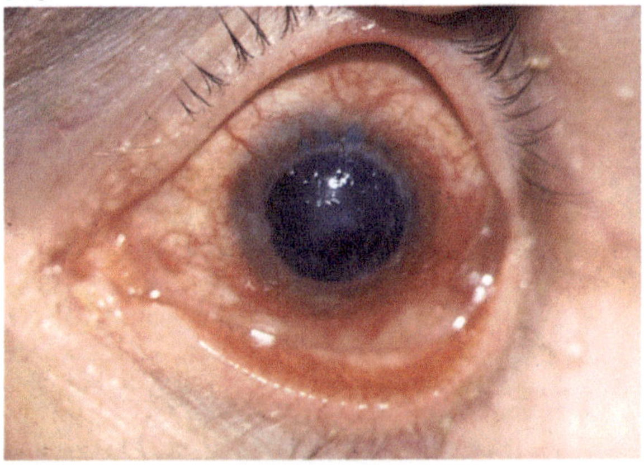

377

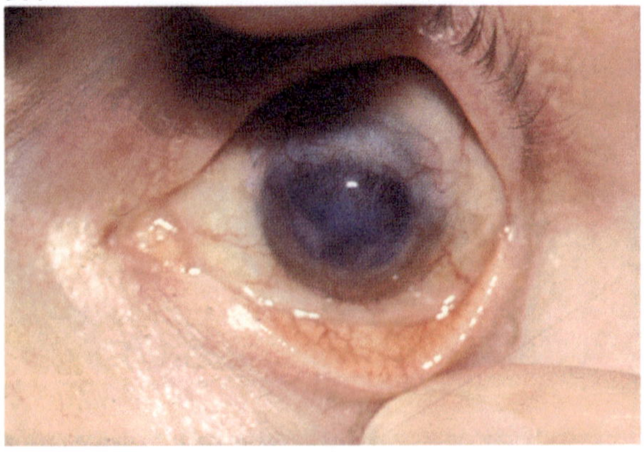

378

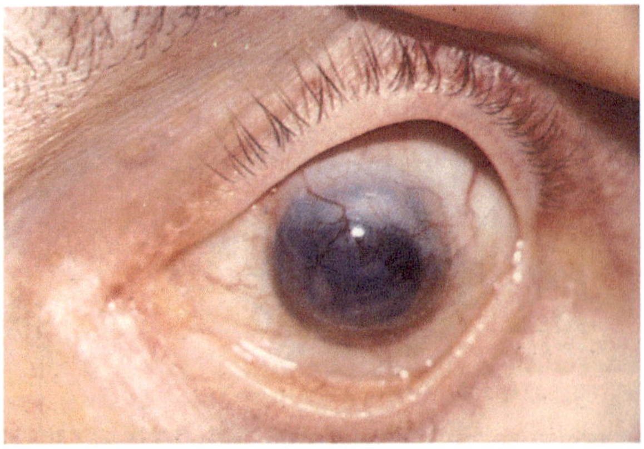

379

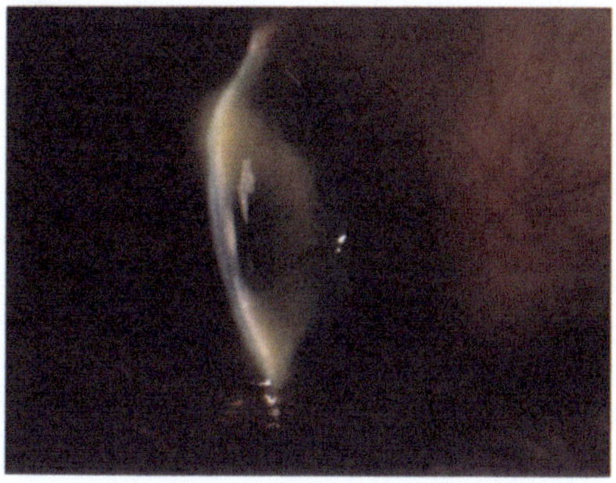

380

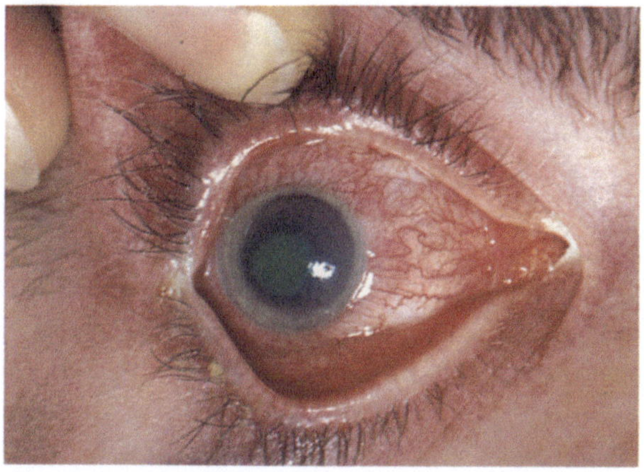

379 Ammoniakverätzung. Einschmelzende Hornhaut nach schwerer Ammoniakverätzung. Vorübergehend Verbandlinse zur Linderung der Schmerzen; das Auge muß möglicherweise enukleiert werden.

380 Ammoniakverätzung. Behandlung mit Gellinse und Spülungen.

Symblepharonschalen

381

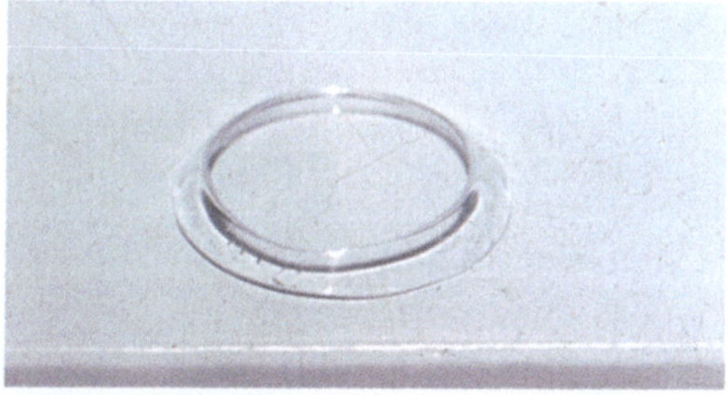

382

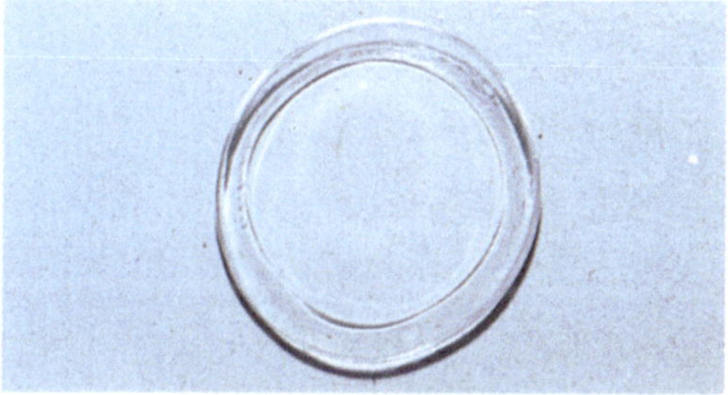

381, 382 Symblepharonring zur Erhaltung der Fornices. Die Ringe werden aus einer Skleralschale aus PMMA-Material ausgeschnitten. Weiche Materialien sind auch möglich.

383

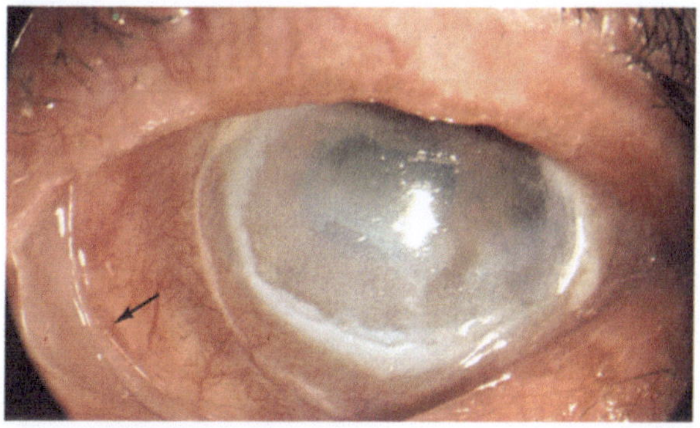

384

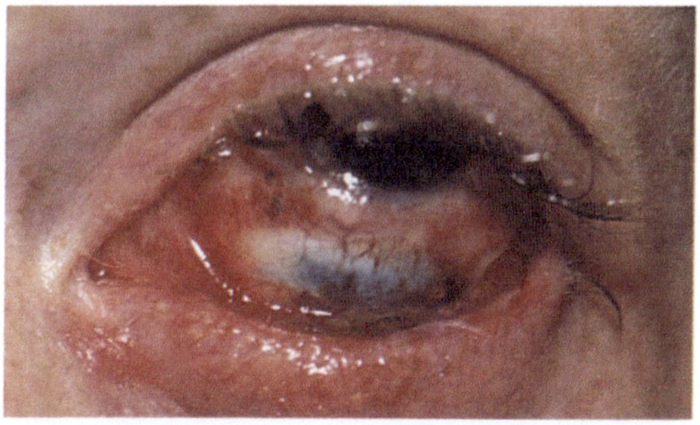

383 Symblepharonring in situ. Kalkverätzung, einige Wochen nach dem Unfall.

384 Symblepharonring in situ. Man beachte die Skleranekrose.

385

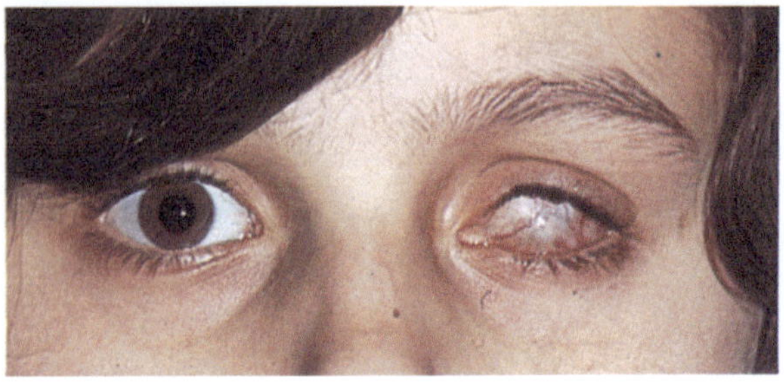

385 Symblepharonring in situ. Kalkverätzung mit Symblepharon.

386

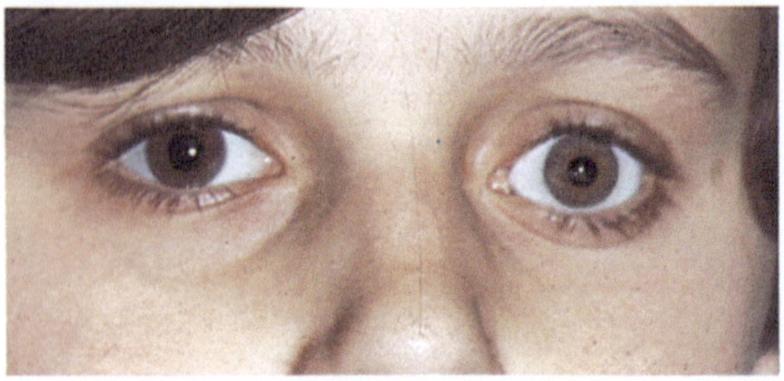

386 Kosmetische Schale zum Offenhalten der Fornices nach Spaltung des Symblepharons.

387 Kalkverätzungen

387

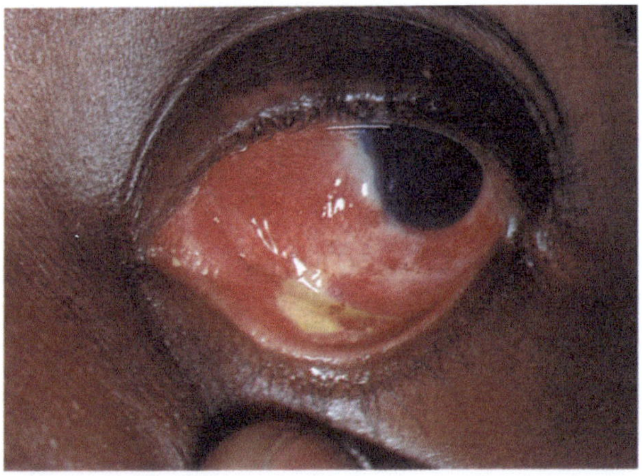

388, 389 Kalkverätzungen, Behandlung mit Symblepharonschalen.

388

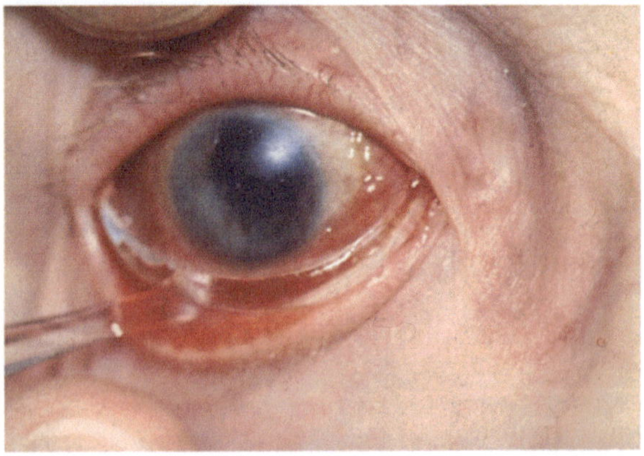

389

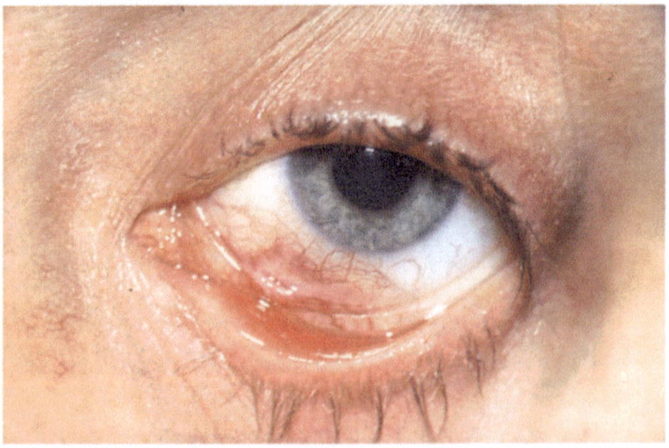

390

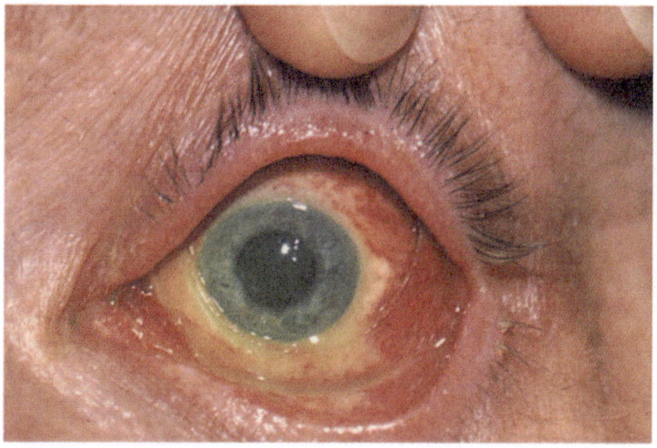

391

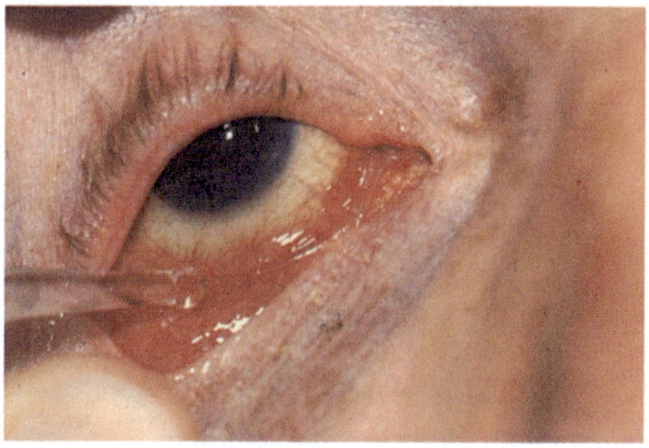

390, 391 Kalkverätzungen, behandelt mit Symblepharonring.

392 – 395 Verbrennung mit geschmolzenem Messing, Behandlung mit Symblepharonring.

392

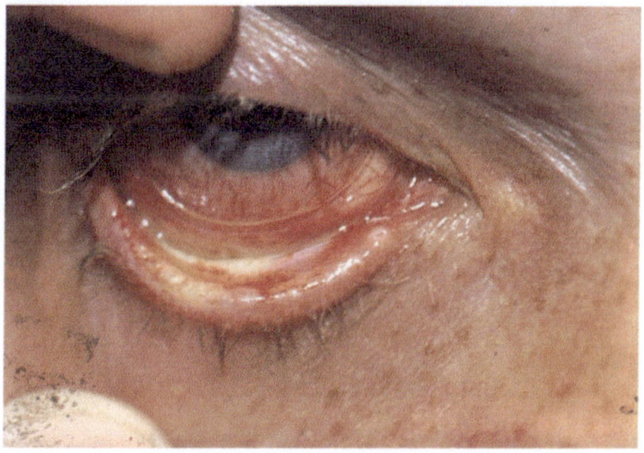

393

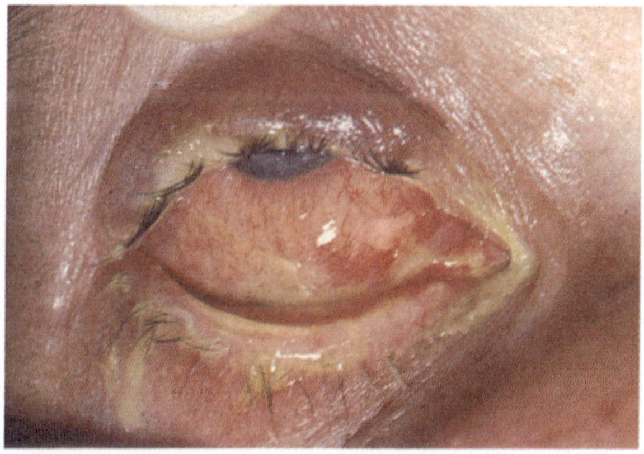

394

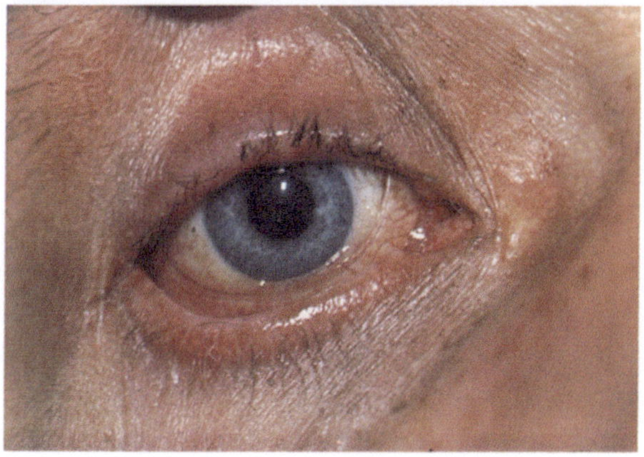

395

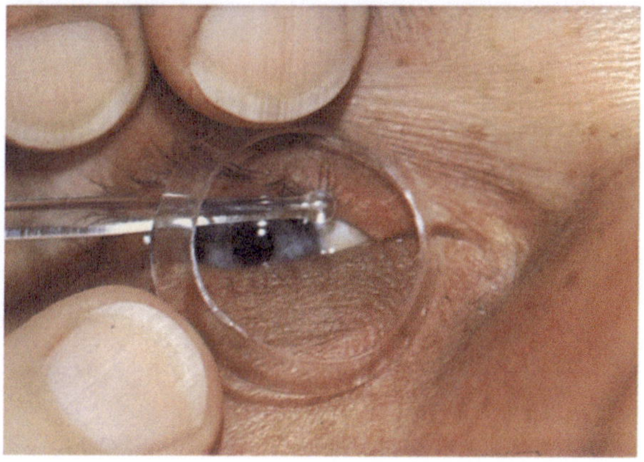

396 Verbrennung mit geschmolzenem Messing. Behandlung mit Symblepharonring. Der Patient trug den Ring 3 Monate lang und erhielt zusätzlich Steroide und Antibiotika. Plaquebildung am Unterlid.

396

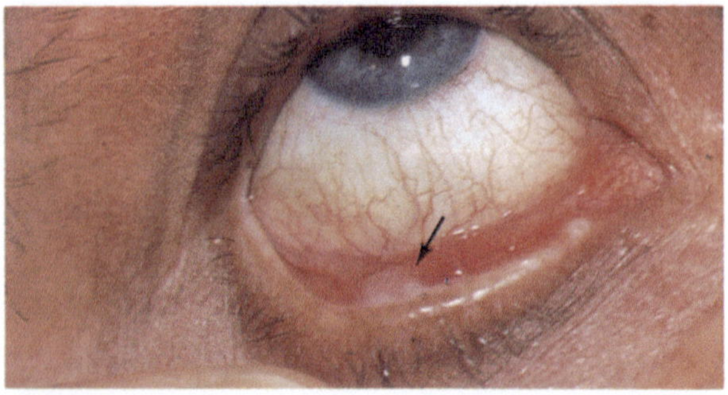

397

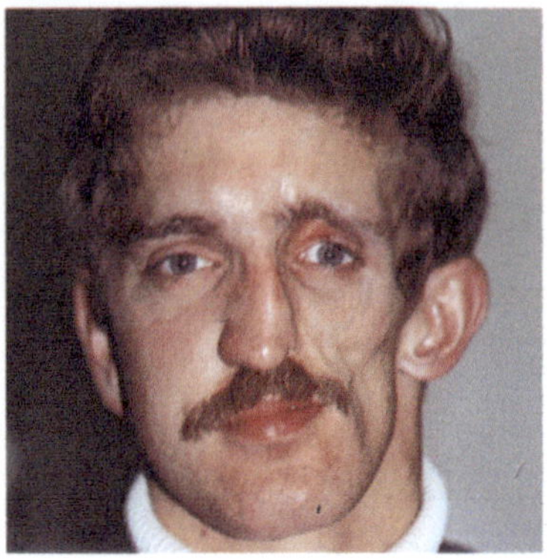

398

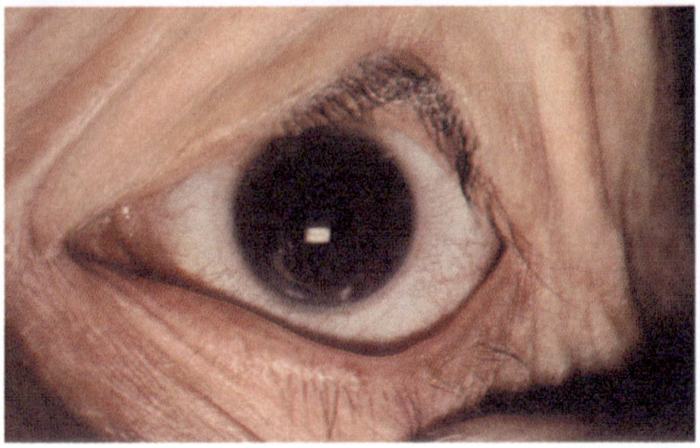

397, 398 Gesichtsverbrennung und plastische Rekonstruktion der Lider. HH-Verziehung, Trichiasis und geringer Lagophthalmus machten eine Behandlung mit harten Korneallinsen erforderlich.

399

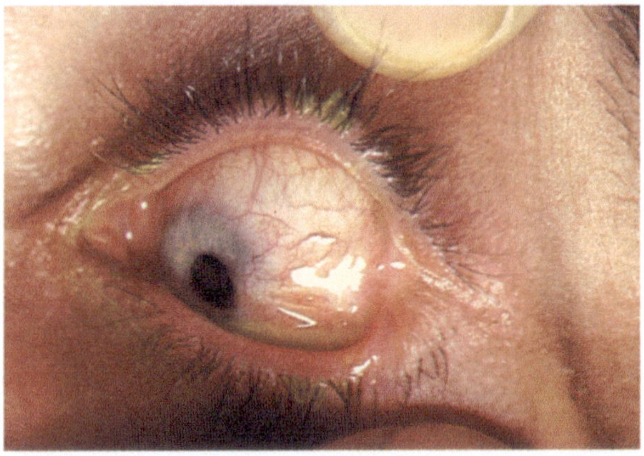

399, 400 Verbrennung mit flüssigem Metall und vorübergehendes Symblepharon. Nach Spaltung des Symblepharons trug der Patient 3 Wochen lang täglich eine Skleralschale. Die Ringe sind aber vorzuziehen und sollten immer in verschiedenen Größen und Formen vorrätig sein.

400

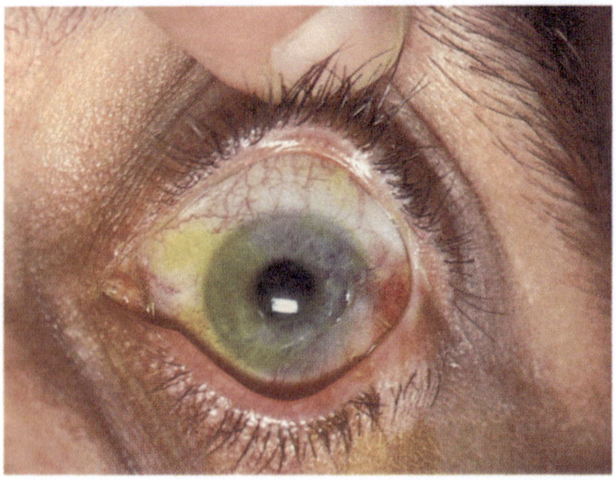

401 – 405 Behandlung des Symblepharons (Stevens-Johnson-Syndrom). Chirurgische Spaltung 2 Jahre nach Auftreten. Einlegen eines Ringes und Spülung über mehrere Wochen. Anschließende Anpassung einer kosmetischen Schale. In Abb. 404 hat sich die Hornhaut soweit aufgeklart, daß eine Katarakt 2. Grades erkennbar ist.

401

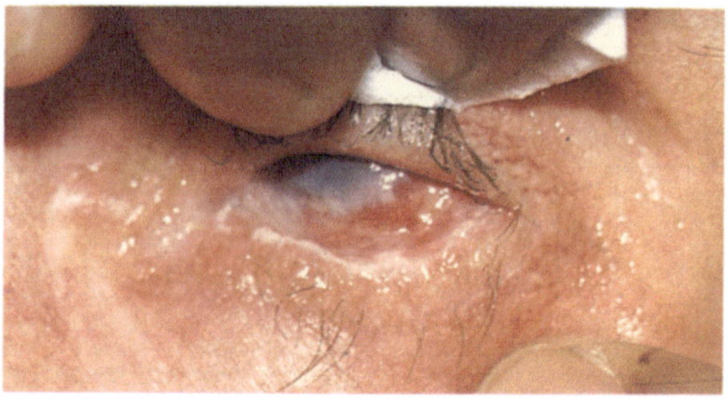

402

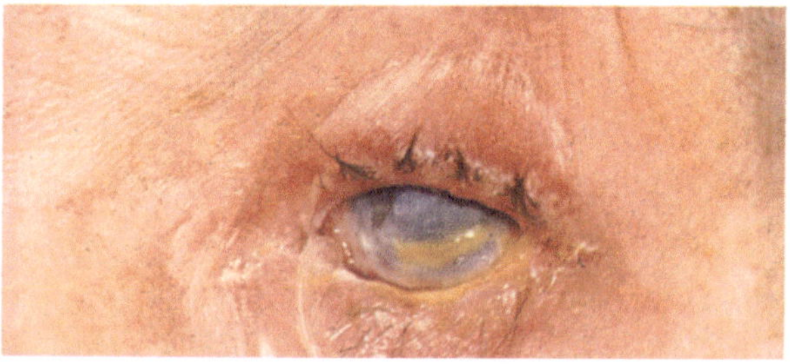

403

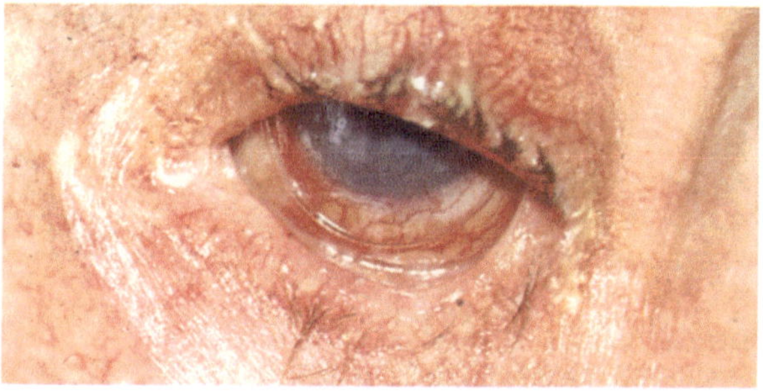

404

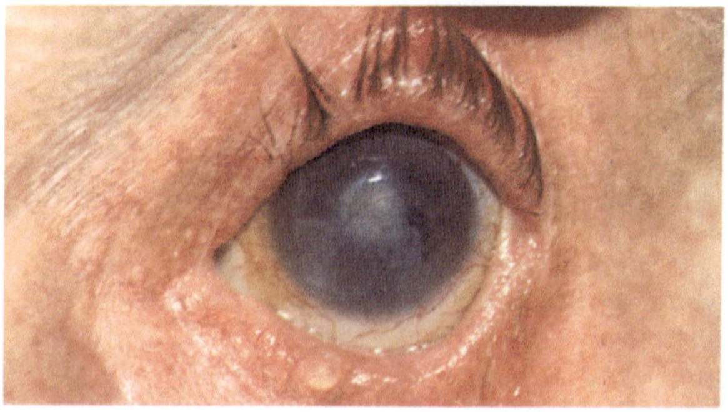

405

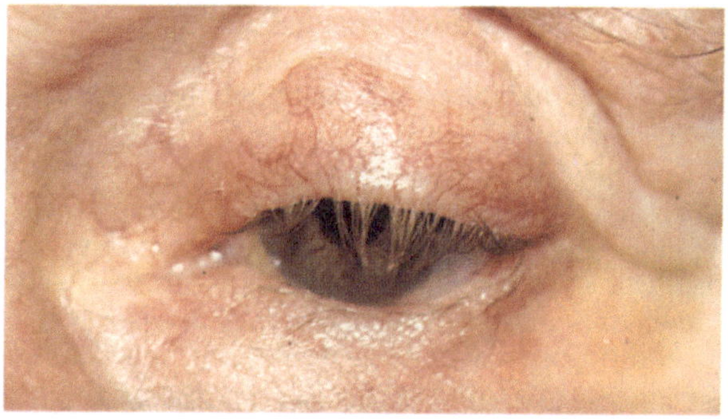

4 Linsenunverträglichkeit

Hornhautreaktionen

406

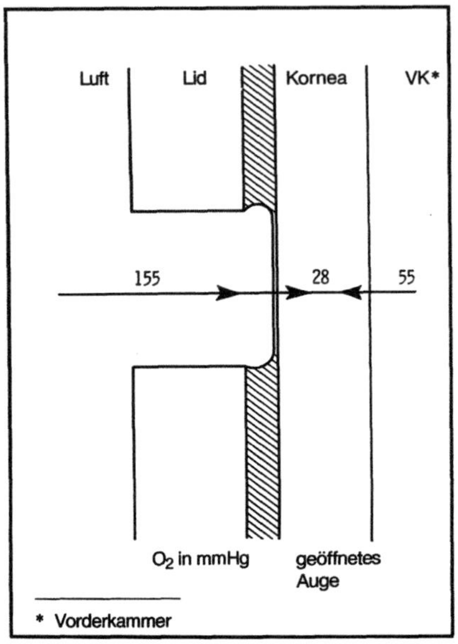

407

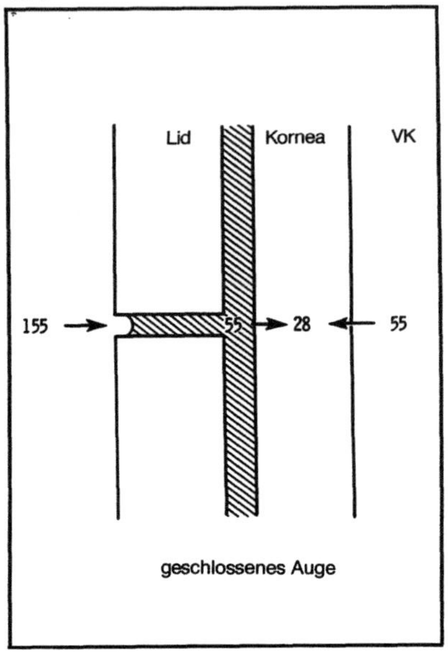

408

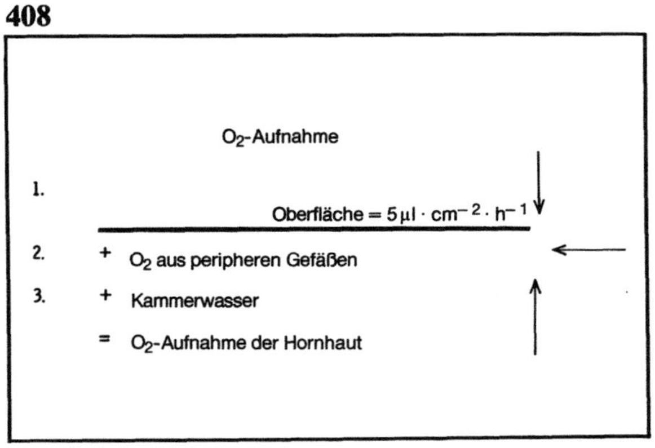

409

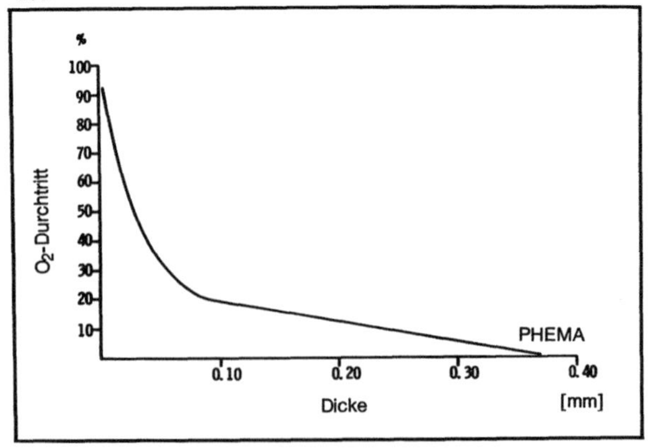

Gasaustausch

406 Bei geöffneten Lidern kann ein Gasaustausch zwischen dem kornealen Tränenfilm und der Luft erfolgen. Die Zahlen entsprechen den Gradienten für die O_2-Spannung. CO_2 würde einen Gradienten in umgekehrter Richtung haben (nach I. Fatt).

407 Bei geschlossenen Lidern erfolgt der Gasaustausch mit den Kapillaren der Conjunctiva tarsi. Die Kontaktlinse erschwert den Gasaustausch sowohl bei geöffneten als auch bei geschlossenen Lidern.

408 Die HH-Oberfläche nimmt 5 µl · cm^{-2} · h^{-1} O_2 auf. Der Sauerstoff stammt aus der Tränenflüssigkeit, der Luft und aus den umgebenden Geweben (d. h. den Blutgefäßen) und dem Kammerwasser. Die Nährstoffe stammen auch aus diesen Quellen.

409 Der O_2-Durchtritt steht bei den meisten Materialien nicht in direkter Beziehung zu der Linsendicke. Die Zeichnung zeigt, daß für PHEMA-Linsen mit einer Dicke unter 0,10 mm der Gasdurchtritt rasch zunimmt, wenn die Linsendicke sich der Molgröße nähert.

410 Gasdurchlässigkeit der Materialien. Unterschiedliche O_2-Permeabilität der verschiedenen Materialien im Vergleich zur O_2-Permeabilität von Agar und Wasser. Zunahme der O_2-Permeabilität um ca. 20% bei Erhöhung der Temperatur von 21 ° (Raumtemperatur) auf 33 °C (Augenoberfläche). Die Gasdurchlässigkeit einer *Linse* unterscheidet sich oft von der Gasdurchlässigkeit des verwendeten Materials.

	O_2-Durchlässigkeit verschiedener Materialien (Permeabilitätseinheiten D · k, vgl. Abb. 13)	
	Bei 21 °C	Bei 33 °C
PHEMA	9,0	11,0
Sauflon (CLM)	50	62
Duragel 75 (Cooper Lab)	40	49,6
„PERMA"	36	44,6
Agar	68	84,3
Wasser	78	96,7
Siliconkautschuk	100 – 600	100 – 600

411 O_2-Aufnahme der Hornhaut und einer aufgesetzten Weichlinse. Der langsamere Abfall bei der Linse beruht auf der O_2-Speicherung in der Linse.

412, 413 Endothelpolymorphie. Mikrozystische Endothellinie bei einem Kontaktlinsenträger (Photo von R. Buckley).
Mit dem Endothelmikroskop zeigte sich eine vermutlich kongenitale zelluläre Polymorphie, die nicht mit den von Holden und Zantos beschriebenen „blebs" verwechselt werden darf, welche sich bei plötzlichem O_2-Abschluß bilden und nach 1 h wieder verschwinden.

411

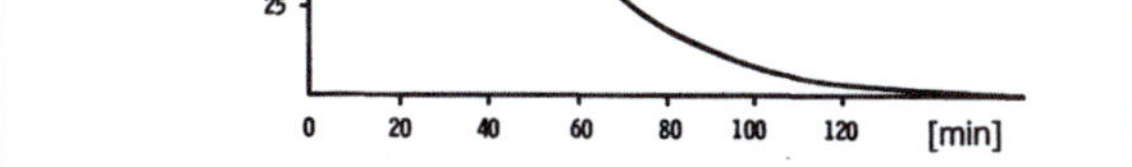

Nach Zantos und Holder, 1977

412

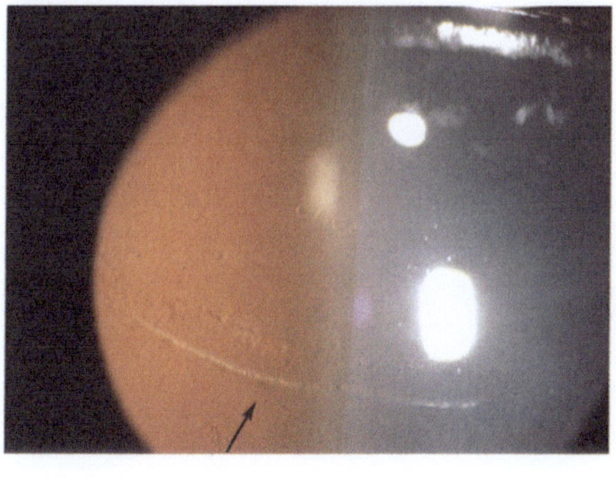

413

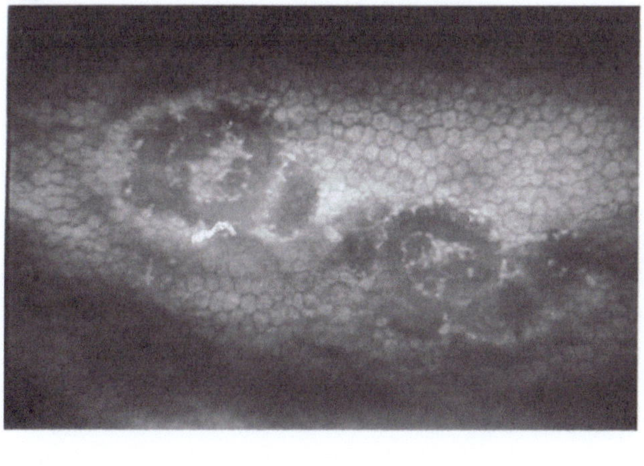

414 **Epithelmosaik.** Die Kontaktlinse scheuert den von den Tränen gebildeten Lipidfilm weg, so daß man oft unmittelbar nach Herausnehmen der Linse mit Fluorescein das gezeigte Mosaik aus oberflächlichen zusammengeschobenen Epithelzellen sieht (Photo von A. Bron).

414

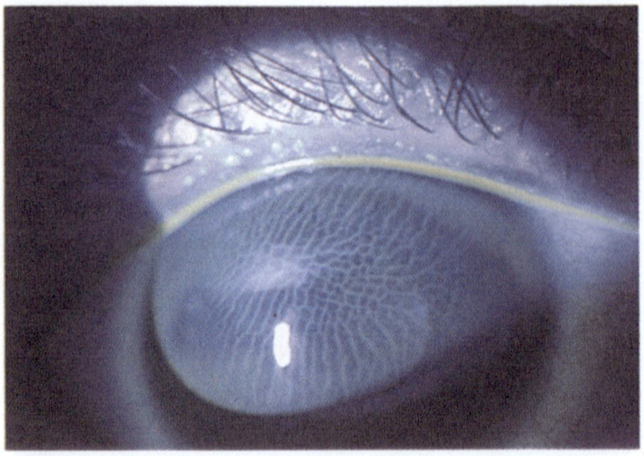

415 **Epithelödem.** Links vom Spalt sieht man im regredienten Licht die gehämmerte Struktur des Epithels (Weichlinsenträger).

415

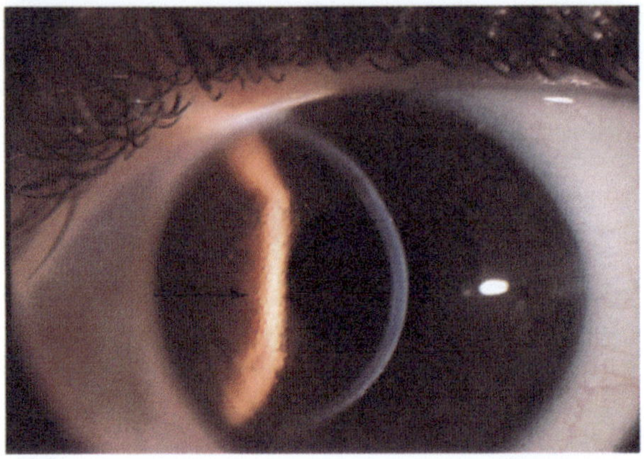

416 **Geschlossenheit des Tränenfilms.** Der Lipidfilm verteilt sich in Wellen, während der seromuzinöse Film gleichmäßig verteilt ist (Photo von J.-P. Guillon). Der seromuzinöse Film kann über geschädigten Epithelvilli (*schwarzer Fleck*) oder an rasch austrockenden Stellen aufreißen (Aufreißzonen). Anhand der Aufreißzonen kann man sich ein Bild von der Tränenfilmqualität machen (vgl. Abb. 499–501 in Hamano et al., *Tear Film on Lens Surface*).

417 **Geschlossenheit des Tränenfilms.** Oberflächliche Bläschen und normale Lipidwellen, die sehr dünnen Lipidfilmzonen über der seromuzinösen Schicht entsprechen, die in ihren tieferen Anteilen von den Mikrovilli gehalten wird (Photo von J.-P. Guillon).

418 **Geschlossenheit des Tränenfilms.** Der Lipidfilm wird von den Meibom-Drüsen gebildet (Photo von J.-P. Guillon).

416

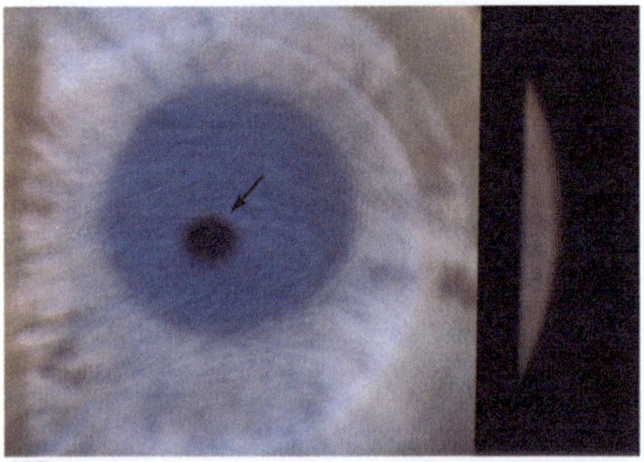

418

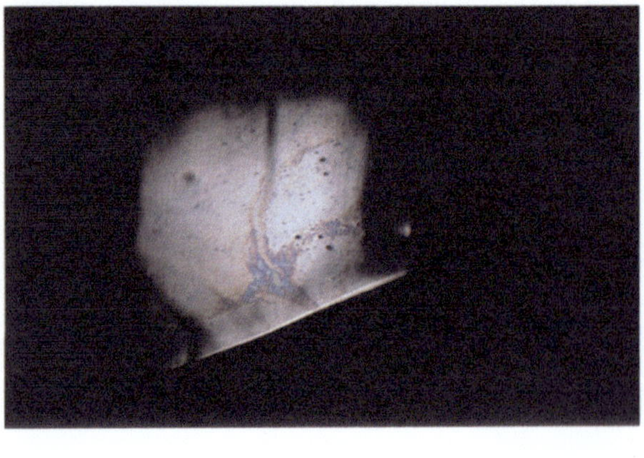

417

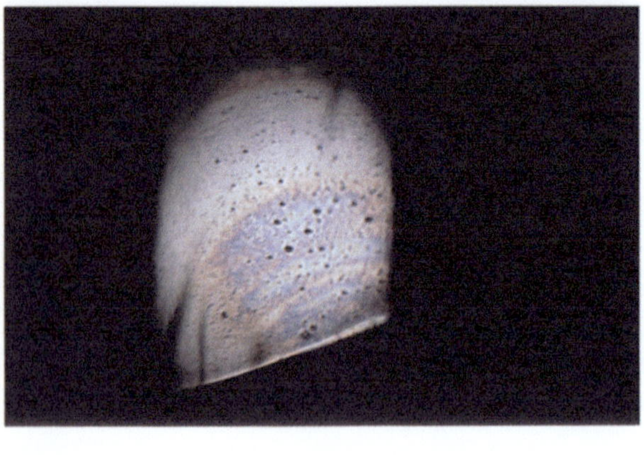

419a

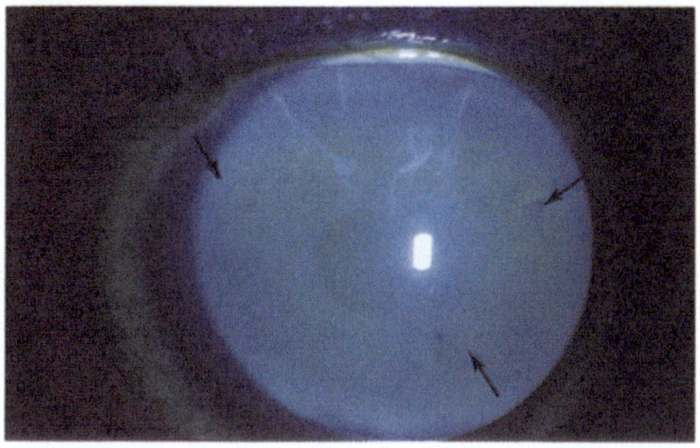

419b

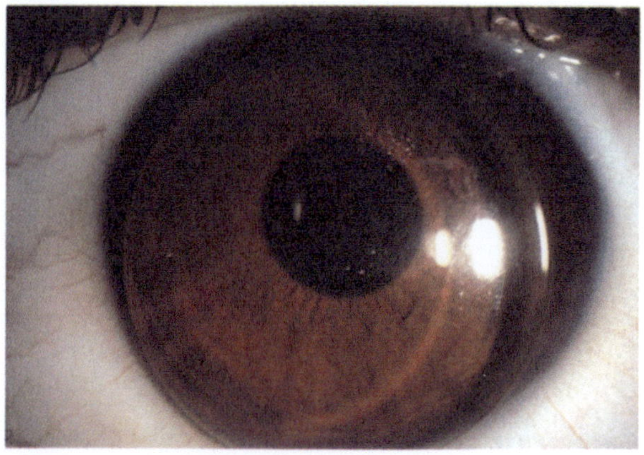

419a Geschlossenheit des Tränenfilms. Der Tränenfilm bricht hier nach 4 s immer an derselben Stelle auf (Photo von M. Guillon).
Ätiologie: Entweder schlechte Adhäsion der tiefen seromuzinösen Schicht an den Villi und/oder schnelle Verdunstung und schlechte Lipidfilmkohäsion.

419b Die Bedeutung eines normalen Tränenfilms für das Tragen von Kontaktlinsen kann nicht überbetont werden. Das Photo zeigt eingeschlossene Luftblasen, die hinter der Linse verbleiben, weil die Oberflächenspannung des Tränenfilms gering ist.

420, 421 Tränenfilm und Ödem. Tränenfilm über ödematösem Epithel nach Entfernung der Linse (Hartlinse). Hämmerung des Epithels (Abb. 421).

422 HH-Ödem. Ähnlicher Fall wie Abb. 420 mit HH-Ödem bei Sklerallinse, endokriner Exophthalmus. Die Luftblasen sammeln sich in den Epithelzellen.

423 HH-Ödem. Starke korneale Minuslinse, die hoch sitzt und vom Lid gehalten wird. Umschriebenes Ödem und höckriges Epithel über abgeschlossenem Bezirk.

420

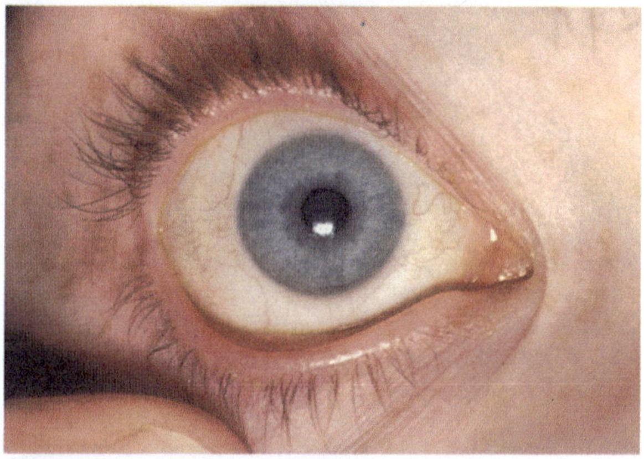

421

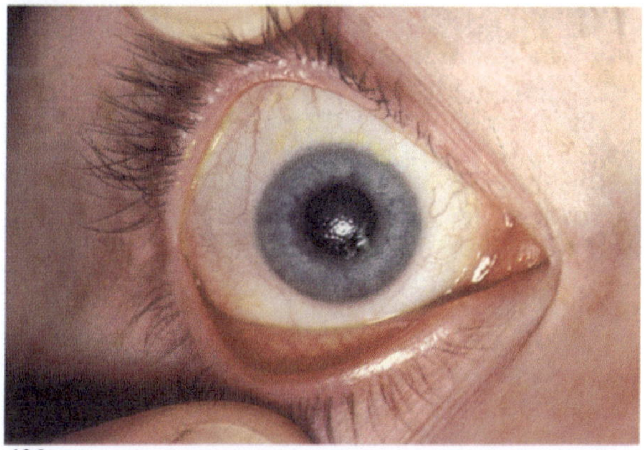

423

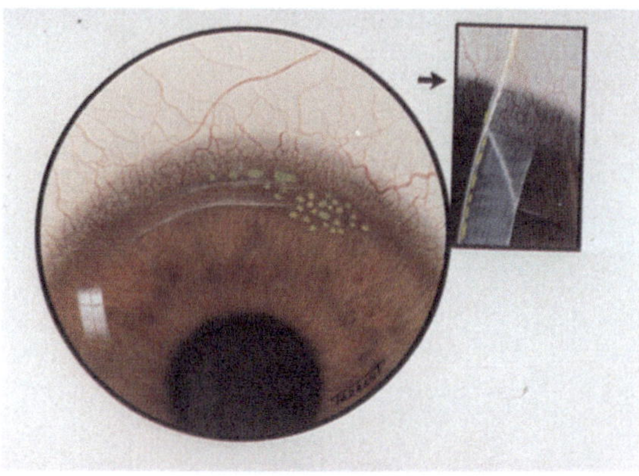

422

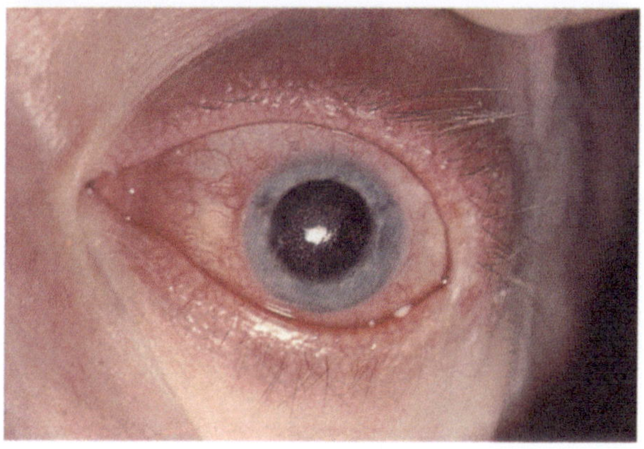

424 Punktförmige Nekrose des Bindehaut- und oberflächlichen HH-Epithels bei mangelnder Befeuchtung, seltenem Lidschlag oder trockener Umgebung. Hier: Austrocknung beidseits der Linse im Lidspaltenbereich.

425 Oberflächliche punktförmige Keratitis bei harter Kontaktlinse.

426 Halos. Farbringe können bei allen Linsentypen auftreten. Sie entstehen durch Interferenz an Zellschichten oder Flüssigkeitsfilmen auf den Linsen (*1* Kontaktlinse, *2* HH-Epithel, *3* Linse, *4* Endothel).

427 Oberflächliche granulär-fibrilläre Keratitis. Diese oberflächlichen Veränderungen und Bildung kleiner Epithelzysten entstanden unter einer Hartlinse. Die Zysten liegen entweder inter- oder intrazellulär, vermutlich eher intrazellulär. Dies ist ein häufiges Phänomen bei allen Patienten, die schon lange Linsen tragen. Die chronischen Veränderungen bleiben oft noch Monate nach Absetzen der Linsen bestehen. Sie führen meist nicht zu einer Beeinträchtigung der Sehschärfe.

428 HH-Ödem bei Aphakie. Der Patient trug Hartlinsen. Oberflächliche punktförmige Keratitis. Nach Kataraktoperationen kommt es leichter zur Endotheldekompensation.

424

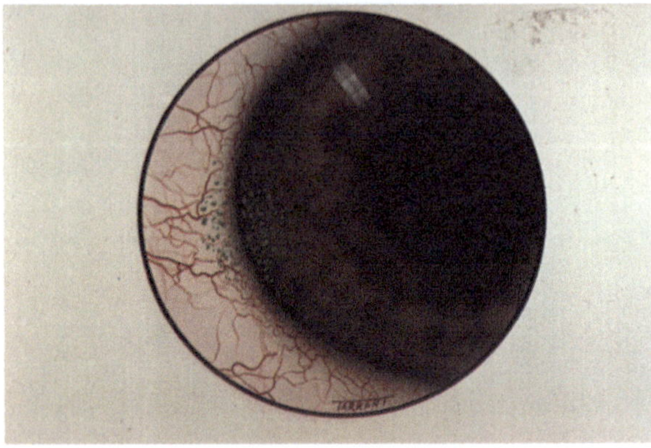

425

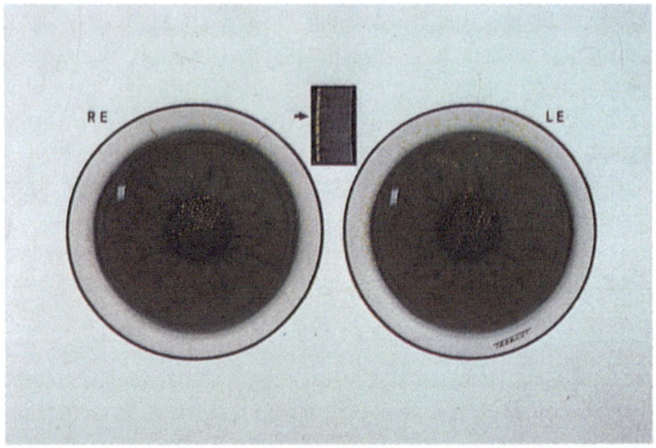

426

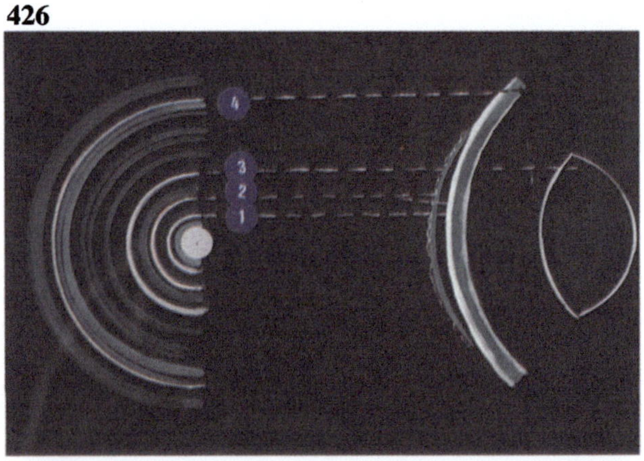

427

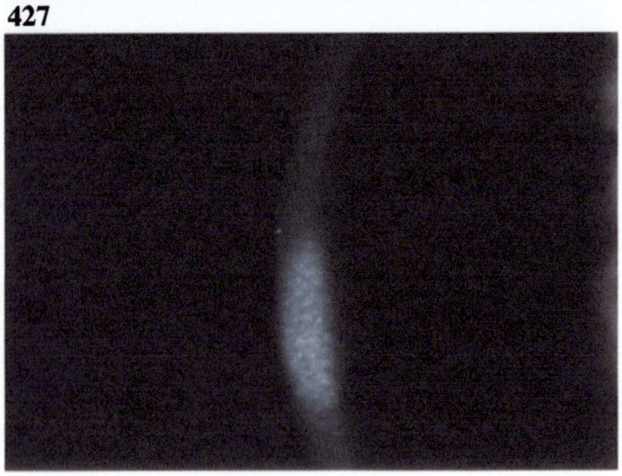

428

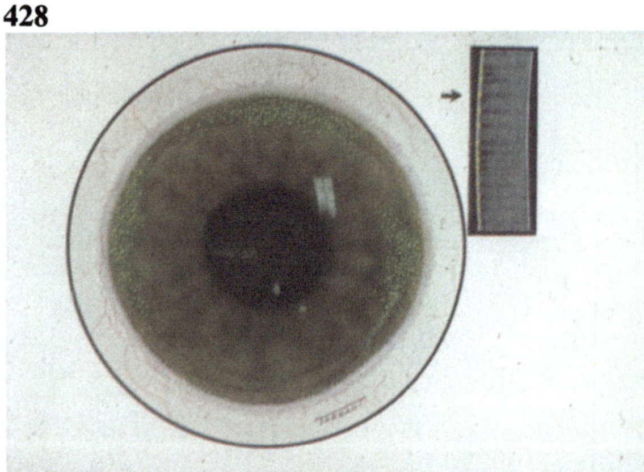

429 HH-Dellen. Austrocknung der Hornhaut bei dicken Hartlinsen, keine Folge mangelnder Gasdurchlässigkeit.

429

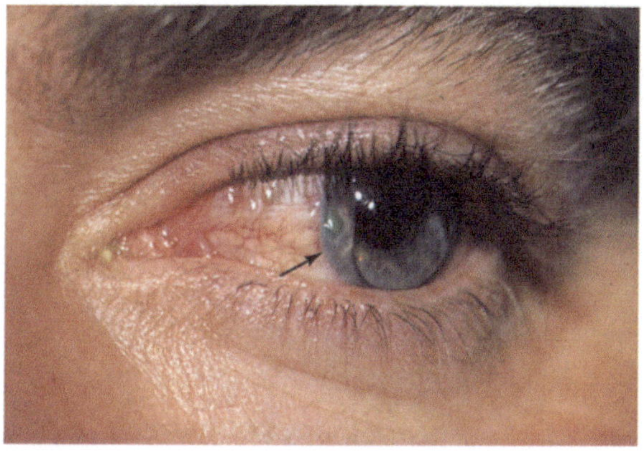

430 Punktförmige Keratitis bei Aphakie. Oberflächliches HH-Ödem und punktförmige Keratitis bei sehr dicker Aphakielinse. Veränderungen vor allem im Zentrum, traumatisch bedingt.

430

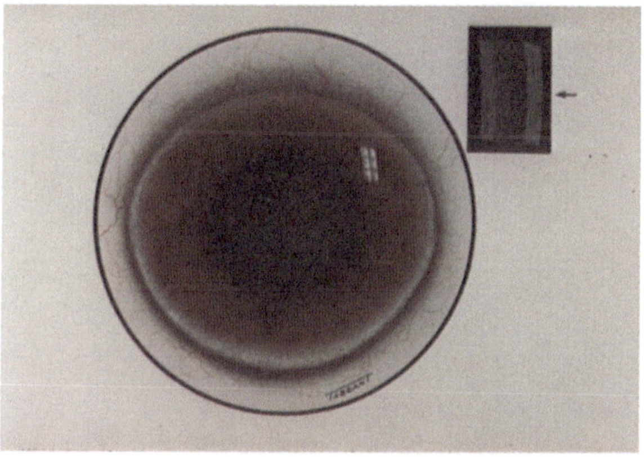

431, 432 Oberflächliche fibrilläre Veränderungen im Bereich der Bowman-Membran bei weicher hydrophiler Dauertragelinse (mit freundlicher Genehmigung von Dr. Stephani).

433 HH-Infiltrate. Mehrere kleine Infiltrate mit Gefäßeinsprossungen bei dauernd getragener Gellinse.

431

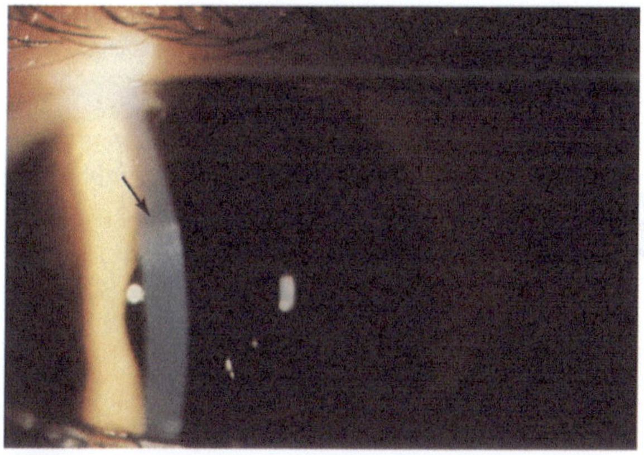

433

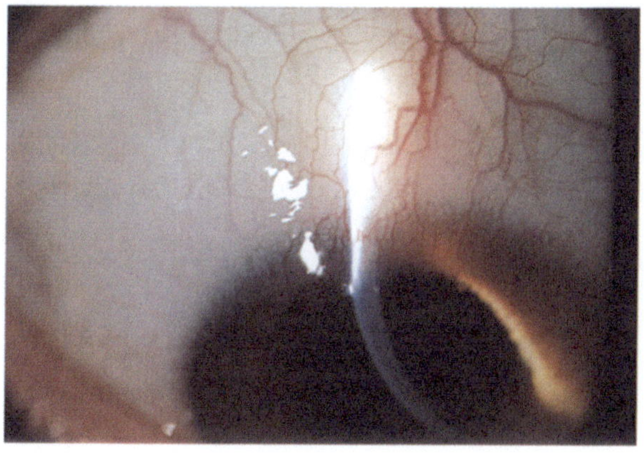

432

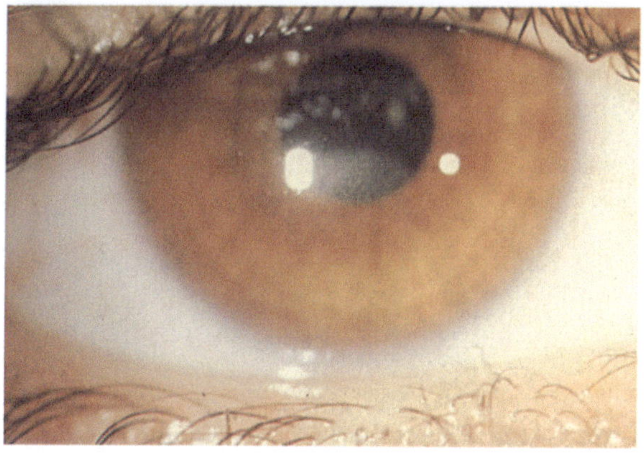

434 HH-Infiltrate. Infiltrate (vermutlich Fibrillen und Leukozyten) in der Bowman-Membran bei Geldauertragelinse.

434

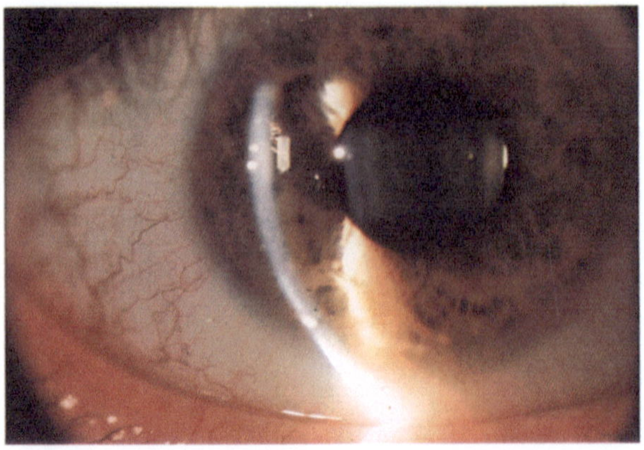

435 Stromalyse. Einschmelzung des Stromas am unteren HH-Rand bei dauernd getragener Aphakiegellinse.

435

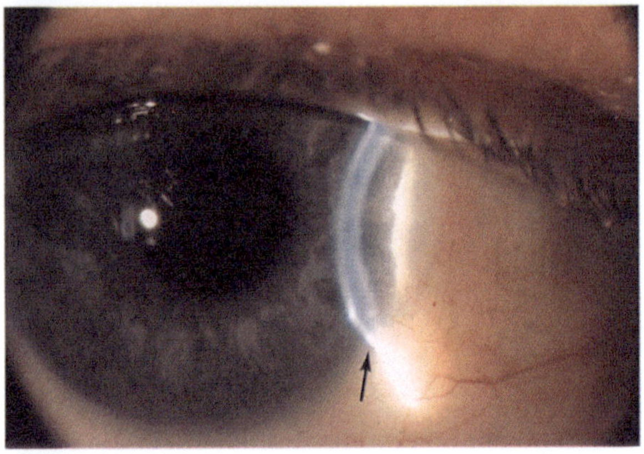

436 Okklusionssyndrom. Nach 24 h getragener Gellinse: Ödem aller HH-Schichten, Deszemet-Endothel-Falten, gemischte Injektion. Ein ähnliches Bild kann auch nach mehreren Monaten problemlosen Tragens einer Gellinse auftreten. *Ätiologie:* Hyposekretion oder zu festsitzende Linse. Oft Anstieg des intraokularen Drucks.

436

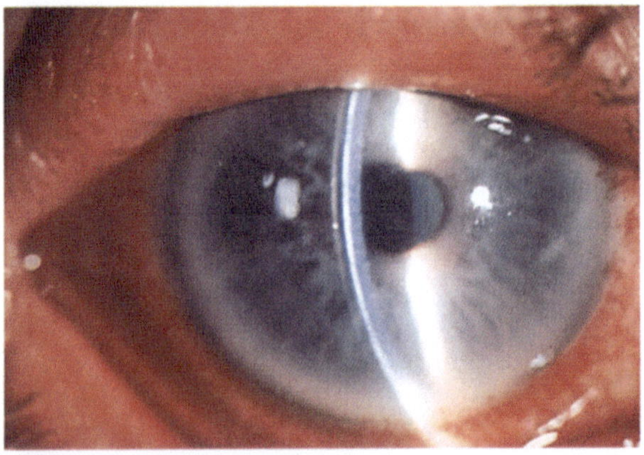

437, 438 Zentrale Keratitis superficialis. Gleichzeitig papilläre Reaktion der Conjunctiva tarsi bei Gelwechsellinse. Möglicherweise Unverträglichkeit des chemischen Desinfektionsmitttels.

437

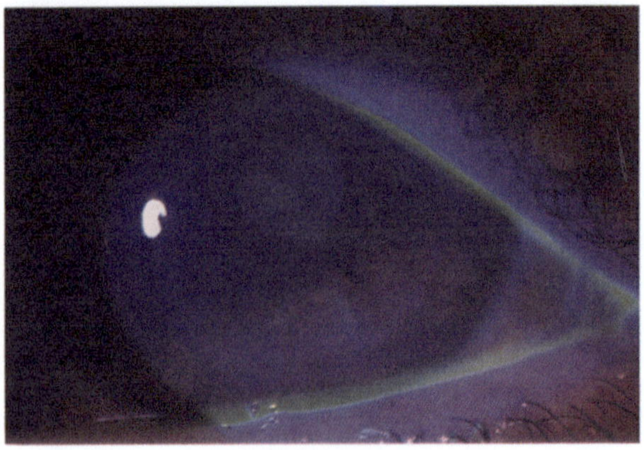

438

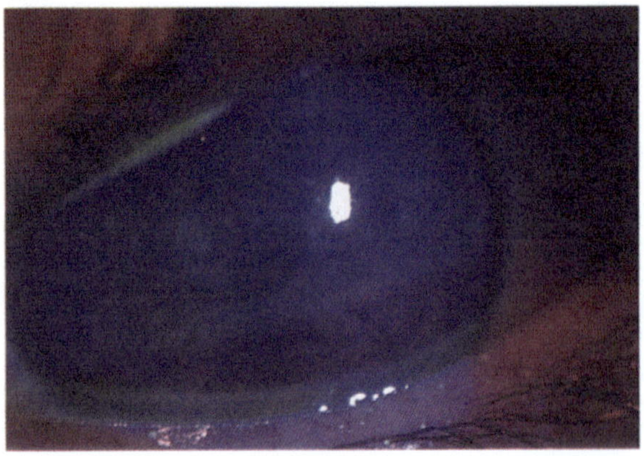

Neovaskularisation der Hornhaut

439 Einwachsen von Gefäßen in die Hornhaut, ausgehend von vergrößerten Randschlingen (schematisch).

440 Neovaskularisation der Hornhaut bei großer Gelwechsellinse. Beachte, daß die Bindehautgefäße durch die Linse nicht komprimiert werden.

441 Gefäßneubildung wenige Wochen nach Tragen einer Gelwechsellinse bei trockenem Auge

442 Petechiale Blutungen am HH-Rand bei Okklusion durch Weichlinse

443 Oberflächliche und tiefe Gefäßeinsprossung bei 2 Jahre lang getragener Gellinse zur verlängerten Tragedauer. Man beachte die fibrösen Plaques im Stroma.

439

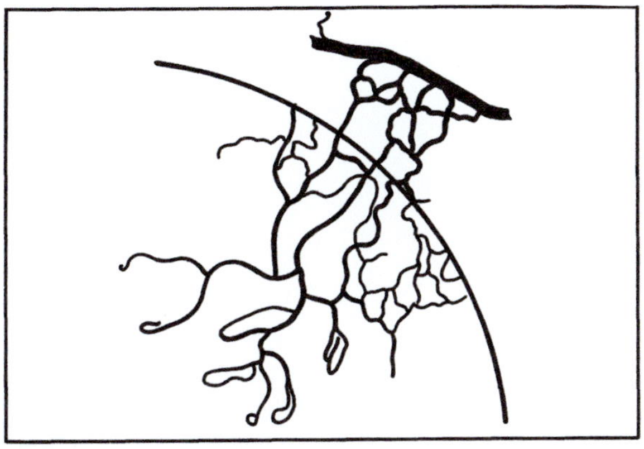

440

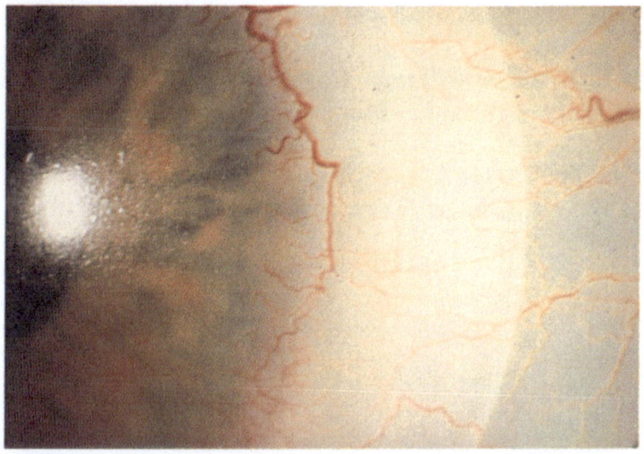

441

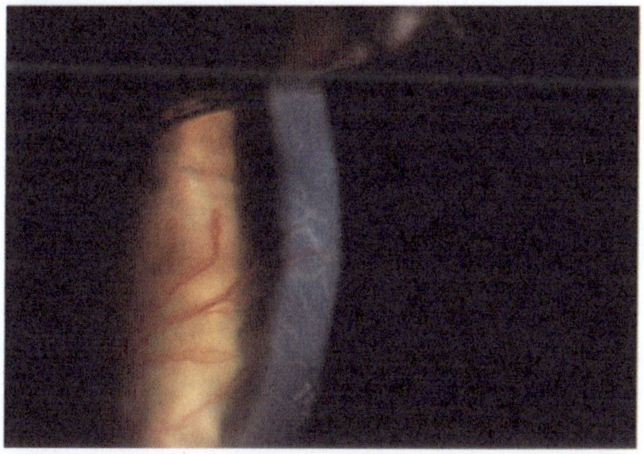

443

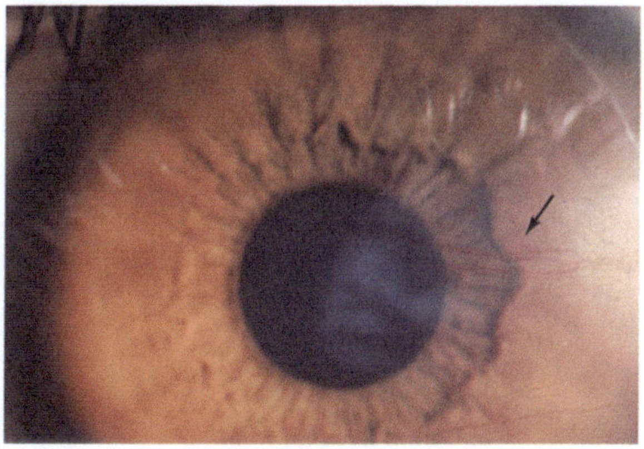

442

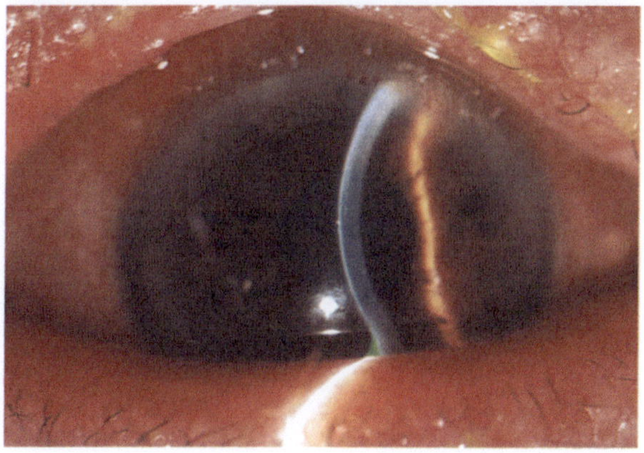

444

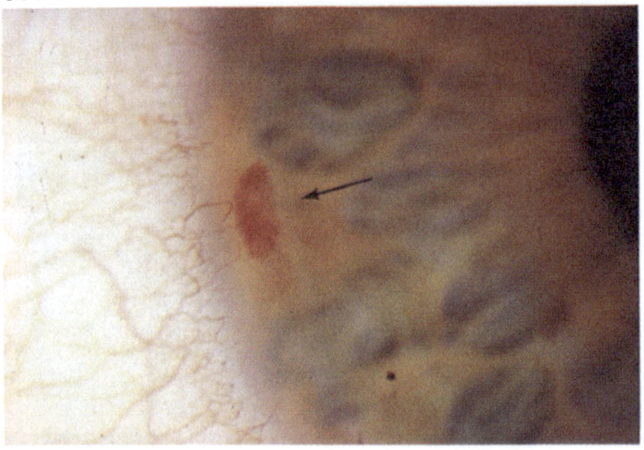

445

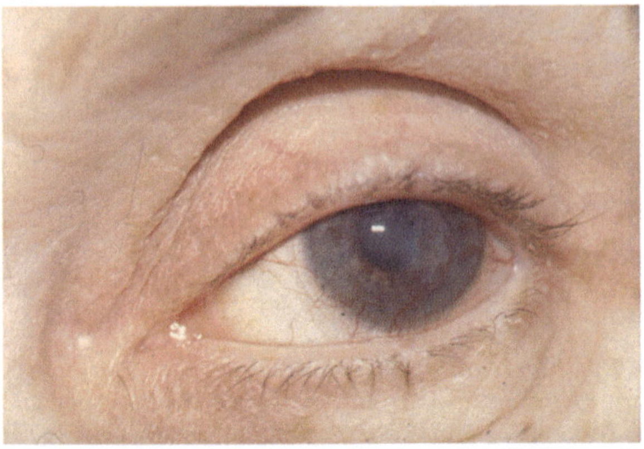

444 Stromale Gefäßneubildung bei Gellinse

445 Gefäßneubildung und Keratitis bei einem aphaken Auge nach 3 Monaten Dauertragelinse

446 Keratokonus mit Stromavaskularisation. Der Patient trug harte Sklerallinsen 12 h täglich über mehrere Jahre.

446

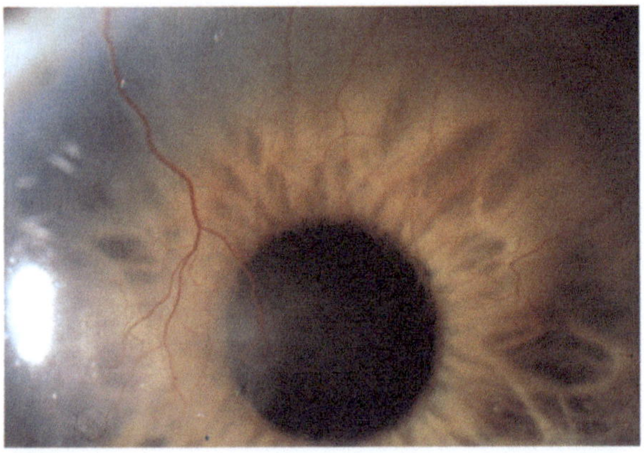

Verschiedene Unverträglichkeitsreaktionen

447 Trockenes Auge. Vergebliche Trageversuche mit den verschiedensten Linsen. Beachte die abnorme Schleimhaftung an der Kornea (kein Sjögren-Syndrom).

448 Trockenes Auge. Hornhautreaktion wenige Stunden nach Einsetzen einer Gellinse. Möglicherweise Unverträglichkeit des Reinigungsmittels.

449 Rotes Auge, Schmerzen, Nebelsehen, akutes Okklusionssyndrom.

447

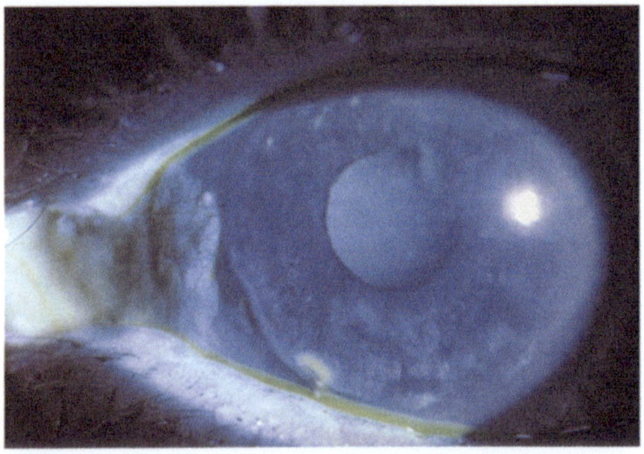

449

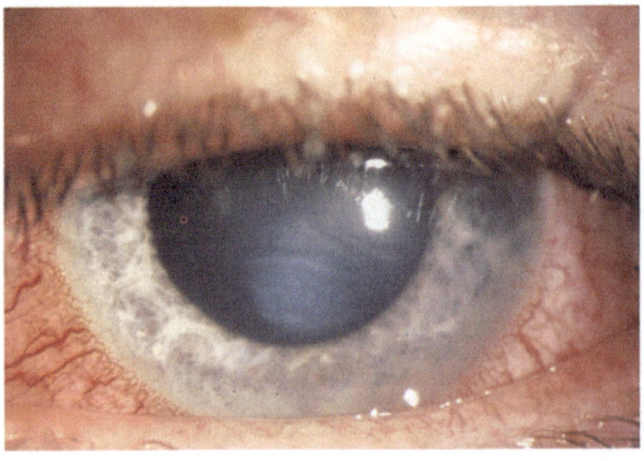

448

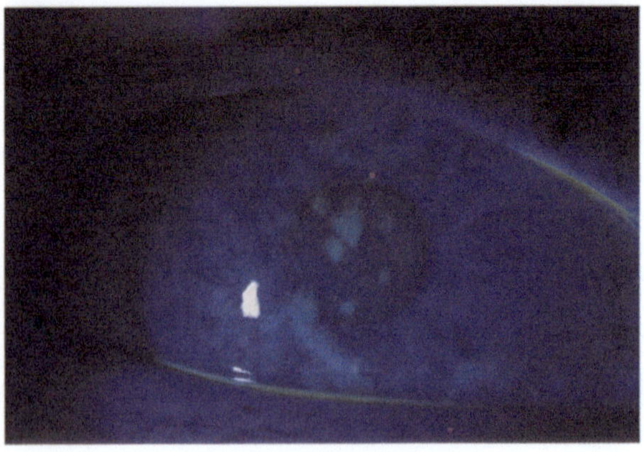

450 **Plötzliches Okklusionssyndrom** bei einem Patienten, der zwei Jahre lang problemlos eine Gellinse getragen hatte.

450

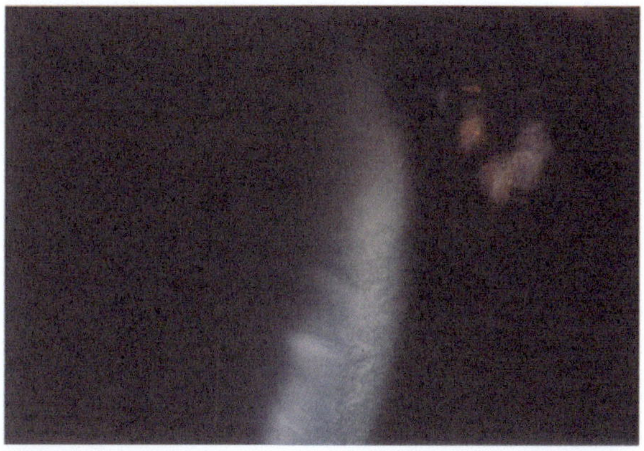

451 **Pannus bei Gelwechsellinse.**

451

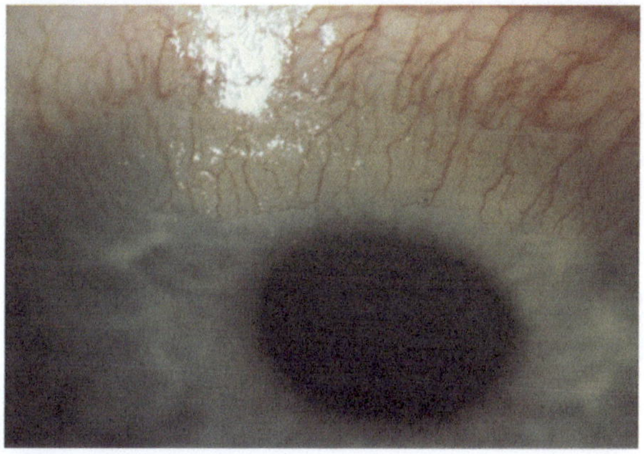

452 **Uveitis** bei einem jungen Patienten mit Gelwechsellinse.

452

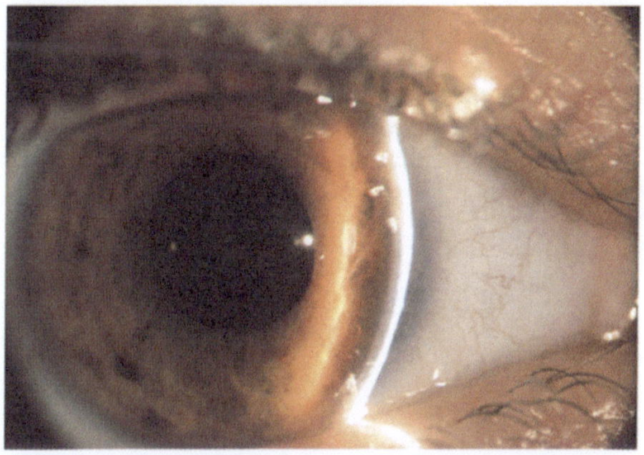

453 **Endothel.** Endothelveränderungen (Frühstadium) bei einem jungen Patienten nach 3 Jahren regelmäßig getragener Weichlinse. Geringe Vergrößerung (Photo von N. Ahmed).

453

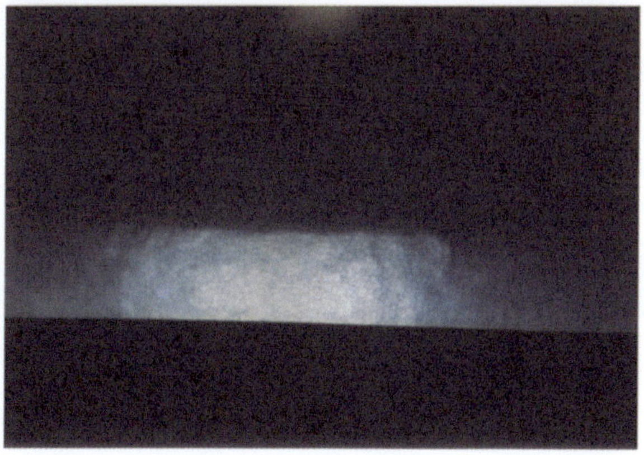

454

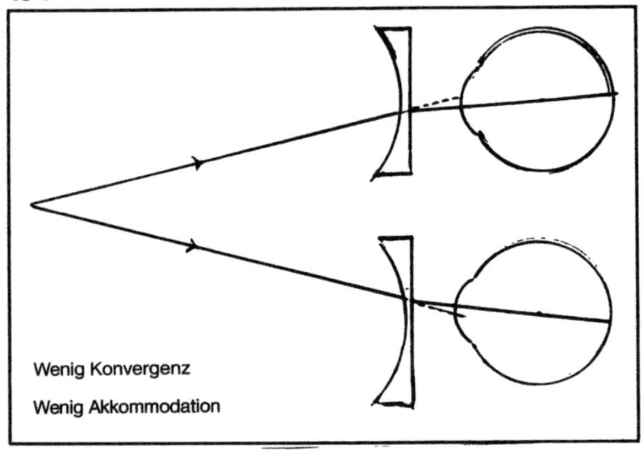

454 Brillenglas bei Myopie. Myope Patienten brauchen mit Brillenkorrektur weniger zu konvergieren als mit Kontaktlinsen. Beim Umsteigen auf Kontaktlinsen können deshalb Fusionsprobleme auftreten.

455

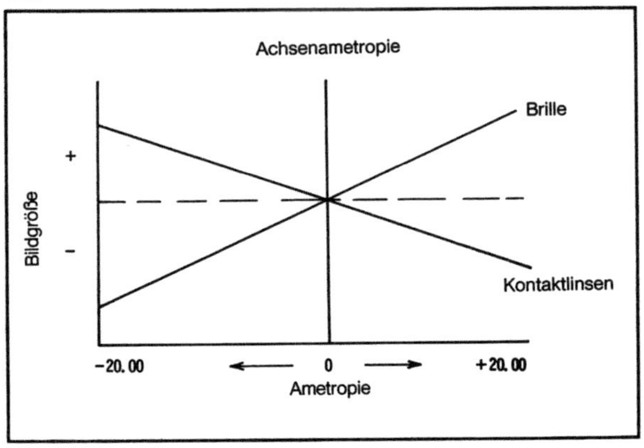

455 Akkommodation. Der Myope muß mit Kontaktlinsen mehr akkommodieren als mit Brillengläsern. (Das Austrocknen der Linsenoberfläche ist vermutlich die häufigste Einzelursache des schlechten Lesevisus.)

456

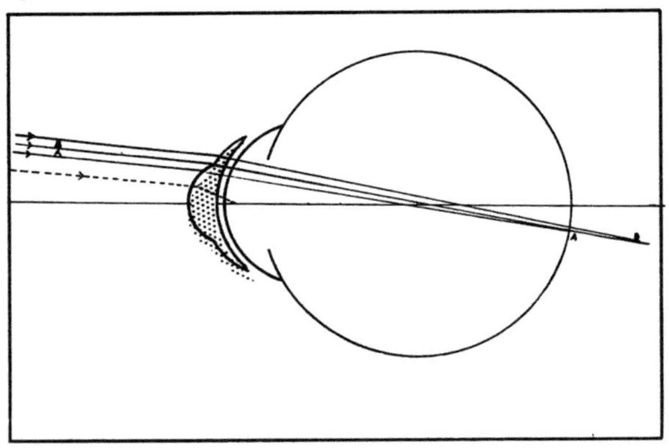

456 Verkleinerte optische Zone. Bei stark brechenden Linsen kann die Verkleinerung der optischen Zone zu einer Herabsetzung der Sehschärfe führen, besonders bei schlechter Zentrierung.

457

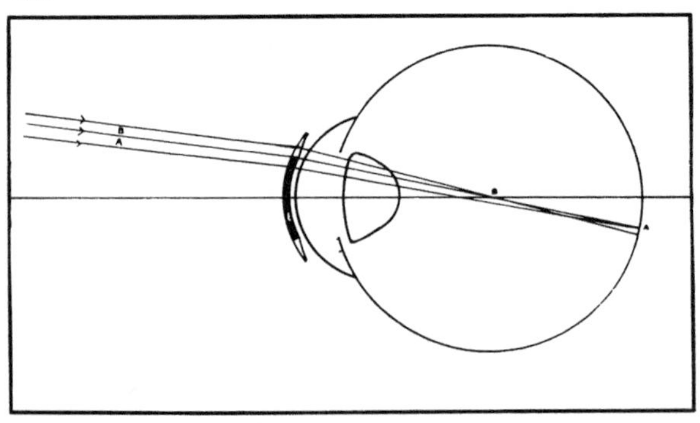

457 „Weiße Ringe". Unscharfe Abbildung oder Verzerrungen im Randbereich.

Bakterielle Keratitis

458 Riley-Day-Syndrom (familiäre Dysautonomie). Pyozyaneus-Infektion mit Hypopion. Gellinse zur verlängerten Tragedauer.

459, 460 Pyozyaneusinfektion mit Hypopion bei unzureichend desinfizierter Gellinse zur verlängerten Tragedauer.

461 Keratitis bei Aphakiedauertragelinse (Staphylokokkus).

462 Fluoresceinanfärbung (dasselbe Auge wie Abb. 461). Im blauen Licht kommen die oberflächlichen Läsionen am besten zum Vorschein.

458

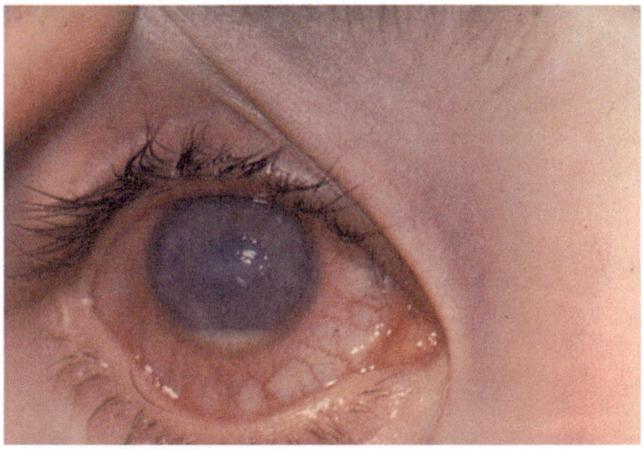

459

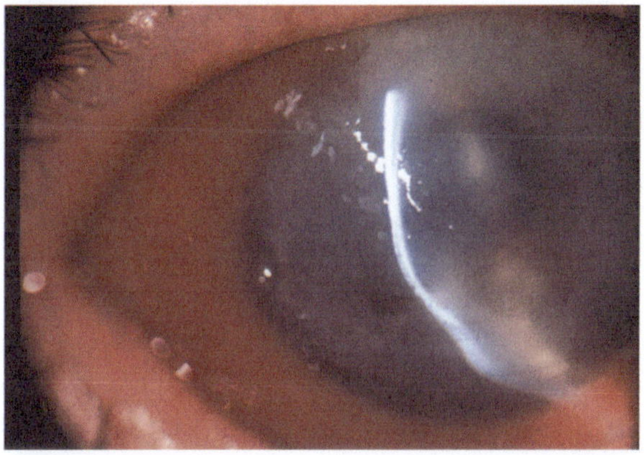

460

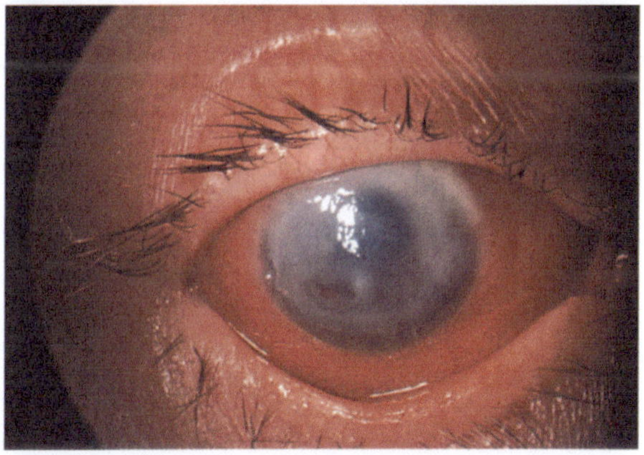

462

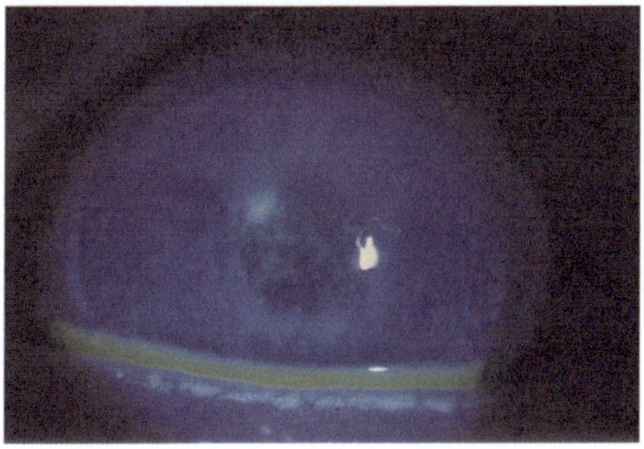

461

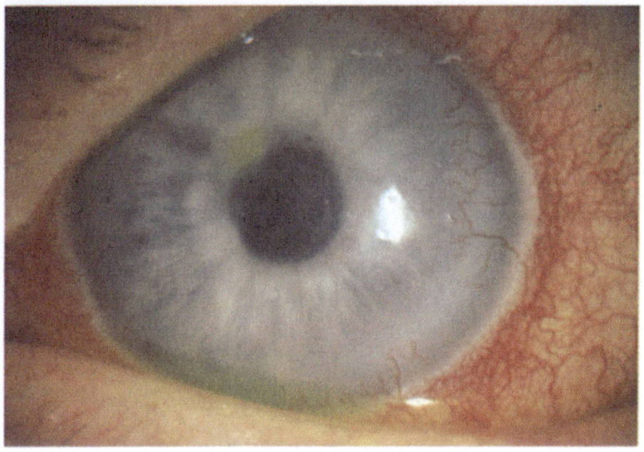

463 Infektiöse Keratitis bei Dauertragelinse

463

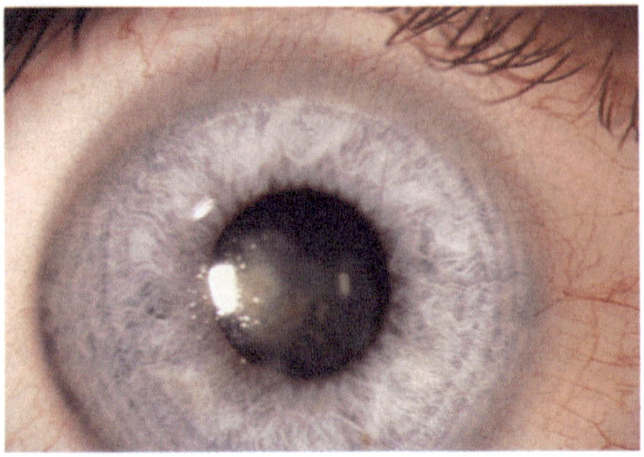

464

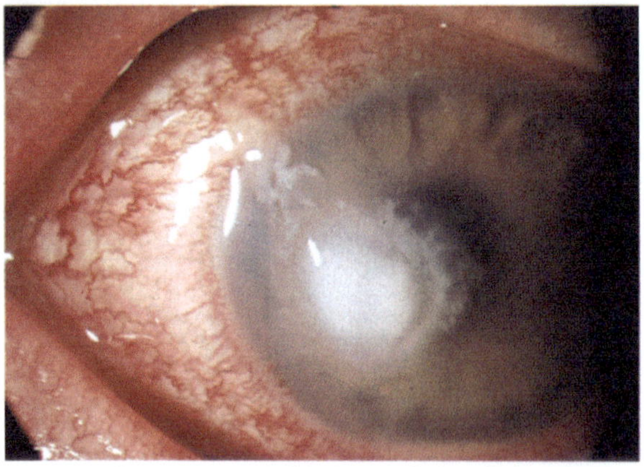

465

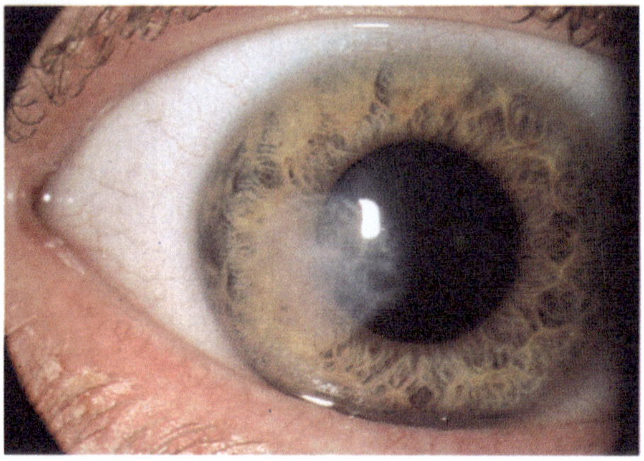

464, 465 Pyozyaneusinfektion bei Dauertragelinse. Derselbe Patient wie Abb. 463, 6 Monate später.

466 Das Photokeratogramm zeigt das Ausmaß der bleibenden Vernarbung (rechtes Auge).

466

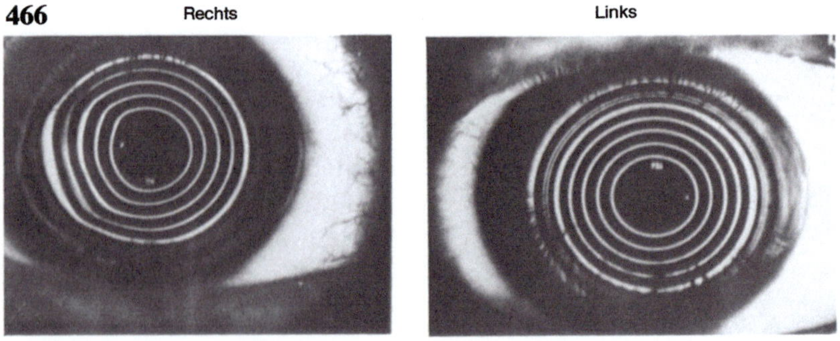

467

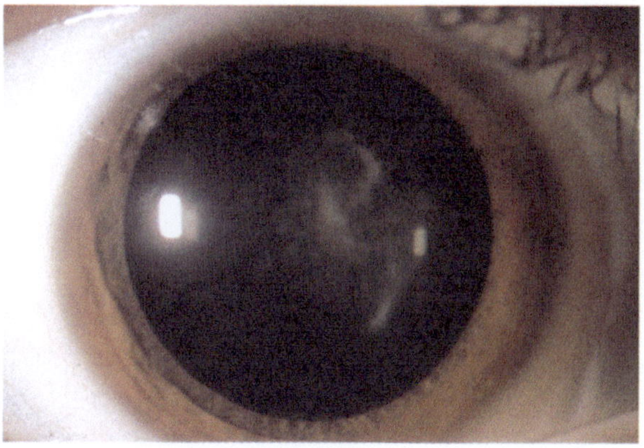

468

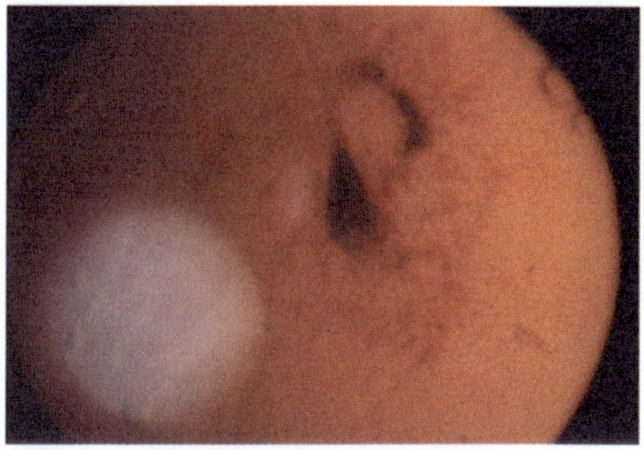

467, 468 Infektiöse Keratitis bei Dauertragelinse. Positive Kultur aus dem Bindehautabstrich. HH-Schäden im regredienten Licht.

469

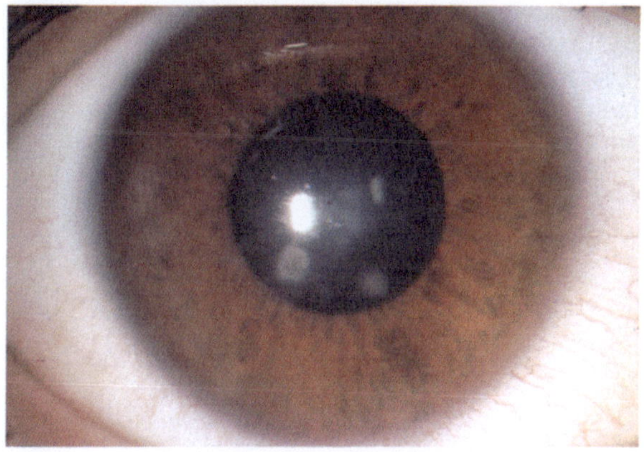

469 Gelwechsellinse. Infektion 3 Jahre nach Anpassung der Linse. Positiver HH-Abstrich. Differentialdiagnose: nummuläre Keratitis.

Verschlimmerung von Augenerkrankungen bei Behandlung mit Kontaktlinsen

470

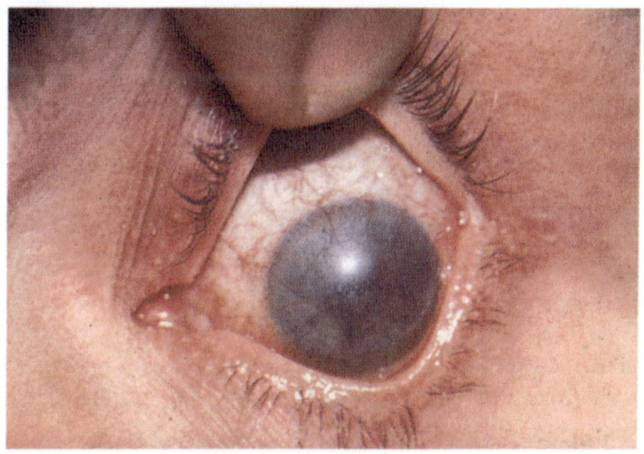

471

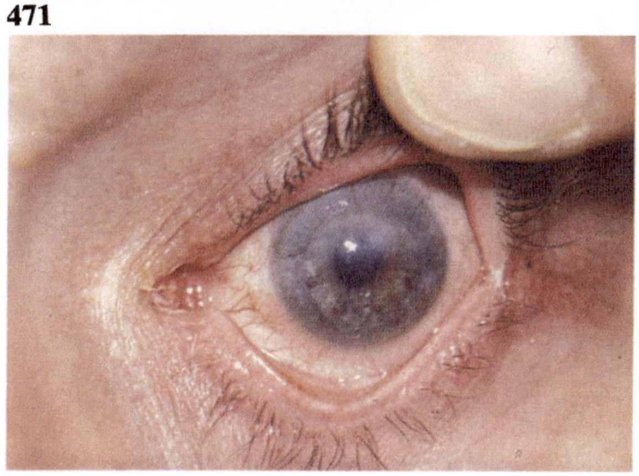

470, 471 Trachom (ruhig). Neovaskularisation und Austrocknung der Linse bei Behandlungsversuch mit hochhydrophiler Weichlinse (65%). Dasselbe Auge 1 Jahr später (Abb. 471) und 6 Monate nach der Operation. Eine 10,80-mm-Siliconkautschuklinse wird jetzt gut vertragen.

472a

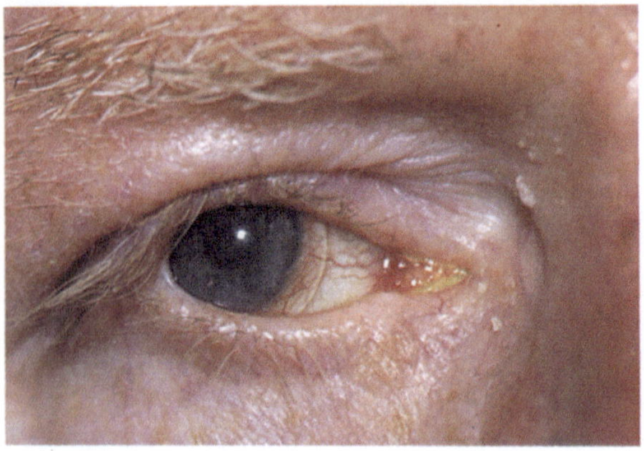

472b

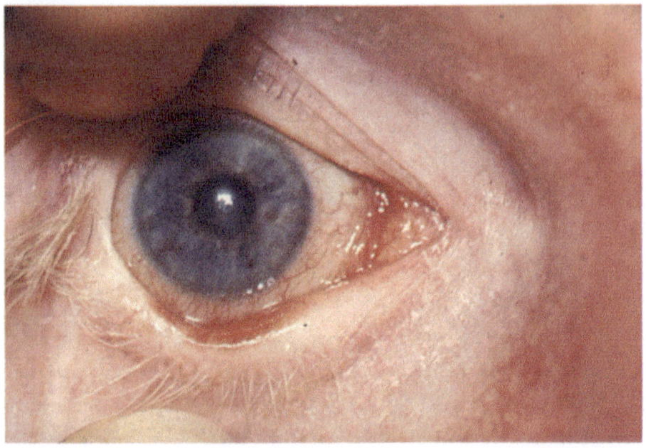

472 a, b, 473 Keratitis e lagophthalmo bei Fazialisparese. Ursprünglich versorgt mit harter Sklerallinse, jetzt Weichlinse. Dasselbe Auge nach 9 Monaten Dauertragelinse. Gefäßeinsprossung und narbige Infiltrate nach 2 Jahren Dauertragelinse.

473

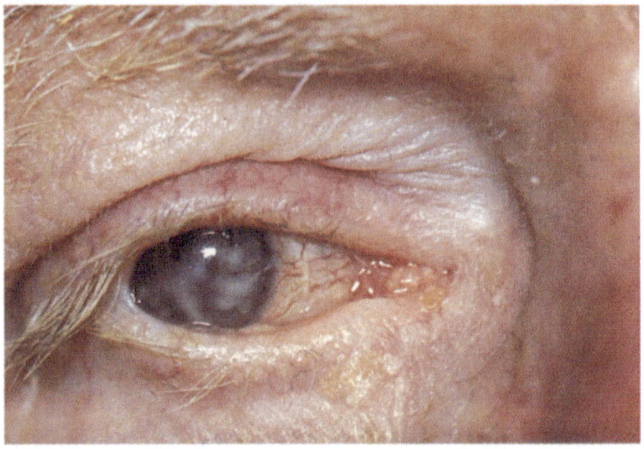

474, 475 Keratitis e lagophthalmo bei Fazialisparese, vor Anpassung einer Kontaktlinse; 6 Monate hochhydrophile Weichlinse, Neovaskularisation und HH-Narben. Der Patient trägt jetzt eine harte Sklerallinse.

474

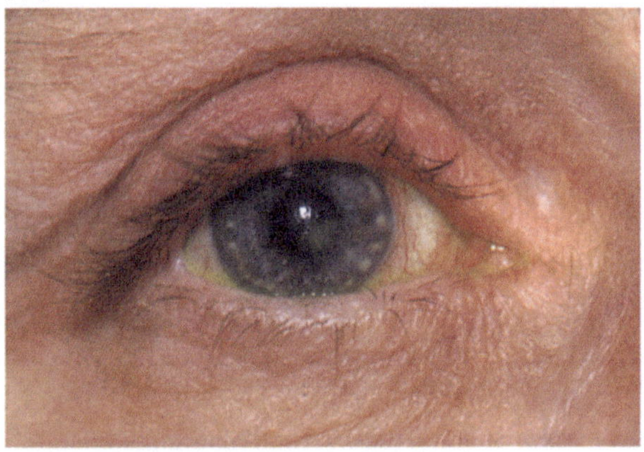

476 Aphakie. Anpassung einer Gellinse mit 85% Wassergehalt unmittelbar nach der Operation. Zentrale HH-Epithelnekrose 7 Tage später.

476

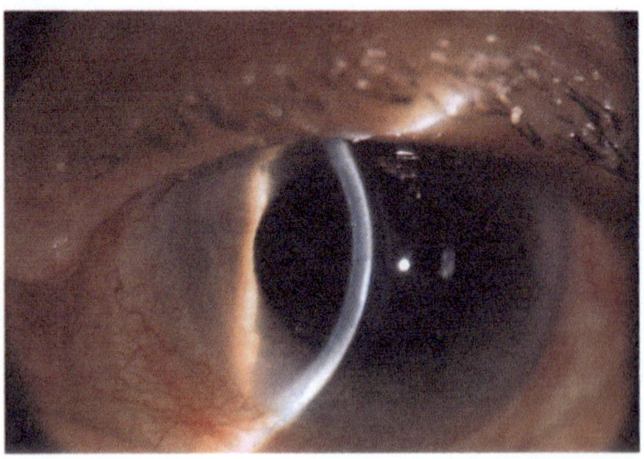

475

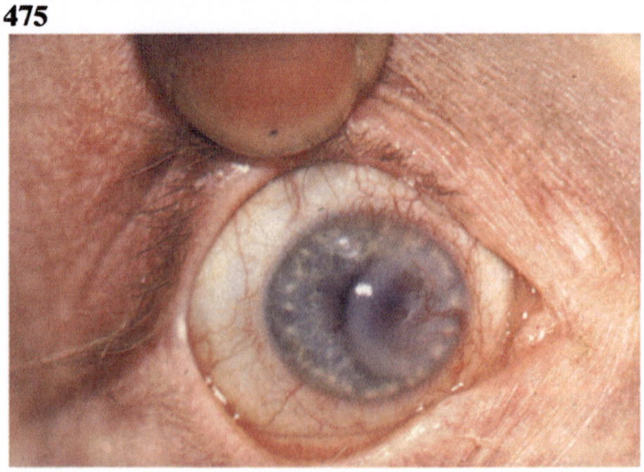

477 Aphakie und Endothel. Ausdünnung des HH-Endothels nach Kataraktextraktion. Zelldichte und/oder HH-Dicke sollten bekannt sein, bevor eine Dauertragelinse angepaßt wird, und sollten überprüft werden, wenn Probleme auftreten.

477

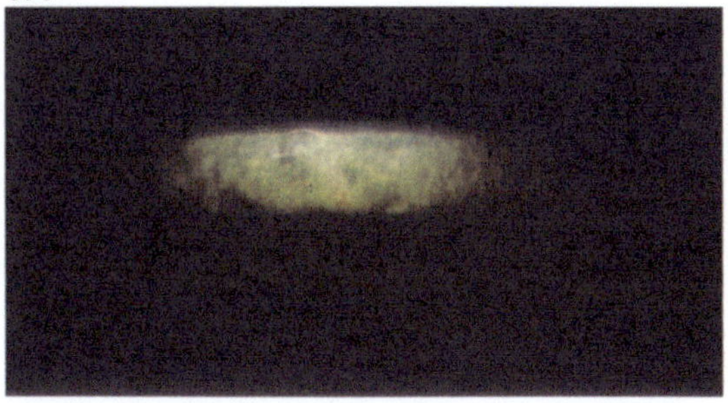

478, 479 Bullöse Keratopathie bei Aphakie. Ein Jahr lang erfolgreich behandelt mit weicher Verbandlinse; 4 Tage nach Reinigung der Linse plötzlich rotes Auge. Ist die Ursache in einer Zerstörung des Muzinfilms auf der Linse durch die Reinigung zu sehen?

478

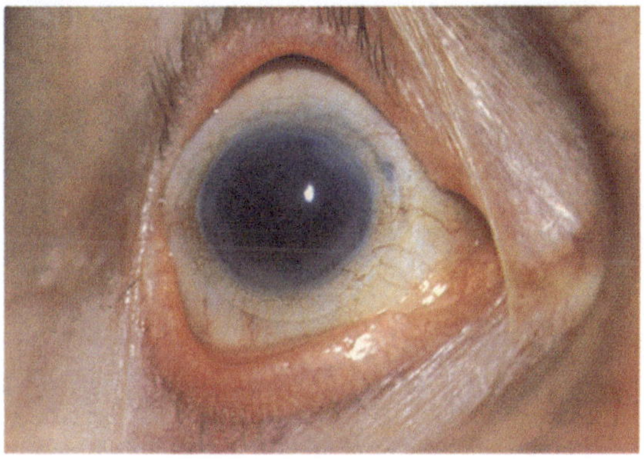

479

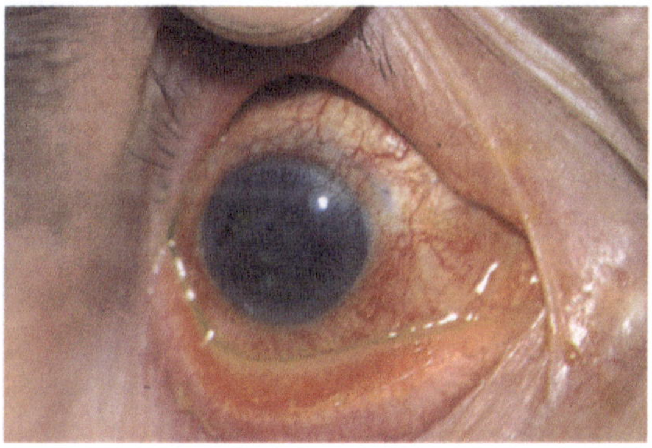

480 a Desensibilisierung der oberflächlichen Hornhaut. Mit einem Trepan wird bis zur halben Stromatiefe eingeschnitten.

480 b Festhaftende Kontaktlinse und Epikeratoplastik. Klebstoff und Linsenmaterial sind zu toxisch für eine dauernde Fixierung der Linse, aber H. Kaufman hat diese Methode angewandt, um die Aphakie mit einer aufgenähten Linse aus menschlicher Hornhaut zu korrigieren.

481 Desensibilisierung bei Keratokonus. Zweifache Trepanation bis zur halben HH-Dicke (Durchmesser 5 mm und 10 mm), anschließend erfolgreiche Anpassung einer Hartlinse.

480

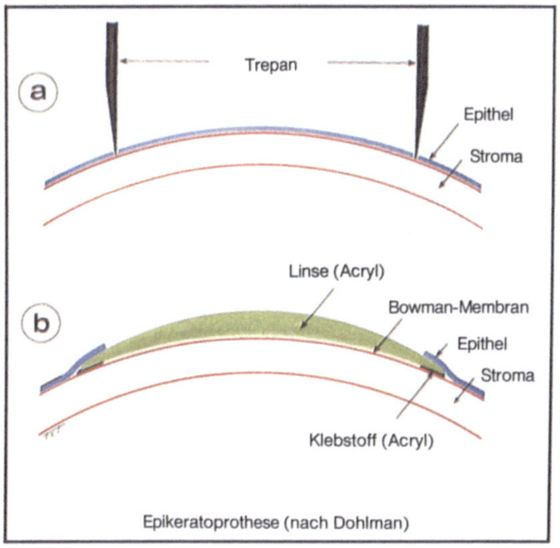

481

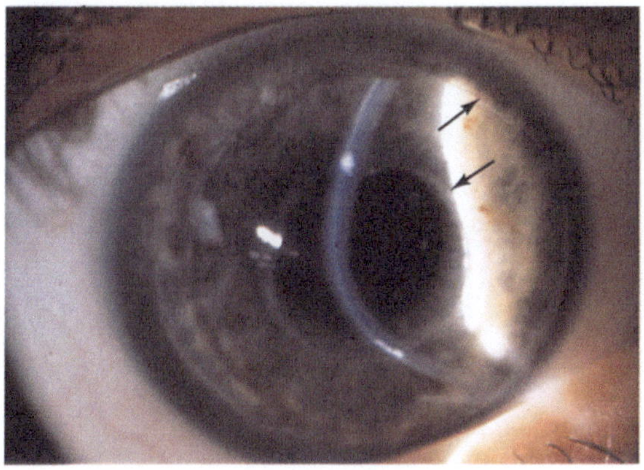

482 Schlechte Verträglichkeit der Linse bei Keratokonus. Radiäre Keratotomie bei konischer Kornea bewirkt geringe Abflachung der Hornhaut und bessere Verträglichkeit der Linse.

482

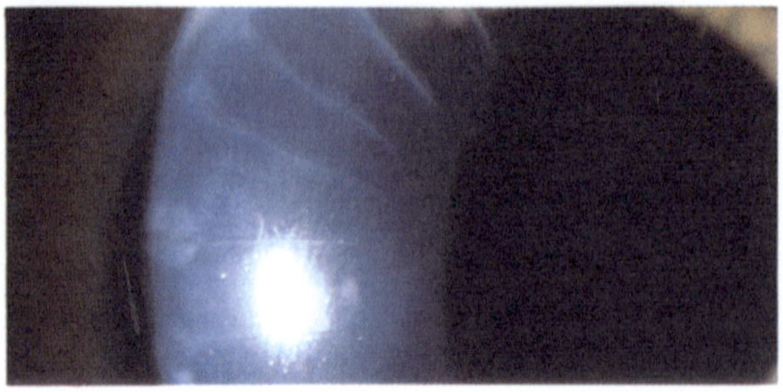

483 Akuter Keratokonus, Entstehung unter Kontaktlinse, Descemetruptur durch zu starkes Augenreiben oder zu starken Druck beim Herausnehmen der Linse.

483

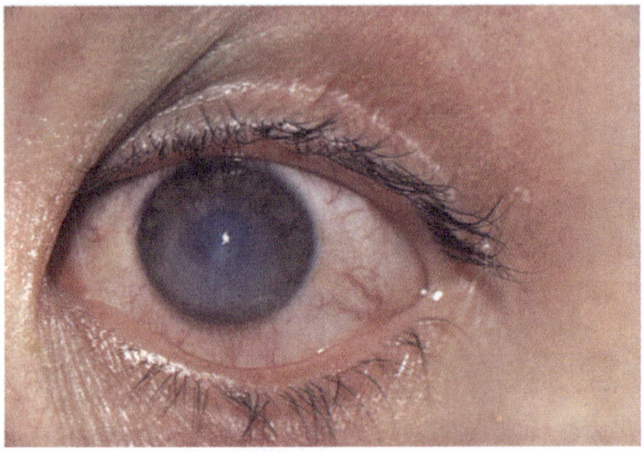

484 Akuter Keratokonus bei Kontaktlinsenträger, Seitenansicht.

484

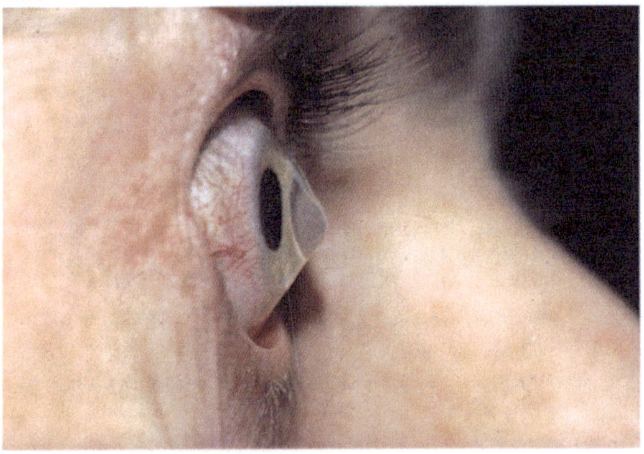

485 Ausdünnung und abnorme Morphologie des Endothels bei Keratokonus (nur im Konusbereich). Leichte Endotheldekompensation mit HH-Quellung bei Linsen. Ähnliches Problem auch bei Keratoplastik.

485

Lid- und Bindehautprobleme

486 Karunkel. Karunkelinfektion bei Kontaktlinsenträger.

487 Sklera. Verletzung durch Sklerallinse mit Konjunktivitis.

488 Blepharitis und Lidödem bei schlecht sitzender Linse.

486

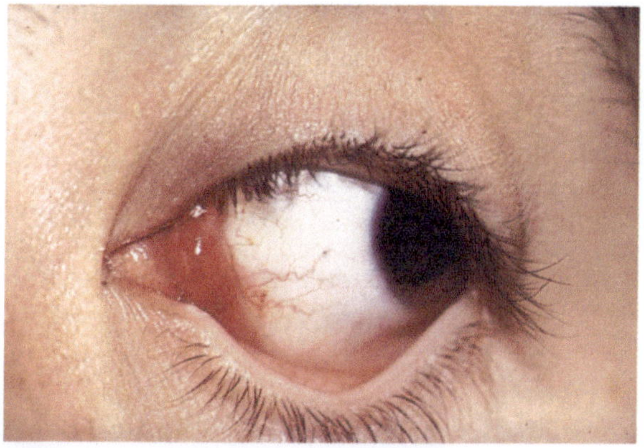

488

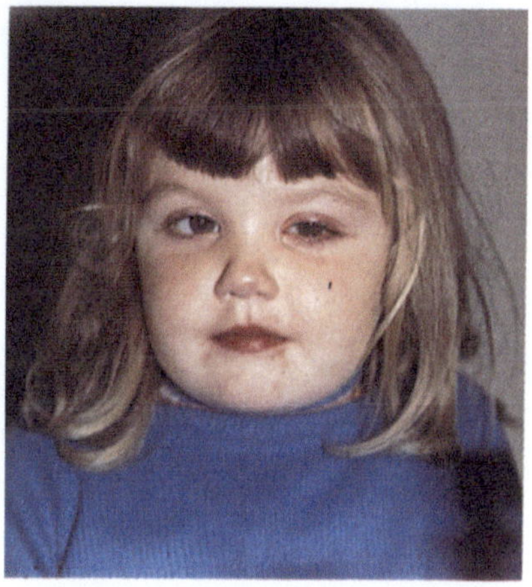

487

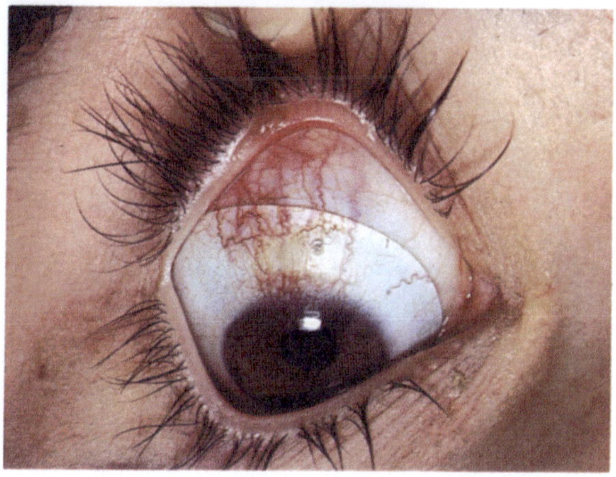

489

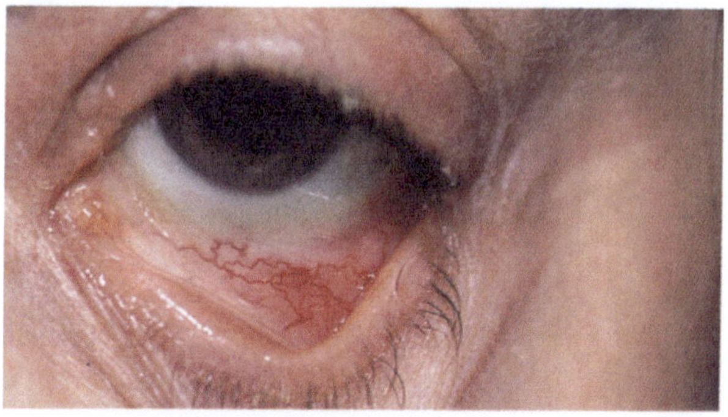

489 Blepharitis mit Lidrandschuppen. Man beachte auch die chronische Bindehauthyperämie.

490

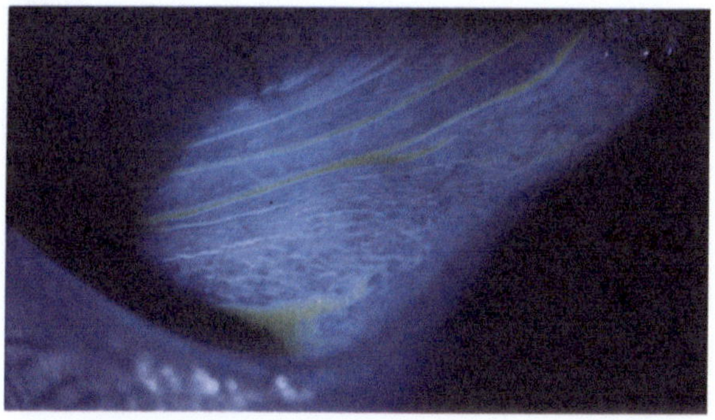

490 Konjunktivitis. Bindehautfalten durch papilläres Muster deutlich sichtbar.

491

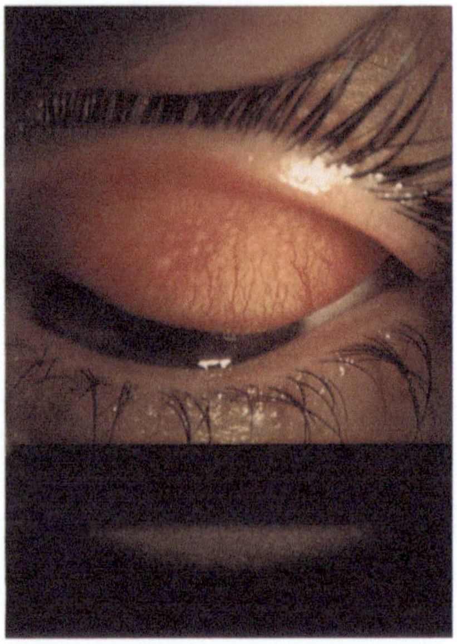

492

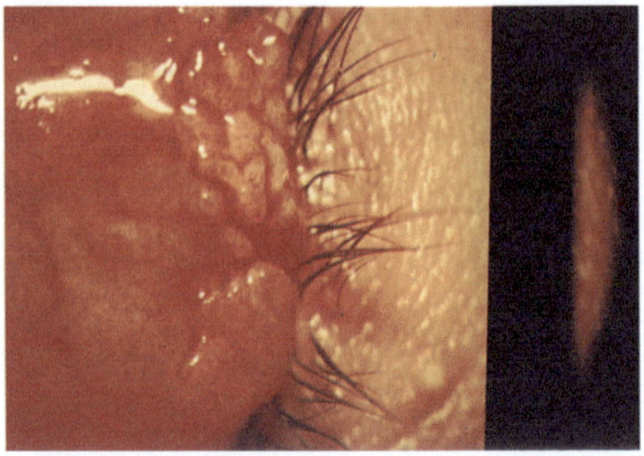

491 Konjunktivitis mit Lymphfollikelbildung, Réaktion auf chronische Irritation durch die Kontaktlinse.

492 Frühjahrskonjunktivitis. Grobe papilläre Reaktion bei weicher Kontaktlinse – latente Conjunctivitis vernalis (Photo von R. Pearce).

493 Konjunktivitis. Akute lymphoide Bindehautreaktion auf Kontaktlinsenlösungen.

493

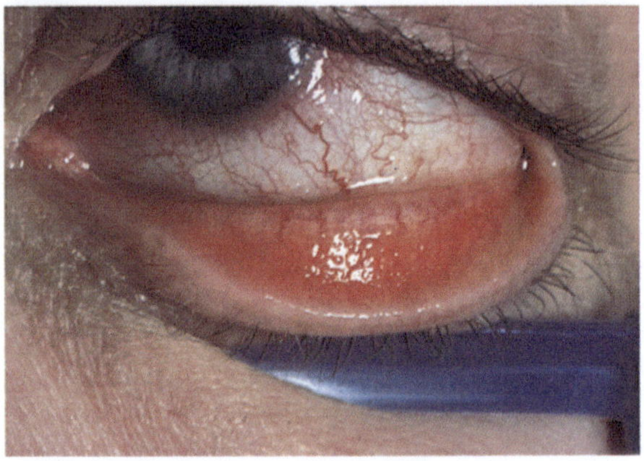

494 Chronische follikuläre und papilläre Konjunktivitis. Chronische Reaktion bei mehrere Jahre getragener PMMA-Linse.

494

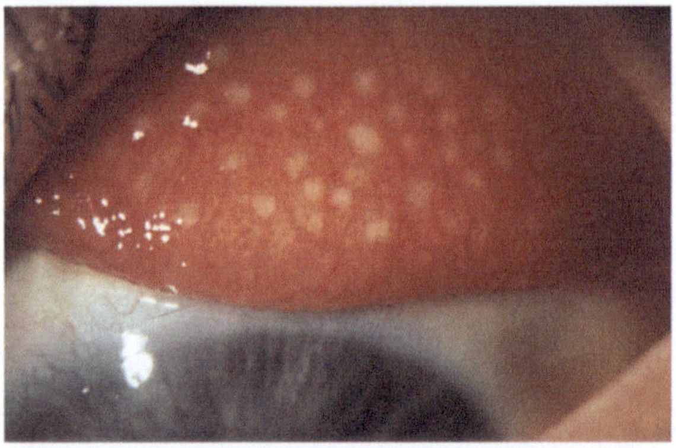

495 Chronische follikuläre und papilläre Konjunktivitis. Durch das Fluorescein wird sichtbar, daß die papilläre Reaktion auf den Fornix begrenzt ist. Eine papilläre Reaktion der tarsalen Bindehaut findet sich eher bei Vernalis.

495

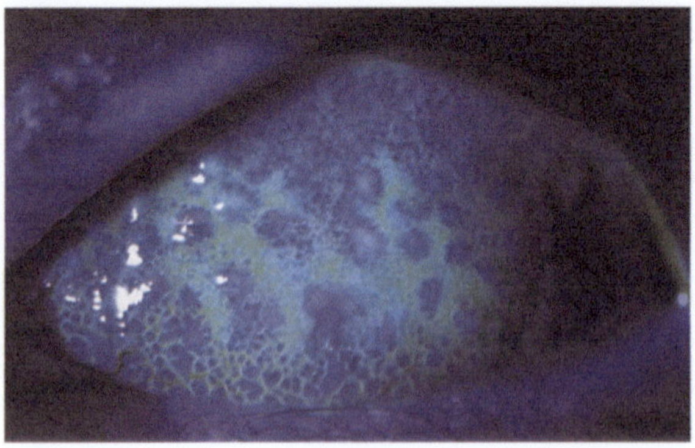

496, 497 Histologie der Kontaktlinsenkonjunktivitis. Schnitt durch die Papillen eines Patienten mit mäßiger lymphoider Reaktion und Hypertrophie, starke Vermehrung der Schleimzellen und Einwandern von Entzündungszellen und Einsprossen von Gefäßen in der Tiefe. Bei stärkerer Vergrößerung kann man auch Mastzellen erkennen, die typisch sind für die allergisch-immunologische Ätiologie der papillären Konjunktivitis.

496

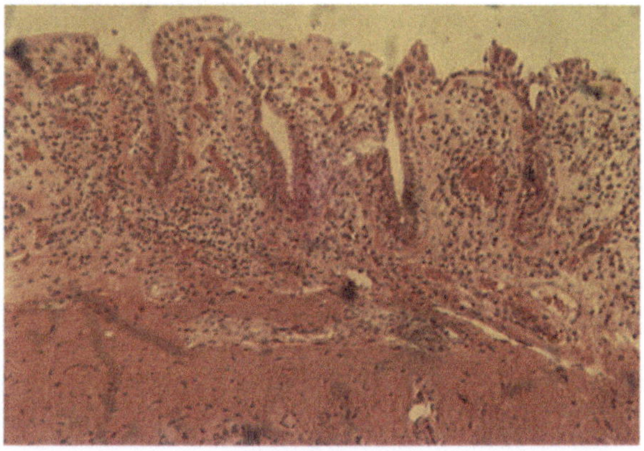

497

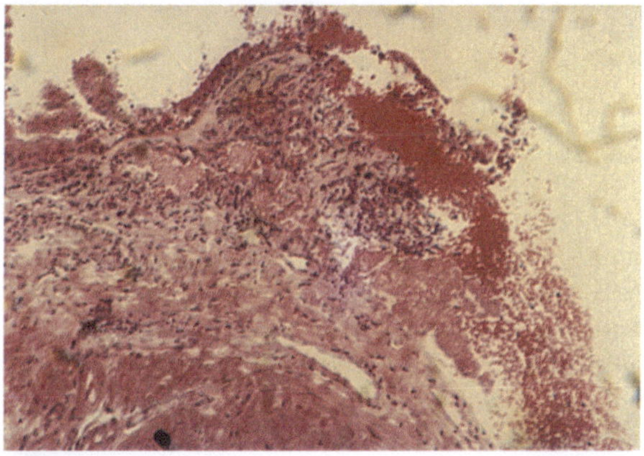

498 Allergische Lidreaktion auf neues Pflegemittel.

498

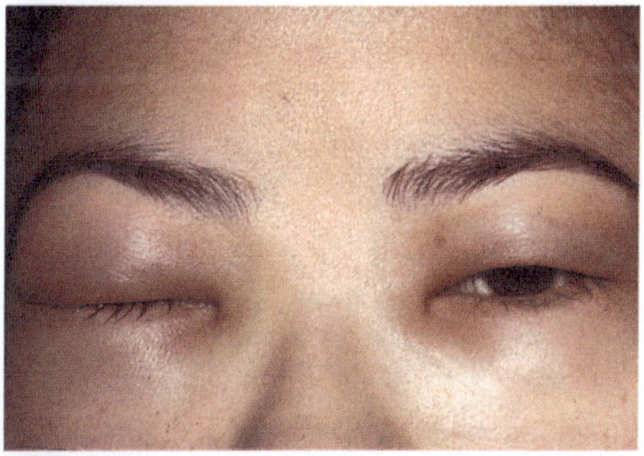

499 Allergische Reaktion, 5 Tage nach Unterbrechung des Linsentragens. Mit alten Linsen und Lösungen erneut allergische Reaktion, nicht jedoch mit neuen Linsen und Hitzedesinfektion.

499

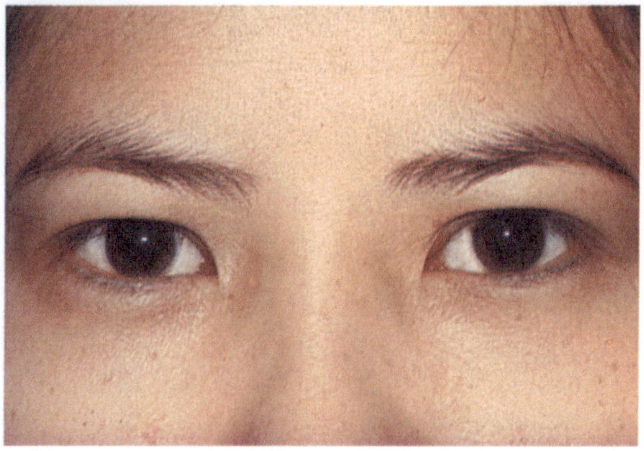

5 Schäden und Veränderungen an Kontaktlinsen

Ätiologie

Oberflächengefüge:
Zerstörung der Oberflächenbearbeitung
Veränderung der Krümmung
Änderung der Größe, Form und Dicke
Risse

Oberflächliche Ablagerungen:
Tränenflüssigkeit (Lipide), Schleim u. a.
Gewebsreste (Zellen)
Enzyme
Salze
Mikroorganismen

Linsensubstanz:
Polymerdegeneration
Depolymerisation
(physikalische Veränderungen)
Verfärbung
Änderung des Wassergehalts
und der Transparenz

500

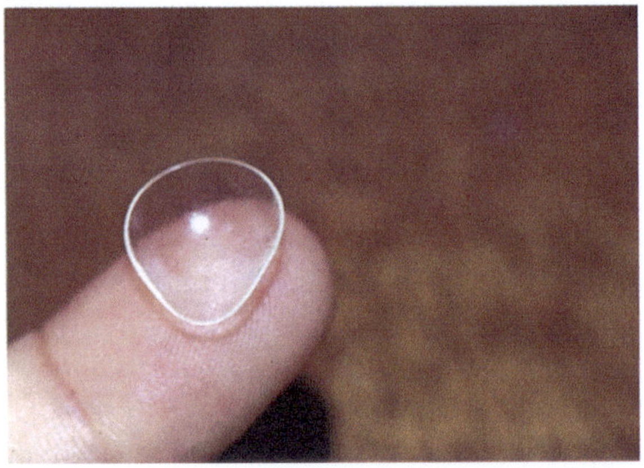

500 Unregelmäßige Form. Ungleichmäßige Veränderung der Elastizität und Plastizität innerhalb des Materials führt zu Verwerfungen der Linse.

501

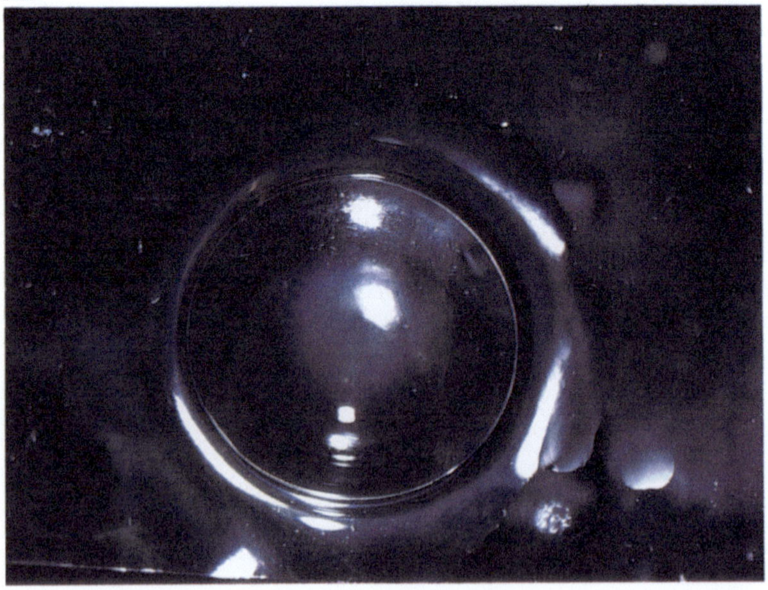

501 Amorphe weiße Verfärbung. Diese weißen Stellen kommen nicht durch Mikroorganismen zustande, sondern beruhen auf einem Verlust der Durchsichtigkeit infolge Veränderungen im Polymer.

502 Braune Verfärbungen. Sie sind häufig und manchmal verbunden mit einer Erhöhung der Rigidität. Die Gellinse kann Tyrosin aus der Tränenflüssigkeit speichern oder gar Farbstoffe aus der Tränenflüssigkeit aufnehmen. Manche Linsen verfärben sich bräunlich, wenn das Material unvollständig polymerisiert ist oder Zusätze enthält.

503 UV-Spektrometrie. Die Gipfel zeigen, daß 1 oder 2 verschiedene Proteintypen für die Verfärbung verantwortlich sein können. Mineralien wie Magnesium, Chrom und Mangan können in sehr kleinen Konzentrationen zu einer bleibenden Verfärbung der Linse führen.

504 Granuläre Auflagerungen. Diese oberflächlichen Auflagerungen enthalten im Gegensatz zu den in Abb. 529 und 530 gezeigten Ablagerungen wenig oder kein Lipid und Muzin. Sie treten bei trockenem Auge auf.

505 Weiße Kunststoffdegeneration. Manchmal führt die Alterung des Polymers zu einem unregelmäßigen Zerfall der Molekülketten, was eine erhöhte Wasseraufnahme und einen Verlust der Durchsichtigkeit zur Folge hat.

506 Ablagerungen auf einer Siliconkautschuklinse. Das Siloxanmaterial ist ausgesprochen lipophil, so daß die Linsenoberfläche bei Verlust der hydrophilen Beschichtung schnell austrocknet. Eine teilweise ausgetrocknete Linse wie die hier abgebildete kann scheuern. (Wasserdampf kann allerdings durch Siloxan hindurchtreten.)

502

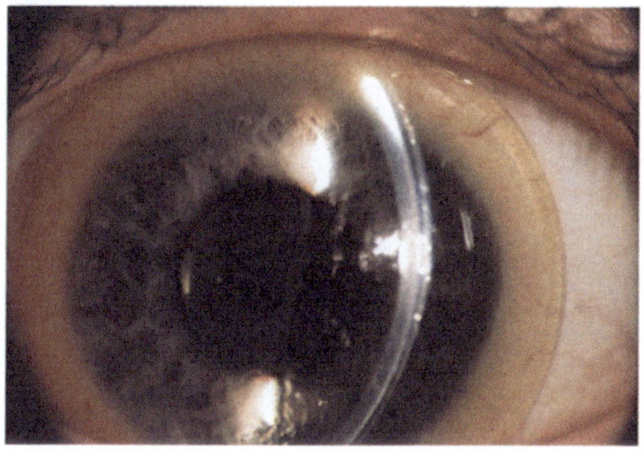

503

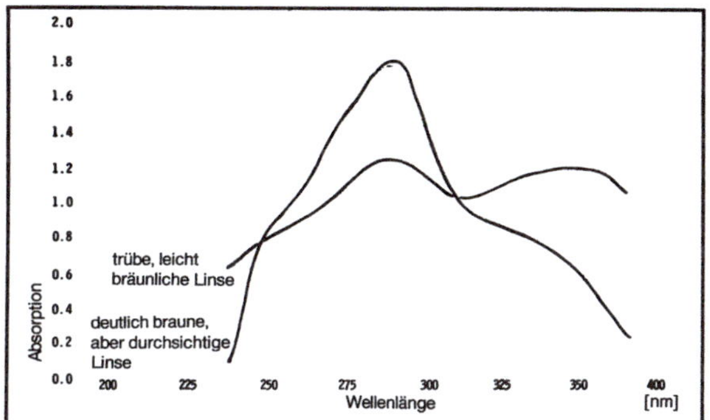

UV-Absorptionsspektren von 2 hydrophilen Linsen mit Braunfärbung. Korrektur der Spektren unter Berücksichtigung der Absorption der Linsenmatrix

504

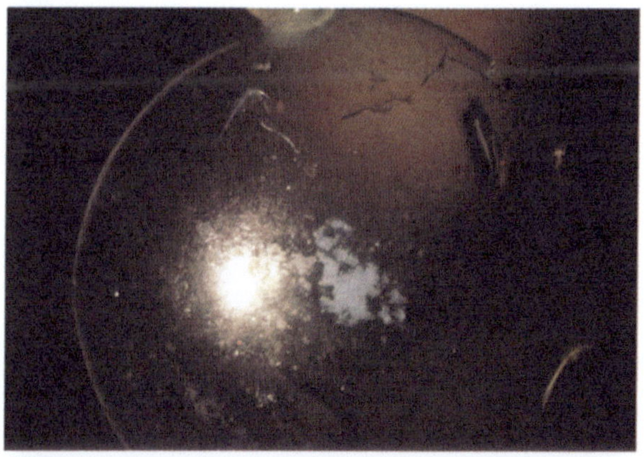

506

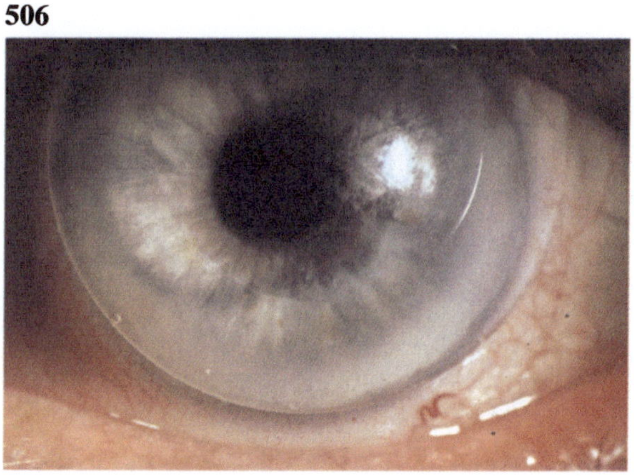

505

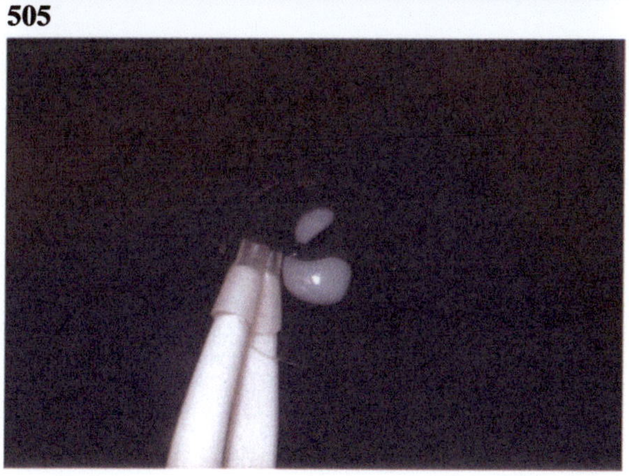

507

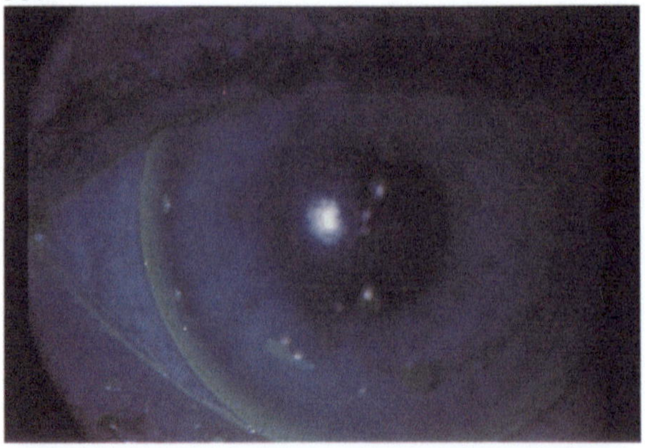

507 Lipidablagerungen auf Siliconkautschuklinsen. Das Konglomerat aus Lipid und Mukoprotein ist weich und regelmäßig im Gegensatz zu den maulbeerartigen Ablagerungen auf hydrophilen Linsen (Abb. 529, 530).

508

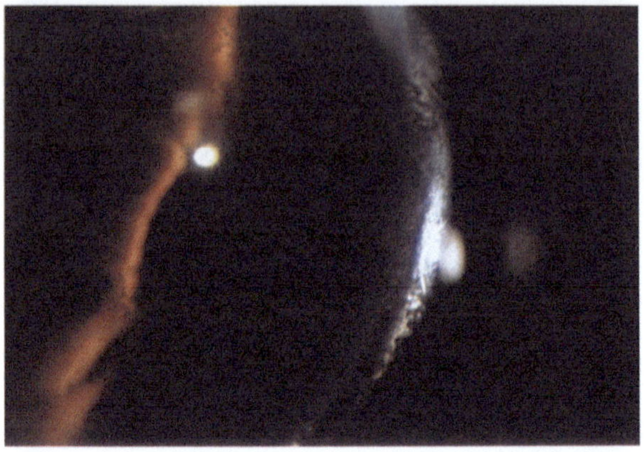

508, 509 Trockenzonen auf Siliconkautschuklinsen. Patienten mit aphaken Augen tragen solche Linsen ununterbrochen, oft für mehrere Wochen. Bei trockenem Auge sammeln sich die Ablagerungen an, bis das Sehen beeinträchtigt wird. Es scheint sich um veränderte Lipide und proteinhaltiges Sekret zu handeln, das auf der Linsenoberfläche angetrocknet ist.

509

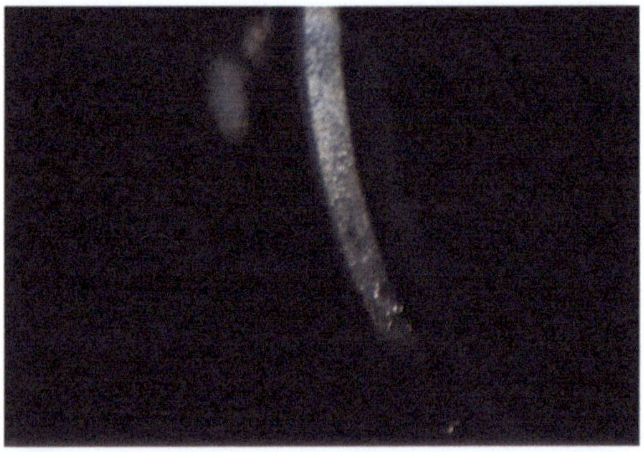

510

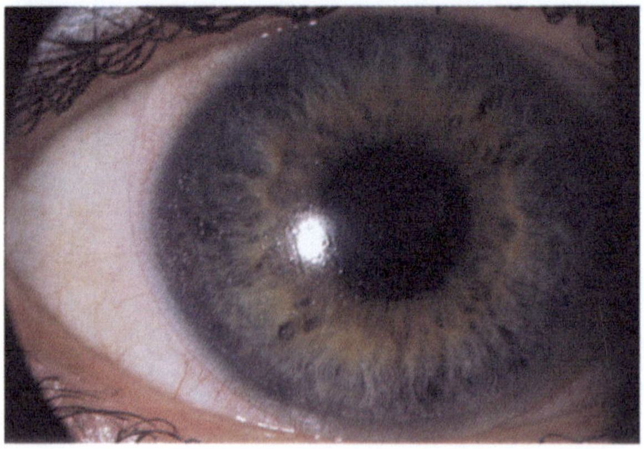

510 – 512 Umschriebene weiße Ablagerungen. Es handelte sich um Kalziumsalze auf der PHEMA-Linse (38%) einer jungen Frau. Sie traten schon 1 – 2 Wochen nach Beginn des Linsentragens auf und konnten nur durch regelmäßige abendliche Reinigung der Linsen in 1%-EDTA-Lösung vermieden werden. Die Tränenflüssigkeit hatte einen ungewöhnlich hohen Kalziumspiegel.

511

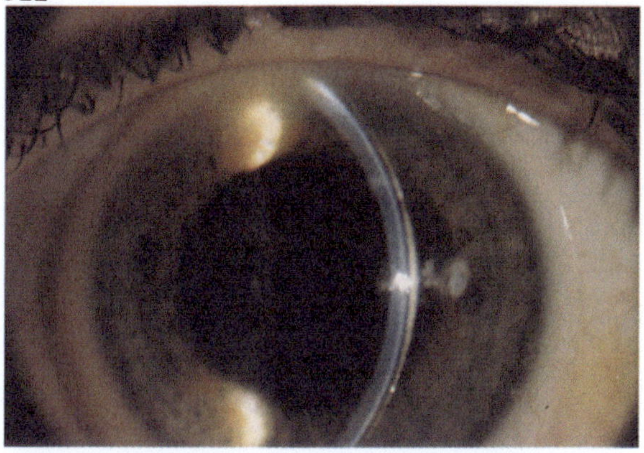

512

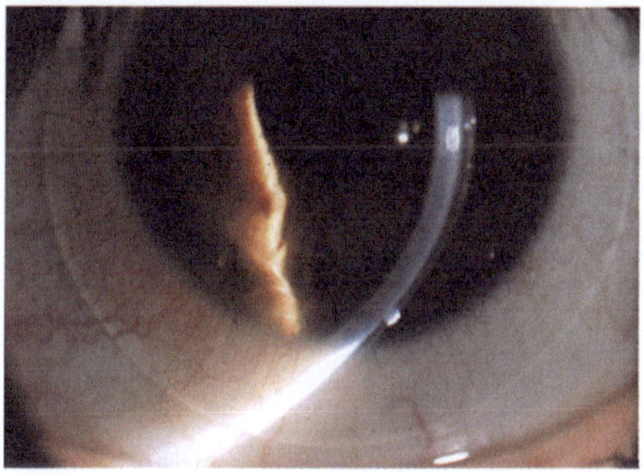

513

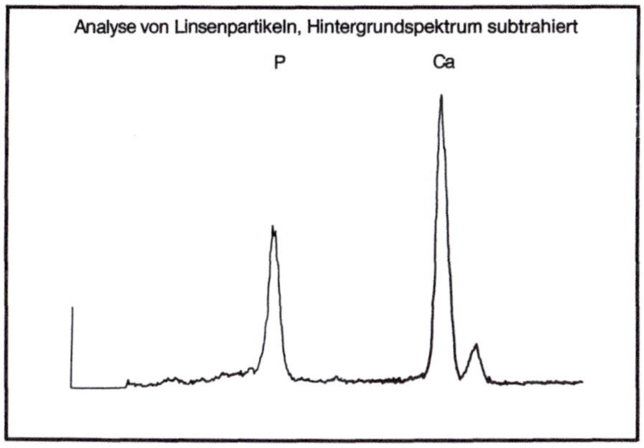

513 Analyse der Ablagerungen; sie kann mit Hilfe einer Mikroatomsonde, Atomspektrometrie, Selektivfärbung und histochemischen Techniken erfolgen. Das Diagramm zeigt den Ausdruck einer Mikrosonden(atom)analyse von Linsensubstanzen mit dem Nachweis von Kalzium und Phosphor.

514 Analyse der Ablagerungen. Dieser Schnitt durch die Linsensubstanz zeigt, daß die durch eine Spezialfärbung hervorgehobenen Kalziumsalze vorwiegend auf der Linsenoberfläche liegen, aber teilweise auch in die Linse eingedrungen sind (R. Tripathi).

515, 516 Grau-weiße gelatinöse Degeneration. Zwei Beispiele für ständig getragene Linsen mit gelatinöser Degeneration.

514

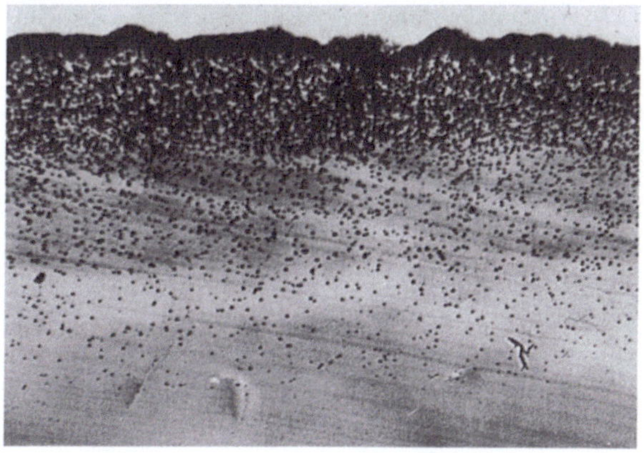

515

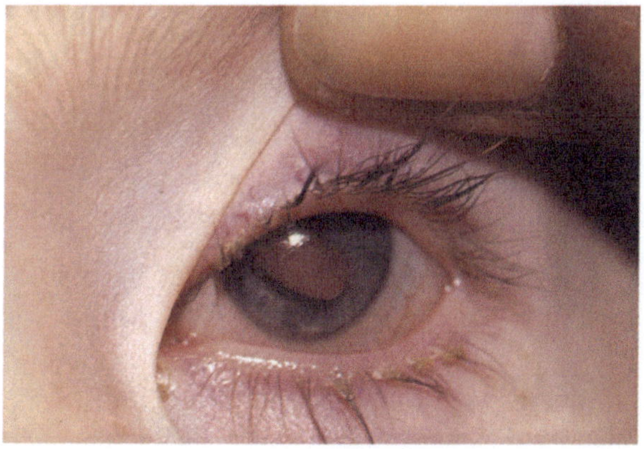

516

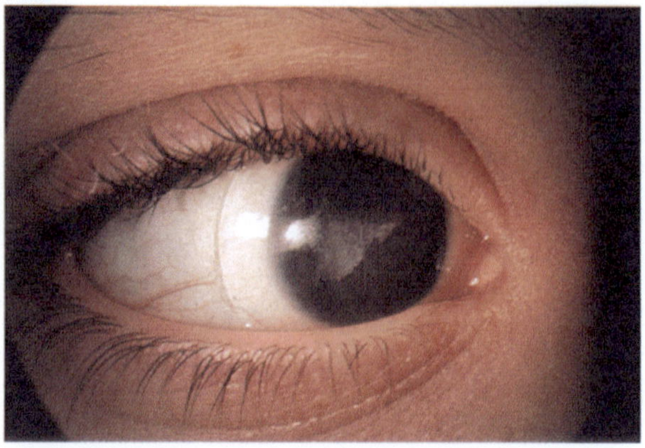

517

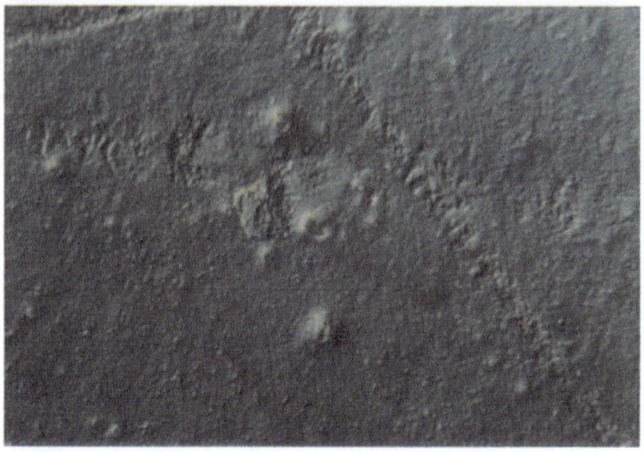

517 Phasenkontrastmikroskopie. Mit geringer Vergrößerung kann im polarisierten Licht die Oberfläche der in Kochsalz- oder anderen Lösungen schwimmenden Linse untersucht werden, ohne die Linse zu schädigen. Das Photo zeigt die Qualität einer CAB-Linse. Dieses Material absorbiert 3% (Gewichtsprozent) Wasser. Man beachte die körnelige Oberflächenstruktur und ihre Ähnlichkeit mit der Oberfläche anderer Linsenmaterialien.

518

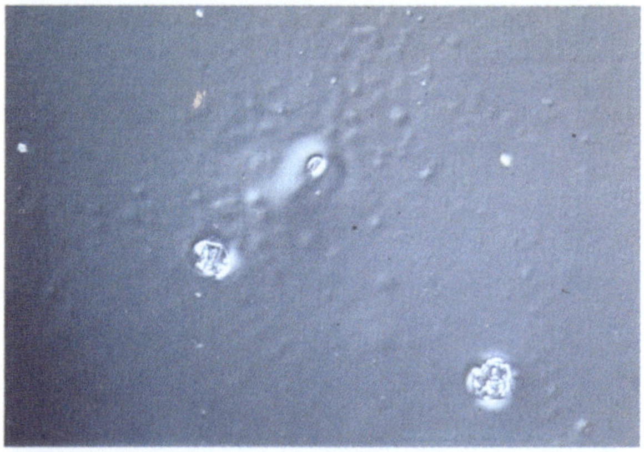

518 Phasenkontrastmikroskopie der Oberfläche einer hydrophilen Weichlinse. Die bläschenartigen Erhebungen sind z. T. aufgebrochen und haben sich mit Ablagerungen gefüllt.

519

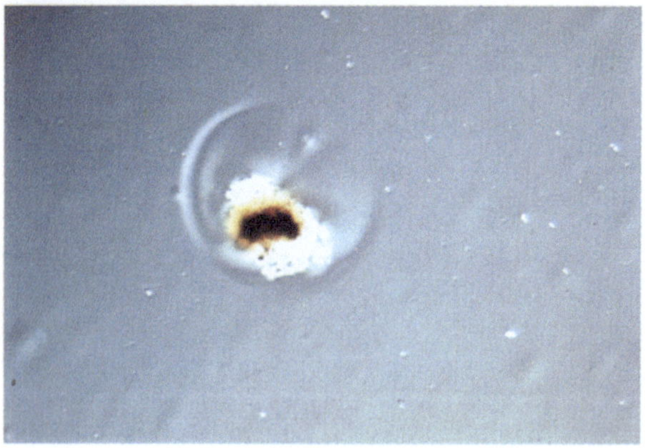

519 Eisenablagerung auf einer Weichlinse im Phasenkontrastmikroskop. Bei der bräunlichen Ablagerung handelt es sich vermutlich um Eisen und andere Metalle, die eine chemische Verbindung mit Lipiden eingegangen sind und am Polymer der Linse anhaften. Diese Ablagerung befindet sich an einer Stelle, wo die Linsenoberfläche nicht richtig auspolymerisiert ist und eine konusartige Einziehung aufweist.

520

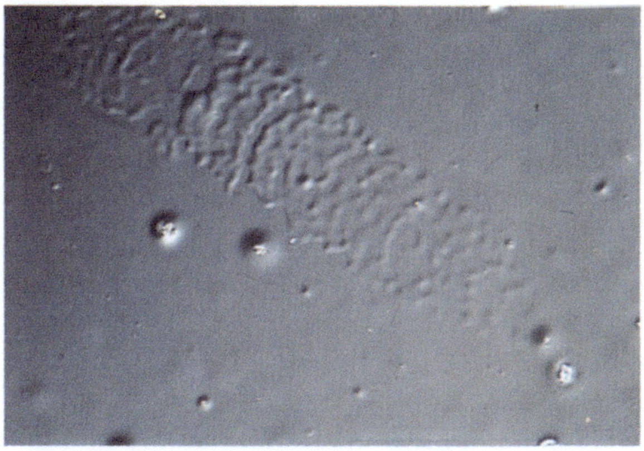

521

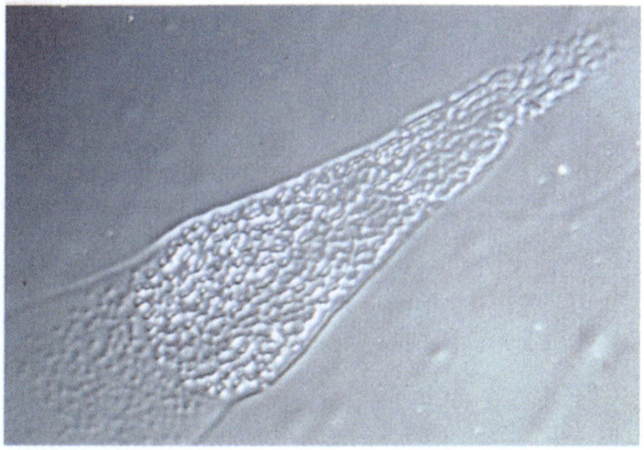

522

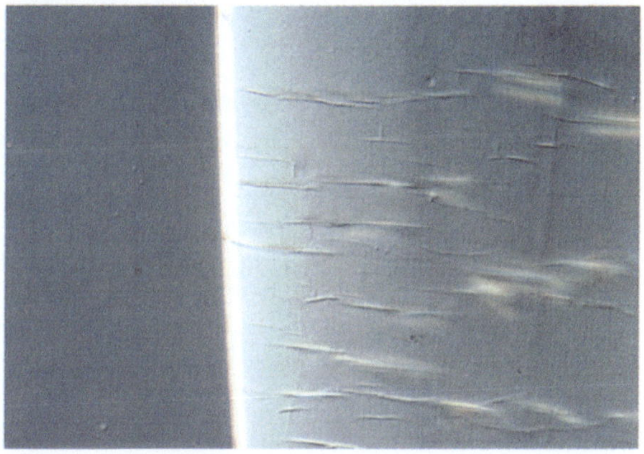

523

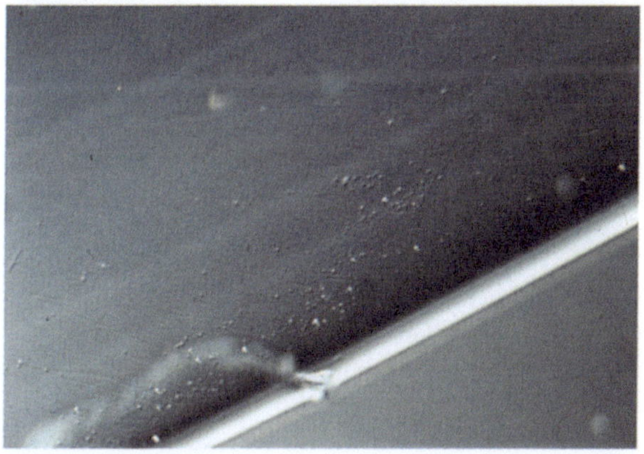

520 Polymerisationsdefekt. Die Oberfläche dieser gegossenen Weichlinse weist eine ausgedehnte Zone ungleichmäßiger Polymerisation auf, erkennbar an der unregelmäßigen Grat- und Wellenbildung.

521 Polymerisationsdefekt. Ein anderes Beispiel für einen Polymerisationsdefekt bei einer gegossenen Weichlinse.

522 Streifenbildung am Linsenrand (Phasenkontrastaufnahme). Das Material steht vermutlich in der Randzone unter Spannung und hat seine Homogenität verloren.

523 Randbruch. Rißbildung am Linsenrand, die mit bloßem Auge nicht zu erkennnen ist.

524 Benetzung der Oberfläche. Die Fähigkeit der Linsenoberfläche, sich mit den Tränen zu benetzen und einen gleichmäßigen Flüssigkeitsfilm zu bilden, ist der wichtigste Einzelfaktor, der über die optischen Qualitäten und die Verträglichkeit einer Linse entscheidet. Hydrophile Eigenschaften des Materials bedeuten nicht unbedingt gute Benetzbarkeit der Linsenoberfläche. Das Photo zeigt, wie sich Kochsalzlösung auf der Oberfläche einer Siliconlinse verteilt. Die Tropfen sind klein und liegen weit auseinander (Vergr. 50 : 1).

525 Benetzung der Oberfläche. Die hochhydrophile Aminoamidlinse zeigt ein stärkeres Zusammenfließen der Kochsalztropfen als die Siliconlinse.

525

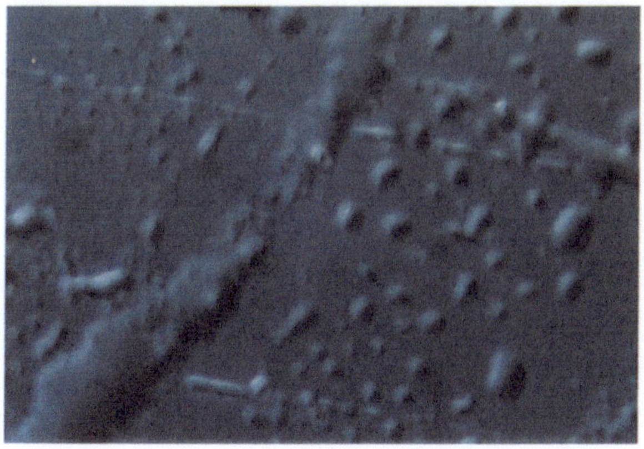

524

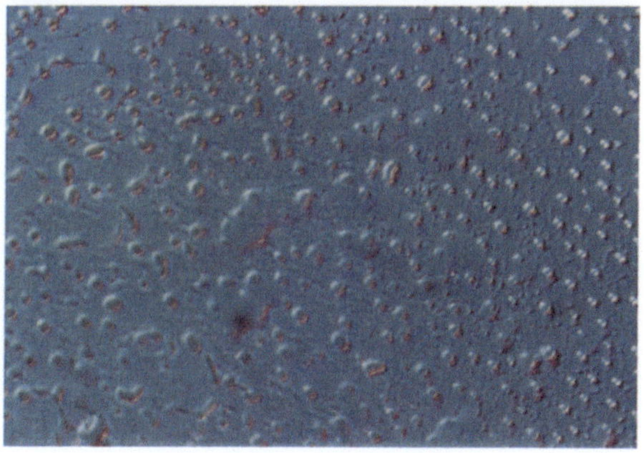

526

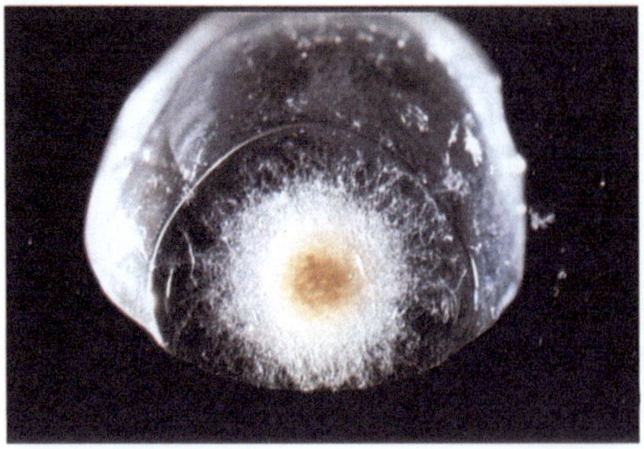

527

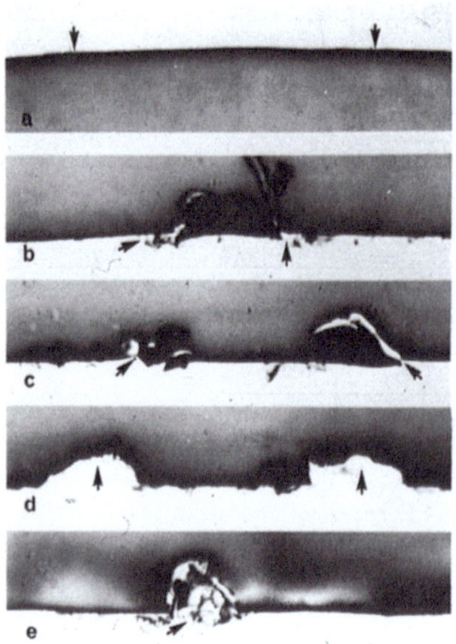

526 Hefepilzwachstum. Eine schlecht gepflegte, 4 Tage nicht getragene Weichlinse zeigte diese starke Überwachsung mit Hefepilzen.

527, 528 Mikroskopischer Schnitt durch eine Weichlinse (65%) zur verlängerten Tragedauer. **a** Die Pfeile zeigen die intakte Linsenoberfläche; **b – d** Die Pfeile markieren zahlreiche Aufbrüche der Innenseite. Der Patient entwickelte nach 2 Monaten Tragedauer eine Keratitis (Schnitte von R. Tripathi). **e** Zerfallene Oberfläche bei starker Vergrößerung. Der Pfeil weist auf Mikroorganismen, wahrscheinlich Hefepilze.

528

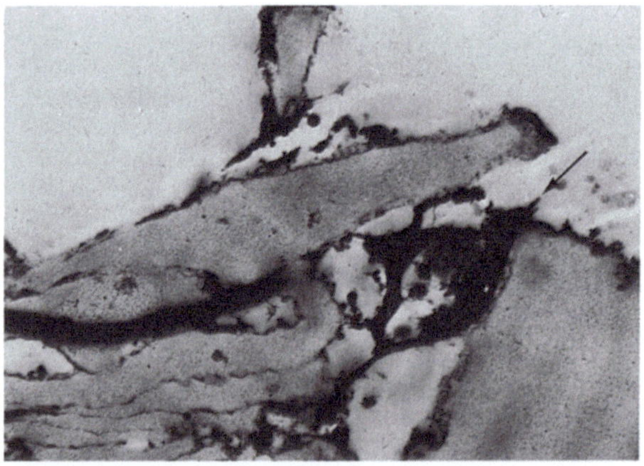

529, 530 Schleimablagerungen auf einer hydrophilen Weichlinse (Wechsellinse). Diese Ablagerungen bilden oft ein Maulbeermuster.

530

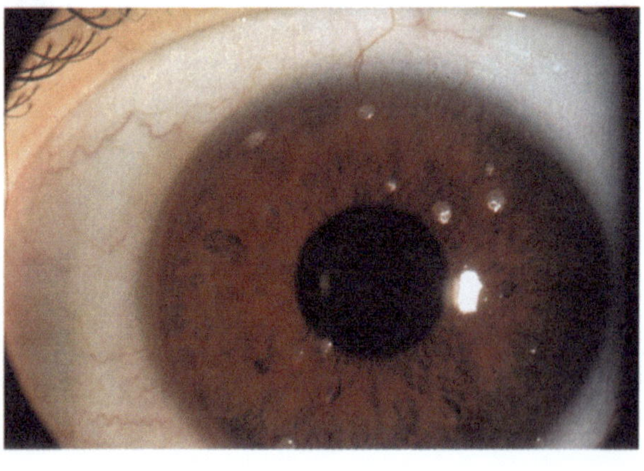

529

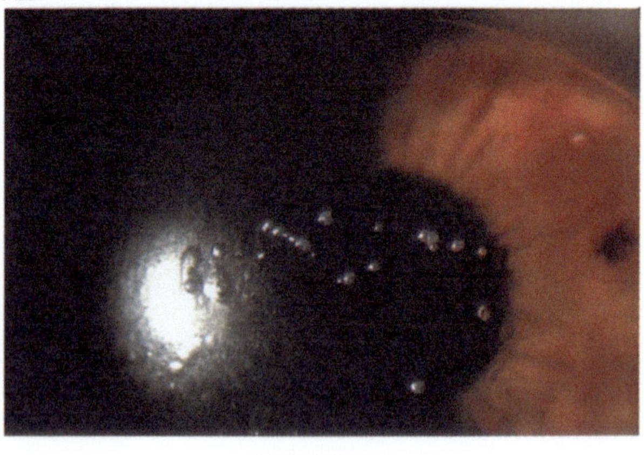

531 a, b – 534 Mukolipidablagerungen. Dic starken Vergrößerungen zeigen die doppelbrechenden Lipide. In Abb. 533 weist das Lipid eine konzentrische Schichtung auf, es ist von Kalziumablagerungen durchsetzt und Protein aufgelagert; Abb. 534 zeigt eine beginnende Ablagerung auf einem Polymer (alle Aufnahmen von R. und B. Tripathi).

531a

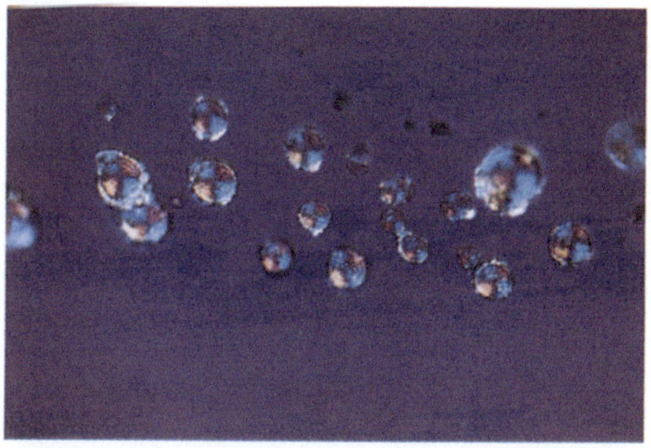

531b

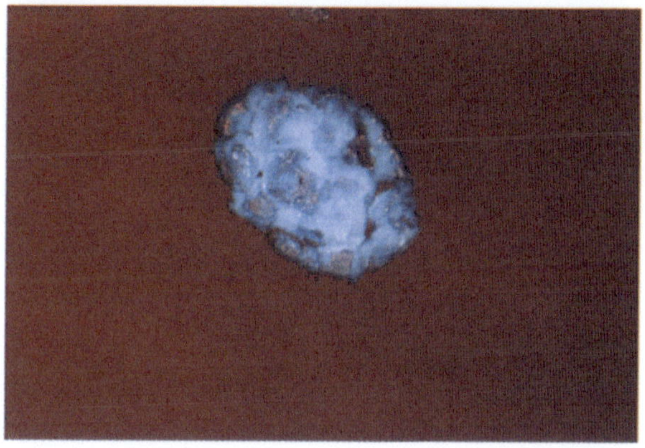

532

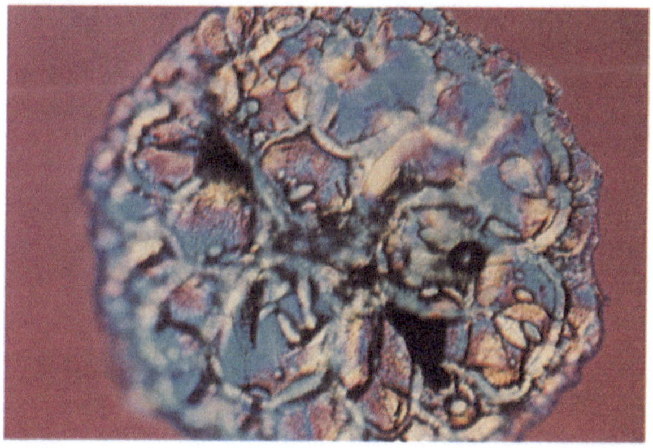

534

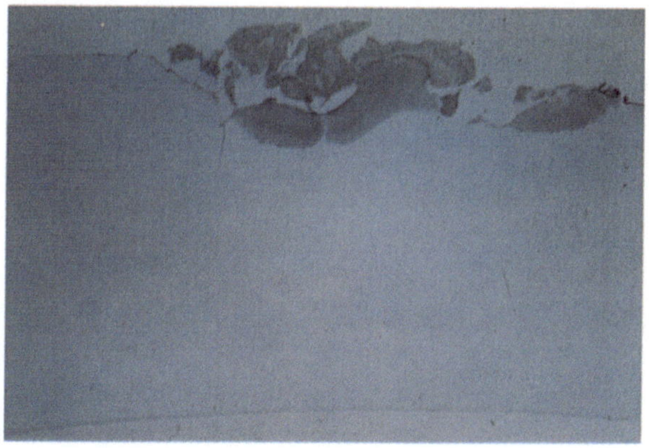

533

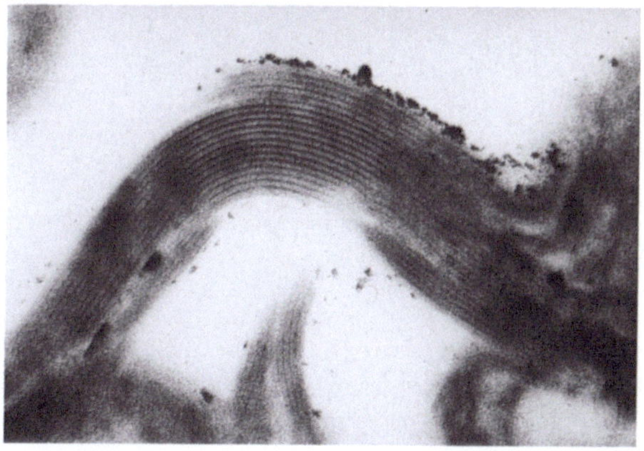

535 Tränenfilm auf der Linsenoberfläche. Mit Hilfe einer speziellen Phasenkontrasttechnik zeigten Hamano, Kawabe, Umeno, Mitsunaga und Onishi den Feinaufbau des Lipid- und Mikroproteinfilms der Hornhaut und Linsenoberfläche in situ. Dieselben Details können aber auch mit weißem Licht bei schräger Beleuchtung (J.-P. Guillon) ohne großen apparativen Aufwand sichtbar gemacht werden. Früheren Untersuchern sind diese Befunde entgangen, da sie das Spaltlampenmikroskop nur in der üblichen Weise benutzten. Der Tränenfilm befindet sich auf einer neuen PMMA-Linse. Die Lipidwellen sind gleichförmig und nur im Bereich von Schmutzpartikeln etwas wirbelig. Der Lipidfilm grenzt links an eine trockene Zone an (vgl. Abb. 525).

536 Tränenfilm auf der Linsenoberfläche (Hamano et al.). Der Tränenfilm fließt nicht über die rauhe Oberfläche, auf der sich Schmutz festgesetzt hat. Keine Lipidwellen (Marmorierung).

537 Tränenfilm auf der Linsenoberfläche (Hamano et al.). Relativ normaler Tränenfilm auf einer hydrophilen gasdurchlässigen Hartlinse. Die Lipidwellen sind regelmäßig und bilden keine Wirbel um bestimmte Gebiete.

538 Mikroorganismen auf der Linsenoberfläche. Weichlinsenoberfläche mit Mikroorganismen. Im Aufbewahrungsbehälter konnte Pseudomonas nachgewiesen werden.

539 Mikroorganismen auf der Linsenoberfläche. Linsenoberfläche mit Myzel.

535

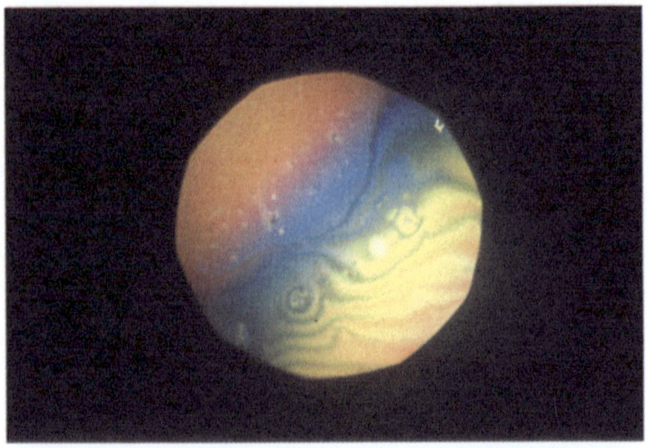

536

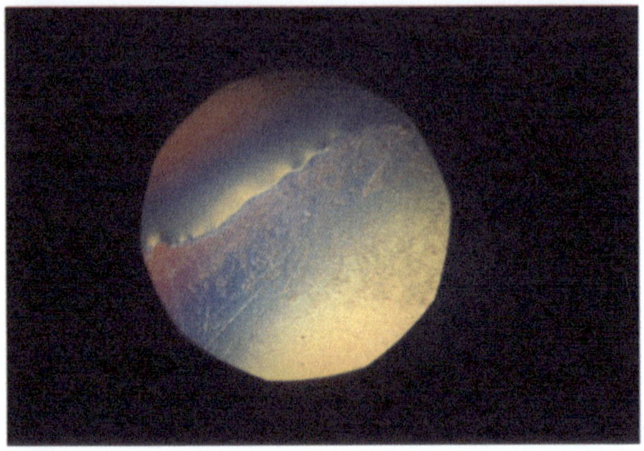

537

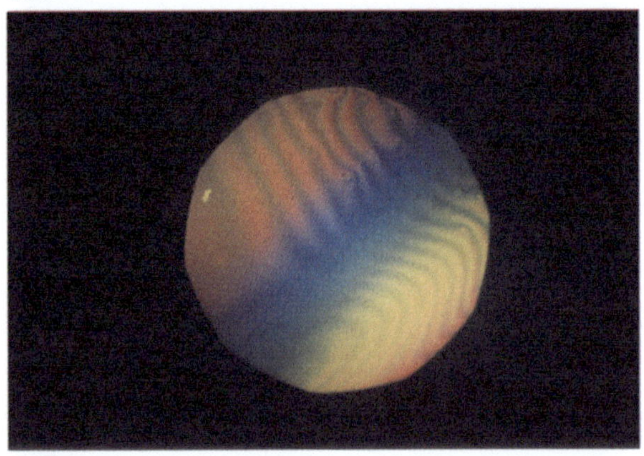

539

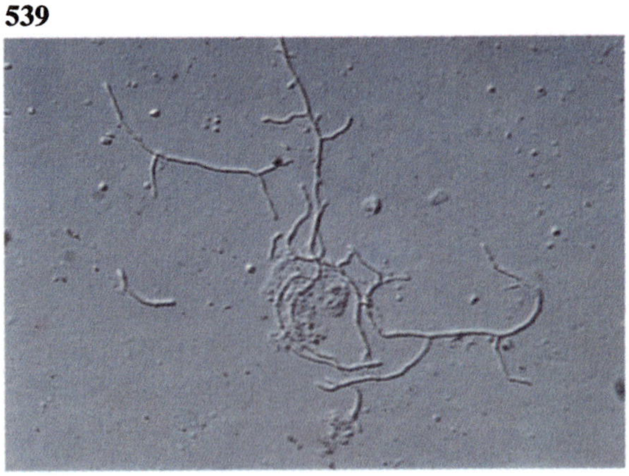

538

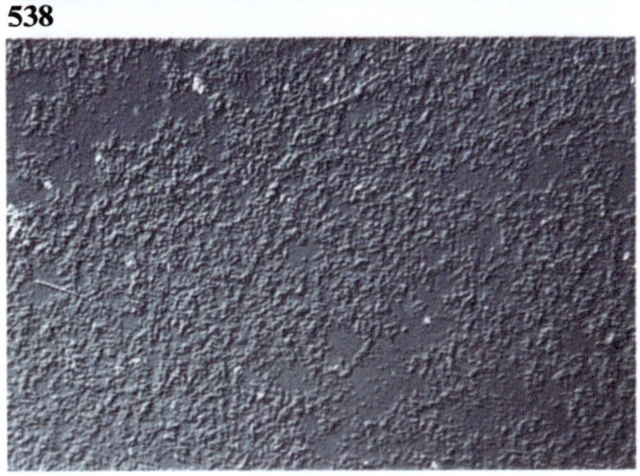

540

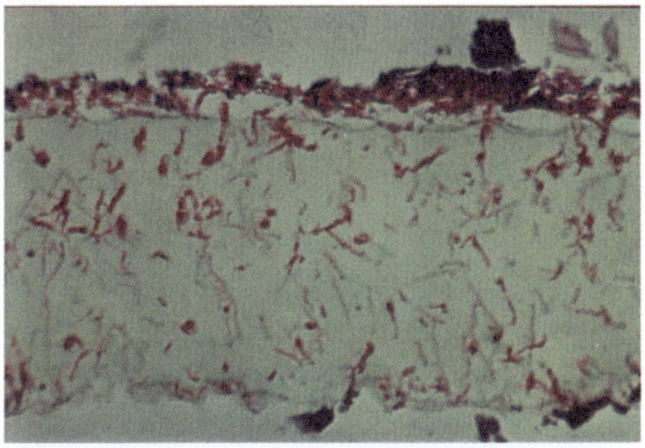

541

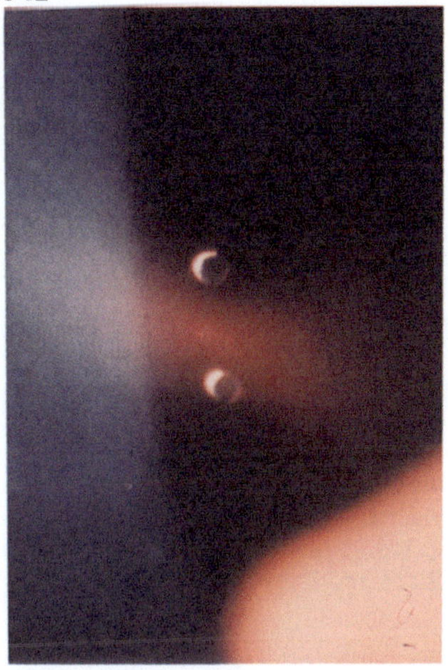

542

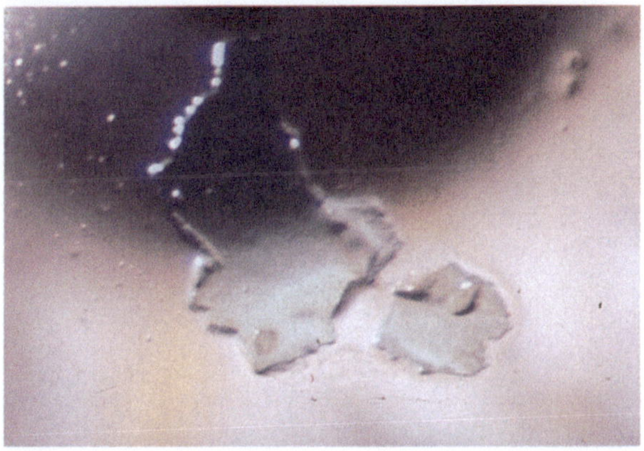

543

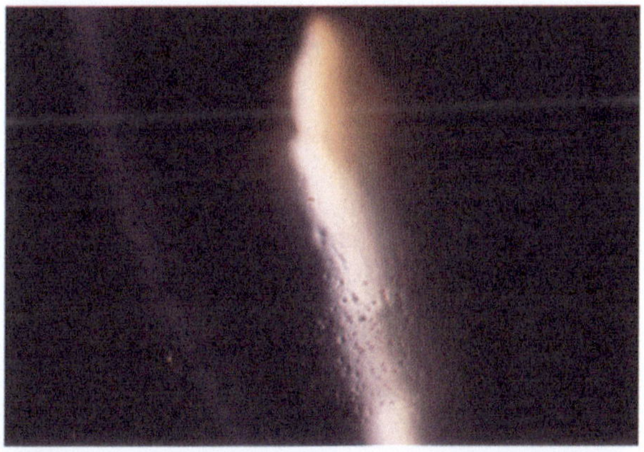

544

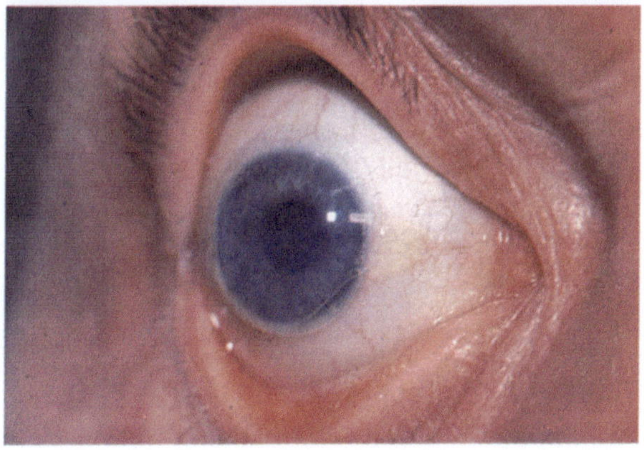

540 Mikroorganismen in der Linse. Myzel in der Linsensubstanz.

541 Zystische Degeneration der Linse infolge Depolymerisation nach nur 3wöchiger Tragedauer.

542 Oberflächendefekt. Abblättern der Oberfläche einer Weichlinse (38%) nach 6monatigem Gebrauch.

543 Austrocknen der Linse am Auge. Eine torische Weichlinse mit Randabtrennung und Prisma (Basis unten) wurde während des Tragens nicht von den Lidern überdeckt. Angetrocknete Schmutzpartikel führen zu einer körneligen Oberfläche.

544 Austrocknen der Linse am Auge. Durch das Austrocknen hebt sich der untere Linsenrand vom Auge ab, so daß die Linse schließlich herausfallen kann.

545

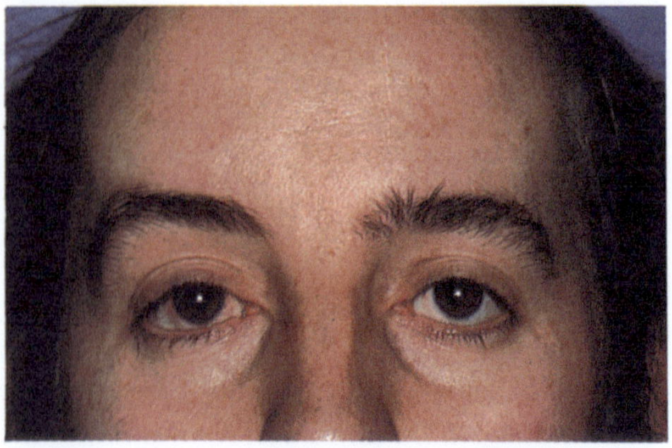

546

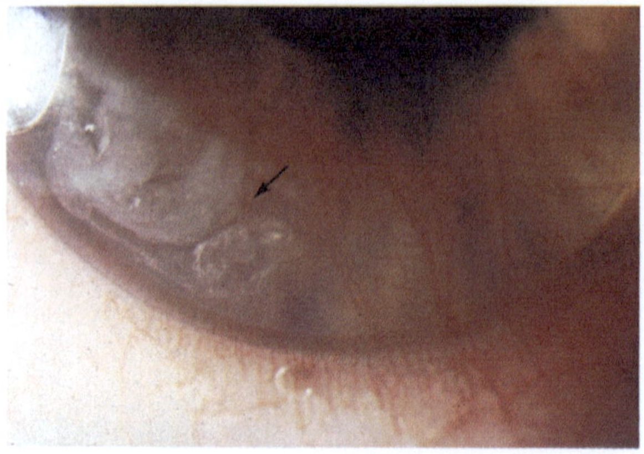

545, 546 Myotonie, mangelnder Tränenfluß bei Skleralschale. Dieser Fall zeigt, daß der Tränenfilm hinter der Sklerallinse bei seltenem Lidschlag nicht genügend ausgetauscht wird. Das Mukoprotein schlägt sich als schleimig-zähe Ablagerung nieder. Bei diesem Patienten besteht außerdem eine korneale Hypoxie mit Neovaskularisation. Diese Linsen waren übrigens so angepaßt, daß sie die Lider hochhielten.

6 Prothetik

547 Verschiedene Typen von Augenprothesen. *Oben links:* undurchsichtige weiße Haptik mit farbiger Iris und schwarzer Pupille. *Oben rechts:* klare Haptik mit getönter Iris. *Mitte:* klare Haptik, Iris und Pupille undurchsichtig. *Unten links:* undurchsichtige weiße Haptik mit hellblauer Iris. *Unten rechts:* klare Haptik und Pupille mit schwarzer Iris.

548 Prothesenherstellung. Verschiedene Stufen des Herstellungsverfahrens.

547

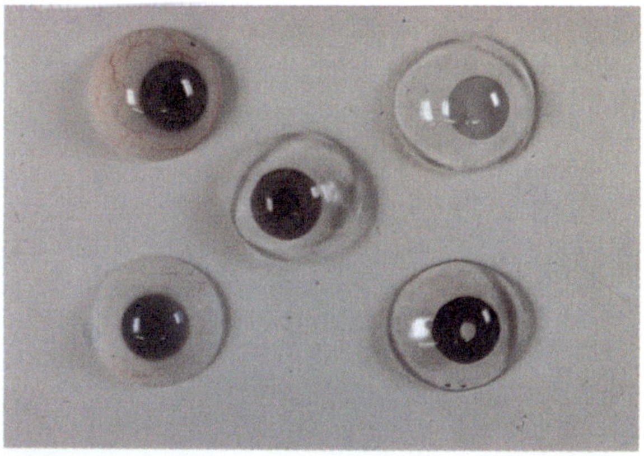

548

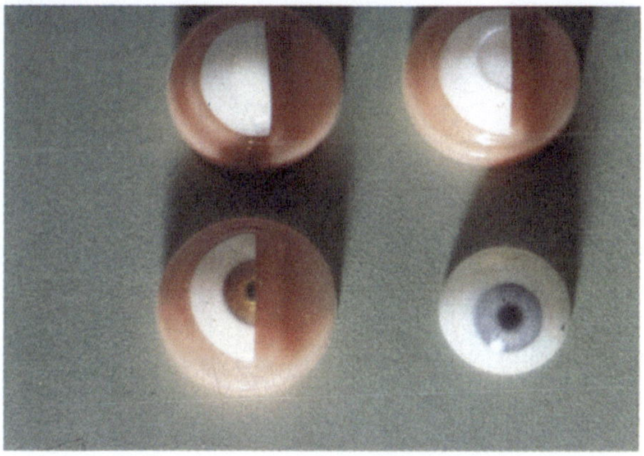

Korneallinsenprothesen

549 Korneallinse mit Irisfärbung.

550 Korneallinse mit Irisstruktur.

551 Okklusionslinse in der Größe des HH-Durchmessers.

549

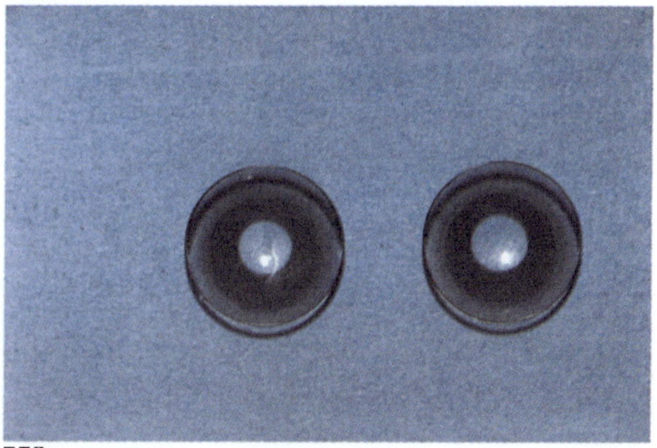

551

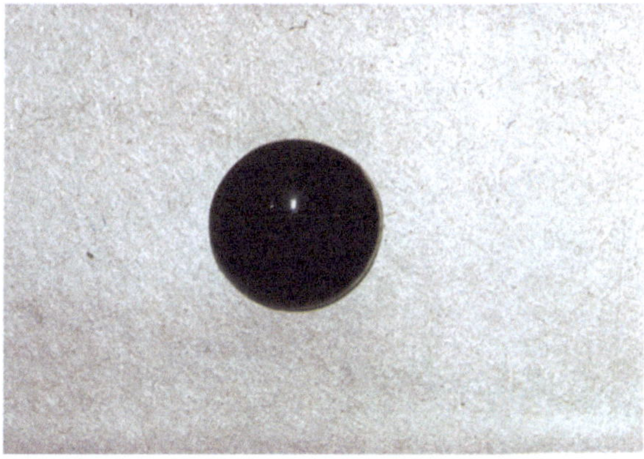

550

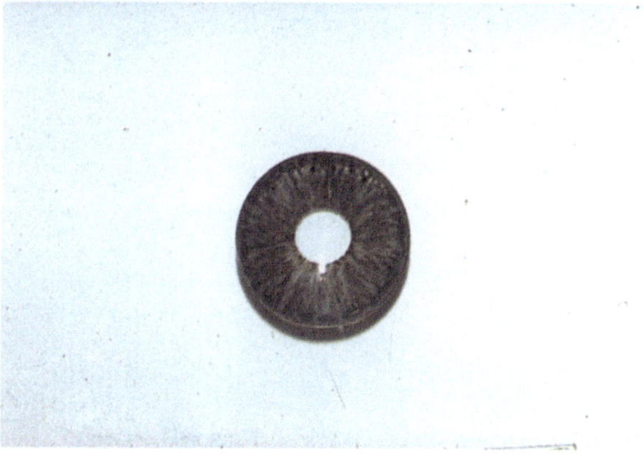

552

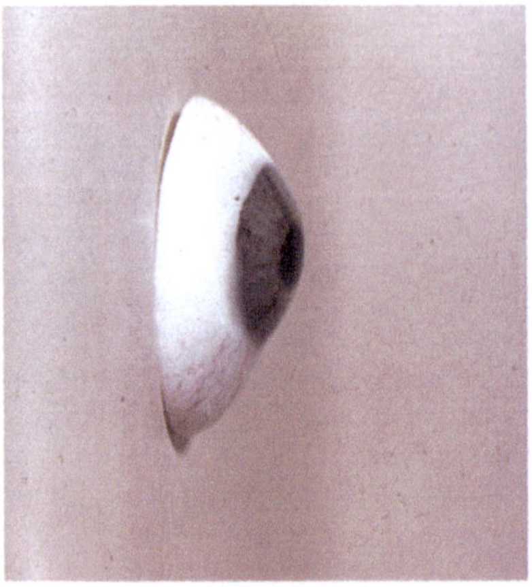

552 Harte Schalenprothese.

553

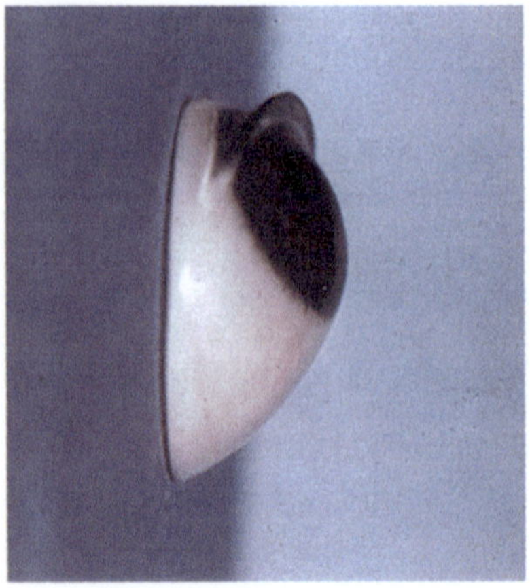

553 Schale mit Wulst zum Hochhalten des Lids bei Ptosis.

554 – 556 Schalenprothese für ein nach außen schielendes blindes Auge. Oft läßt sich auch noch eine kosmetische Verbesserung mit einer Brille erreichen, die das betroffene Auge vergrößert oder verkleinert oder mit einem Prisma verschiebt.

554

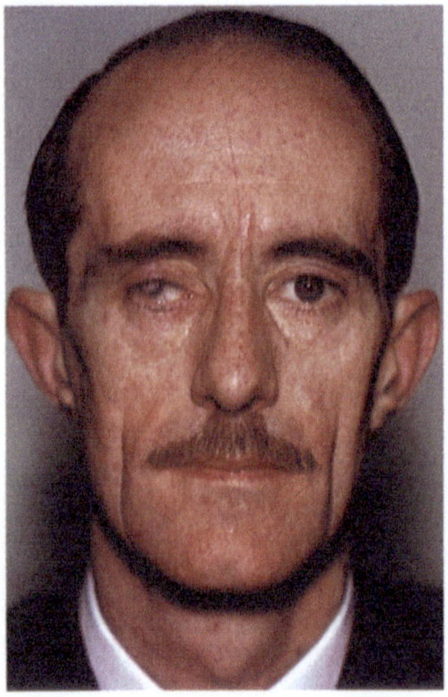

555

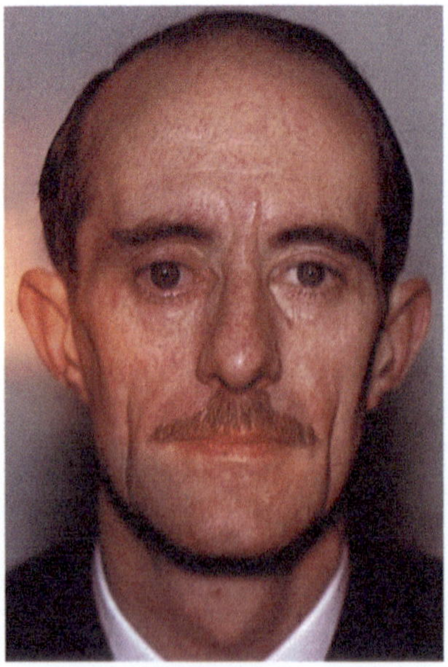

556

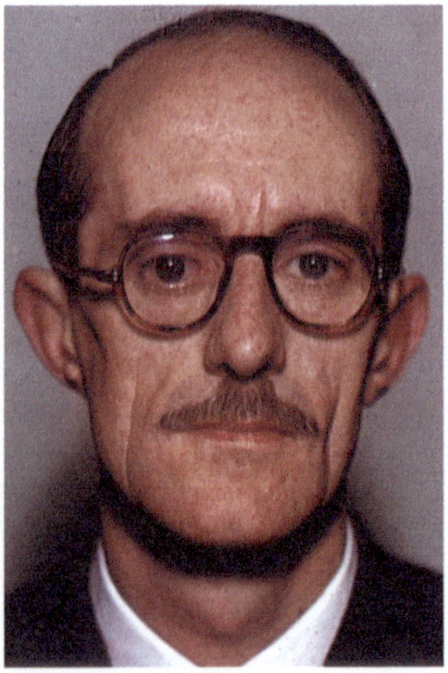

557, 558 Schalenprothese für ein nach außen schielendes blindes Auge. Dermoid.

557

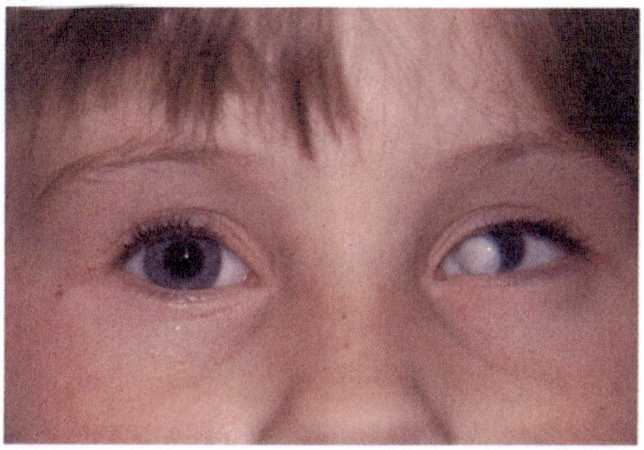

558

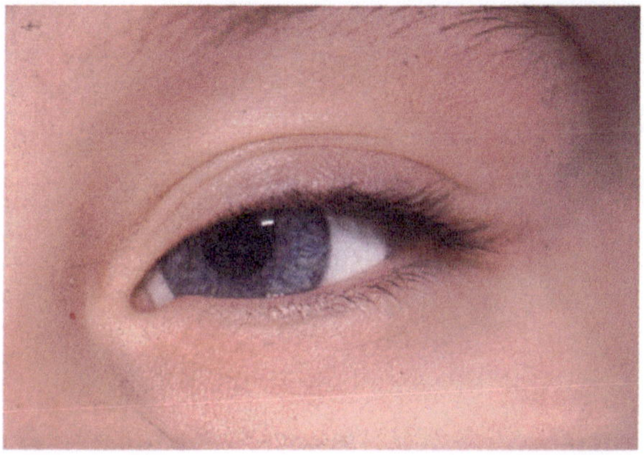

559, 560 Schalenprothese für ein nach innen schielendes Auge. Farbige Schalenprothese.

559

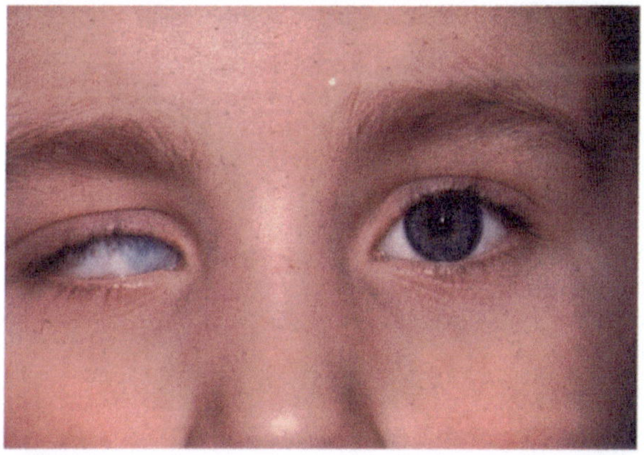

560

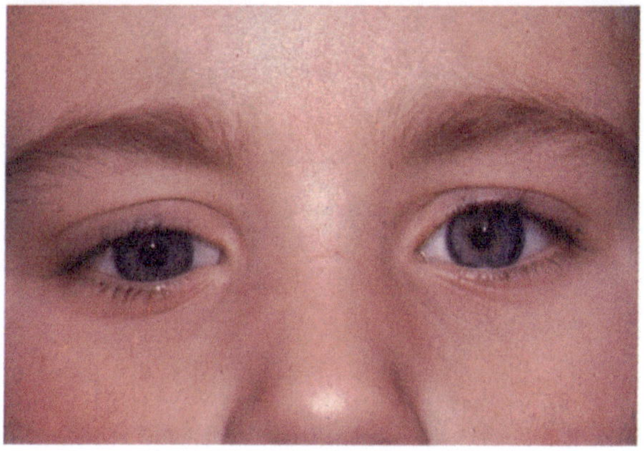

561

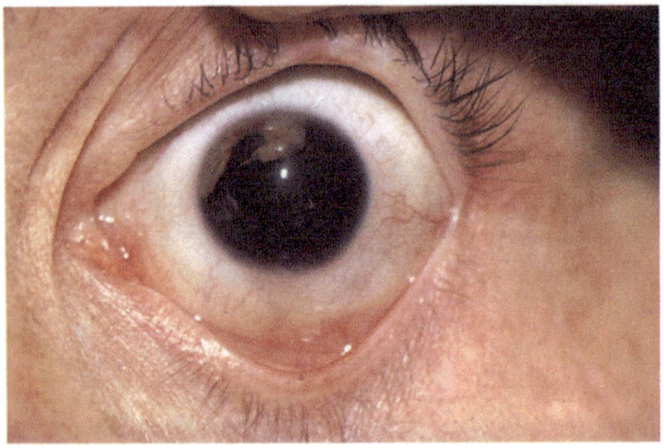

562

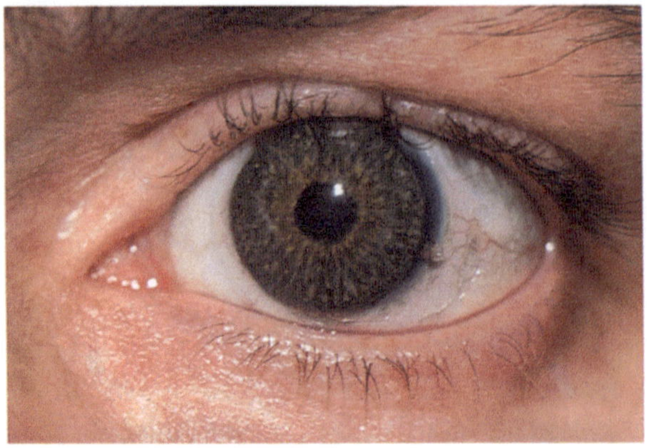

561, 562 Sekundäre Aniridie. Linse mit Irisstruktur gegen starke Lichtempfindlichkeit bei traumatischer Aniridie, gleichzeitig kosmetische Verbesserung.

563

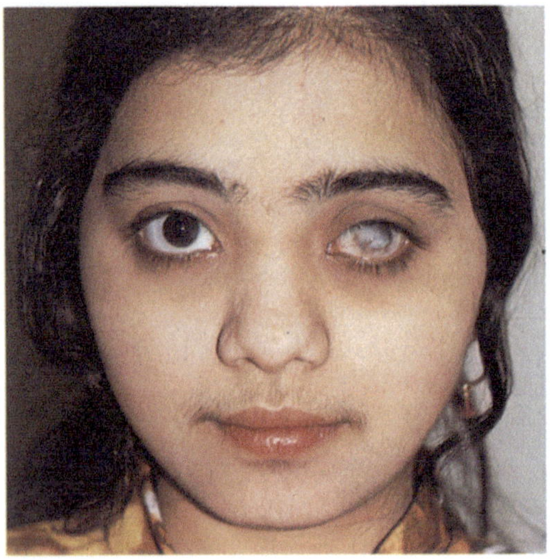

564

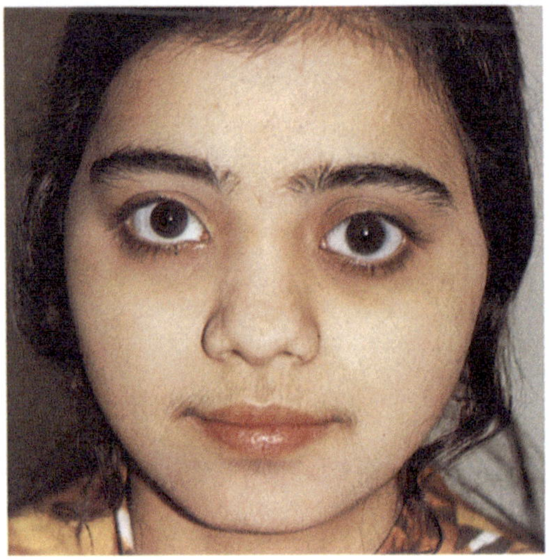

563, 564 Augenprothese bei einem Kind. Nach Infektion erblindetes Auge, kosmetische Verbesserung durch Schalenprothese.

565

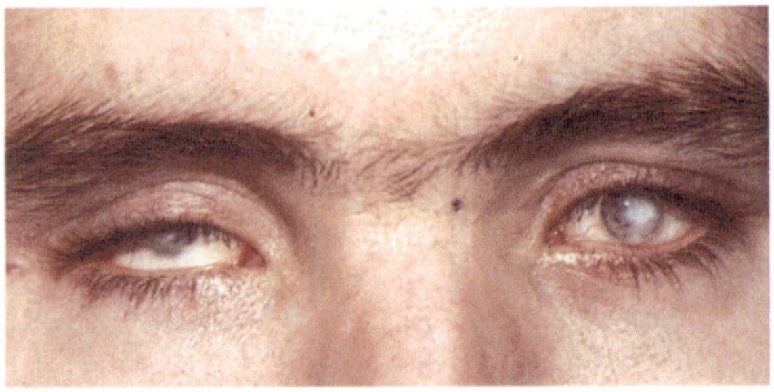

566

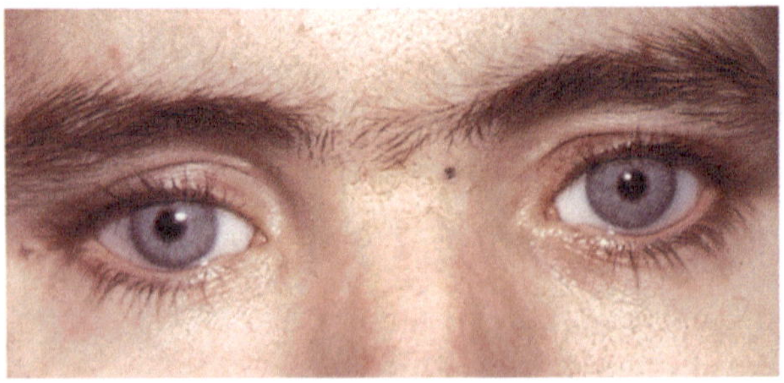

565, 566 Beidseitige Leukome der Hornhaut als Folge einer neonatalen Infektion. Da der Patient noch Lichtschein wahrnahm, wurde er mit Schalen versorgt, die eine klare Pupille enthielten.

567, 568 **Albino.** Als Lichtschutz und zur Korrektur des Astigmatismus. Bei okulärem Albinismus besteht oft ein stärkerer Astigmatismus. Beachte die Photophobie des Patienten: ohne Kontaktlinsen werden die Augen leicht zugekniffen (Abb. 567).

567

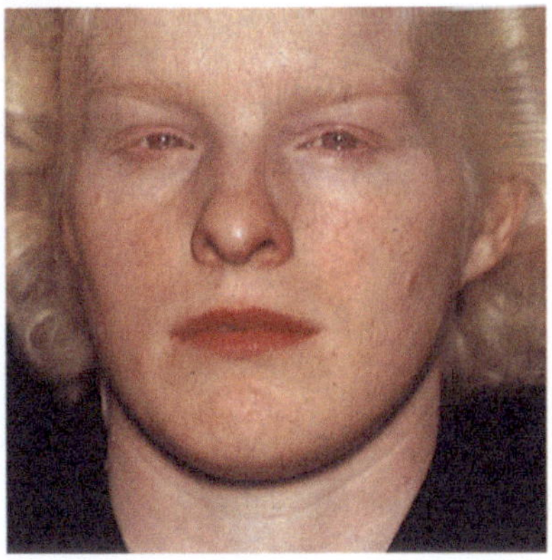

568

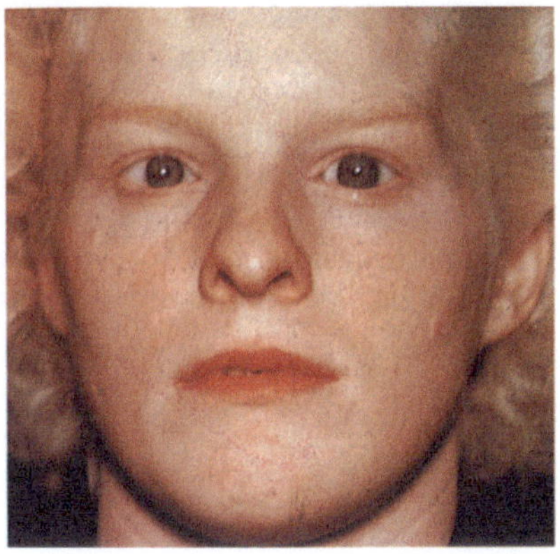

569

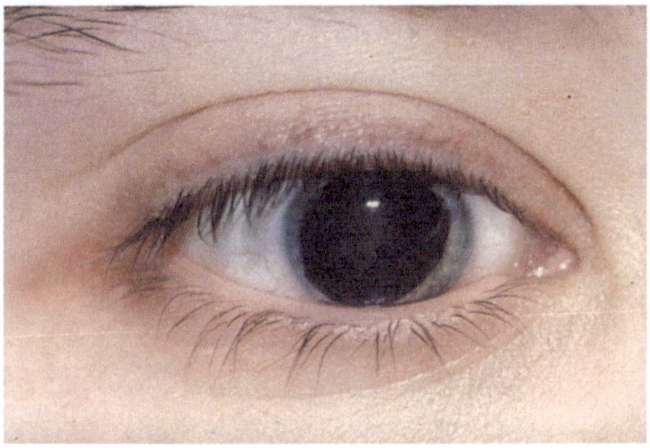

570

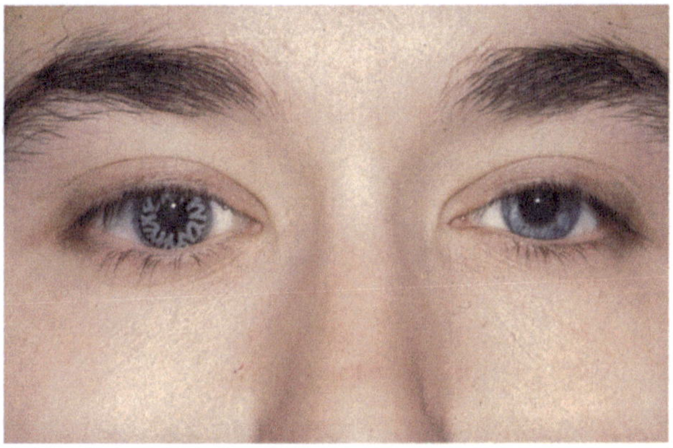

569, 570 Traumatische Aniridie. Versorgung des rechten Auges mit harter Korneallinse (Nusyte) mit Irisstruktur und optischer Korrektur.

571

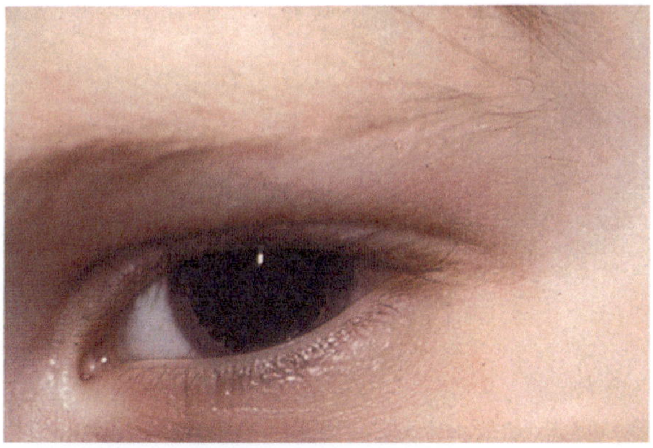

572

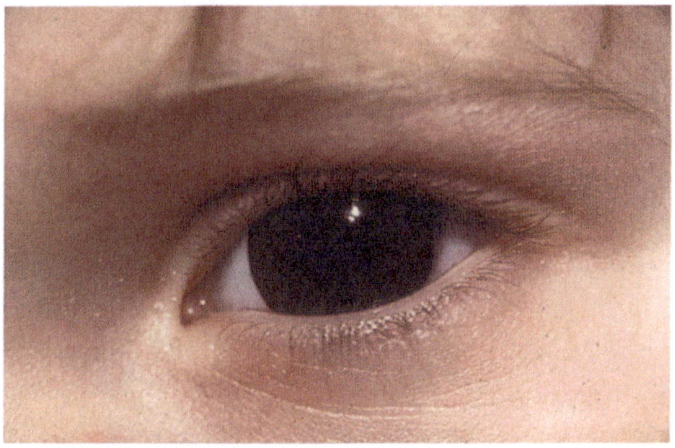

571, 572 Kongenitale Aniridie. Versorgung mit hydrophiler Linse mit Irisstruktur (Weicon).

573, 574 Iriskolobom nach Verletzung. Versorgung mit weicher hydrophiler Irisprintlinse (Weicon), die nach einem Photo angefertigt worden war. Wenn man keine passend gefärbte Linse findet, kann man sich durch die Anpassung zweier gleichfarbiger Irisprintlinsen helfen. Farbaufdrucke unter Verwendung photographischer Vorlagen sind bei verschiedenen Weichlinsenmaterialien möglich.

573

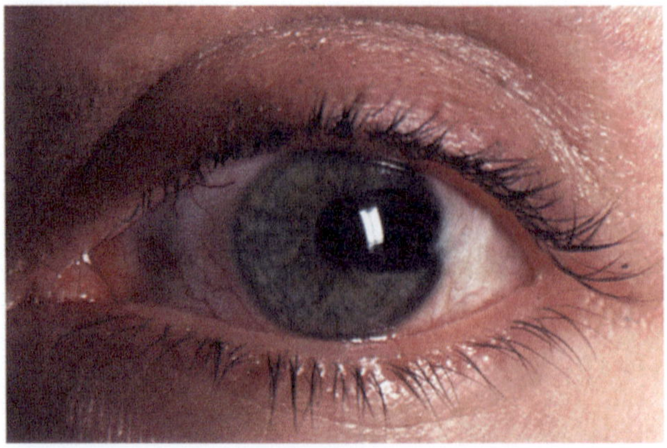

574

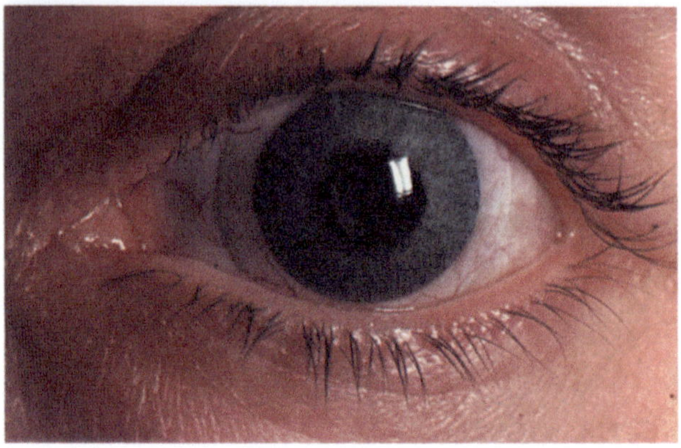

575, 576 Blindes Auge, Versorgung mit gefärbter Weichlinse (Igel Optics).

575

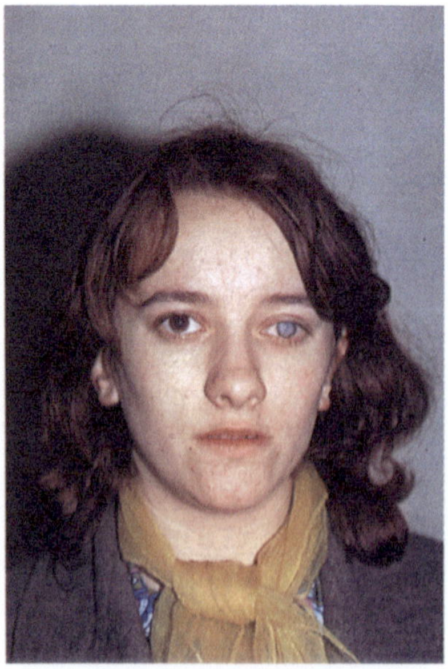

576

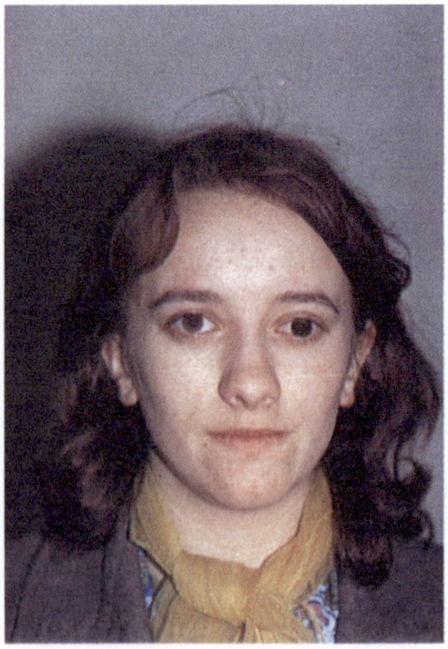

577, 578 **Weiche Okklusionslinse mit schwarzer Pupille** bei Diplopie.

579, 580 **Gefärbte Weichlinse** zur Maskierung einer inoperablen Katarakt (Igel Optics).

577

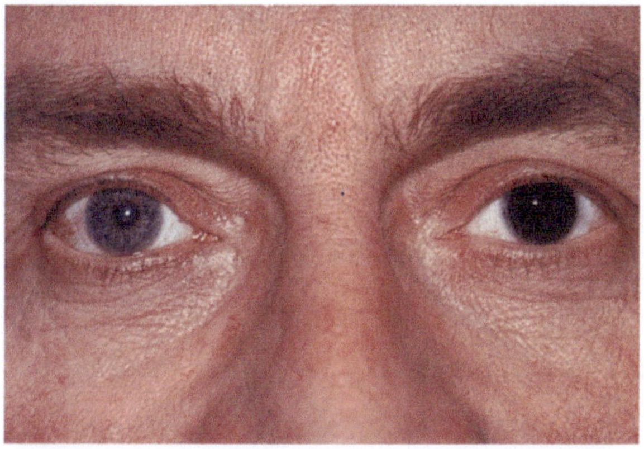

578

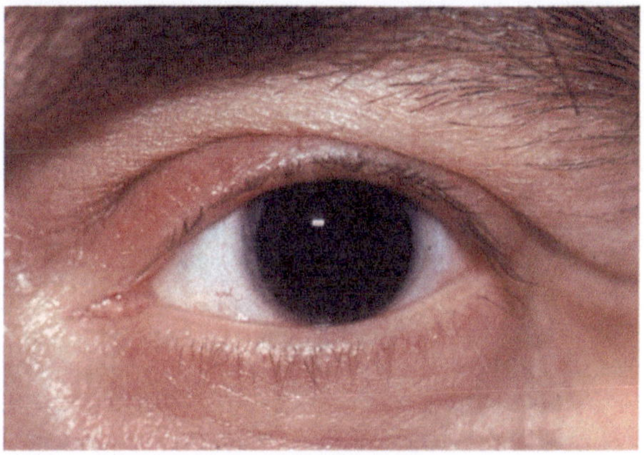

579

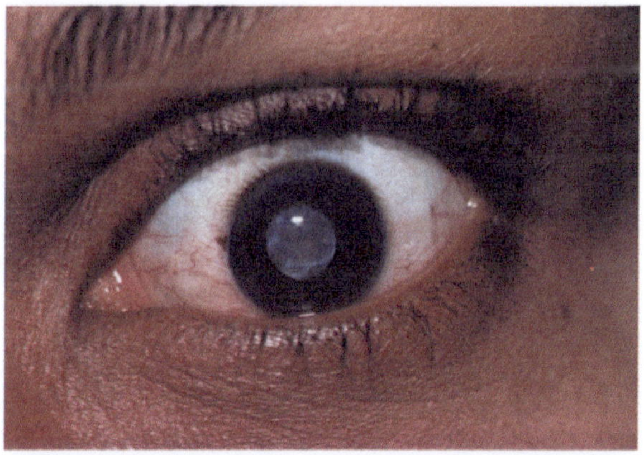

580

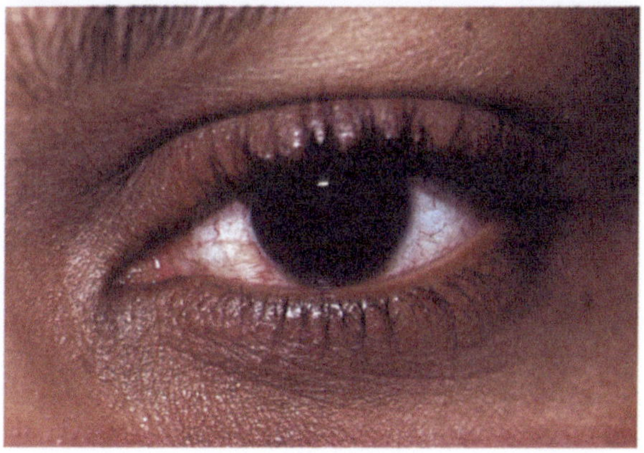

Orbitale Prothesen – Kunstaugen

Anfertigung der Prothese:
1. Anhand eines Abgusses von der Augenhöhle (s. Sklerallinsen, S. 23 und Abb. 581 – 583) oder 2. ausgehend von einer halbkugeligen Prothese (Abb. 586 bis 595).

581
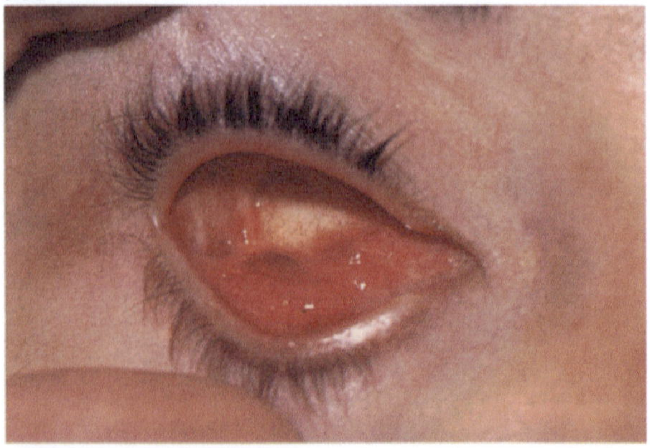

581 Anophthalmushöhle mit eingewachsenem Implant.

Gegossene Prothesen

582
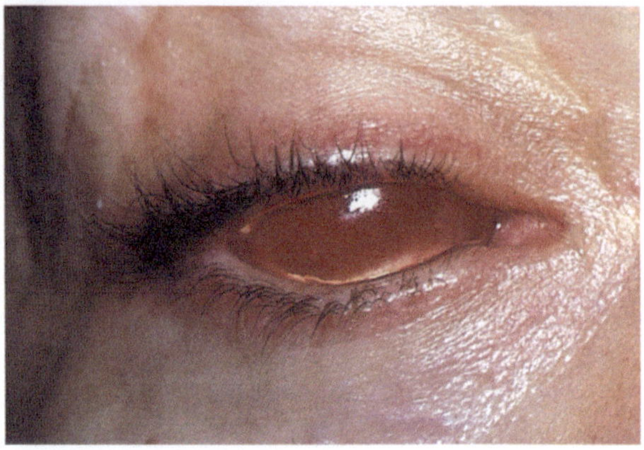

582 Klare Acrylprothese, probeweise eingesetzt, um die Lage der Pupille und die Größe der Iris einzuzeichnen; angefertigt nach einem Abguß der Augenhöhle.

583
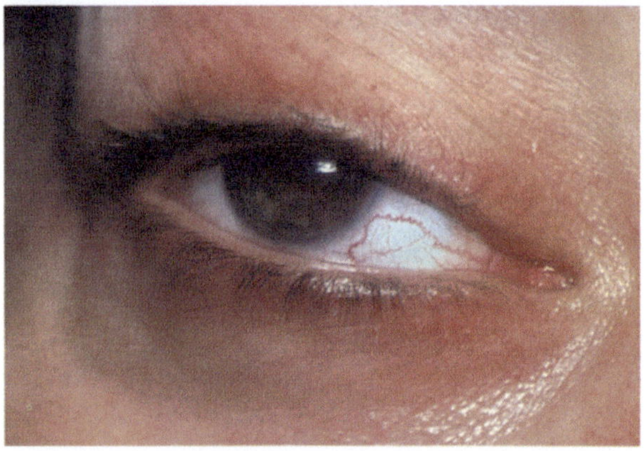

583 Fertiges Kunstauge

Ein häufiges Problem

584
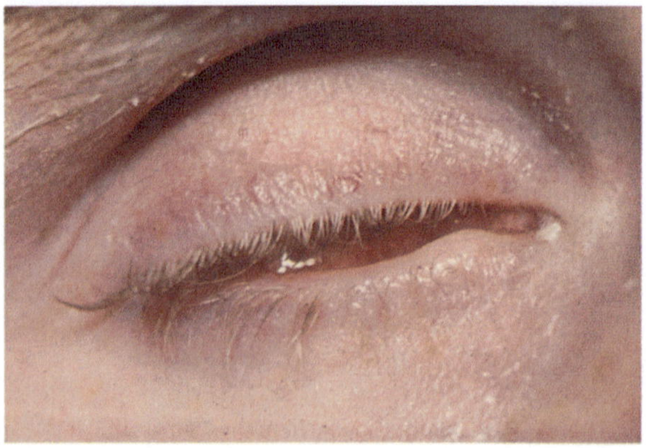

584, 585 Tiefe Oberlidfalte infolge orbitaler Fettatrophie und Retraktion des Levators. Man beachte auch das Ektropium des Unterlides.

585 **Bestmögliche Prothese**

585

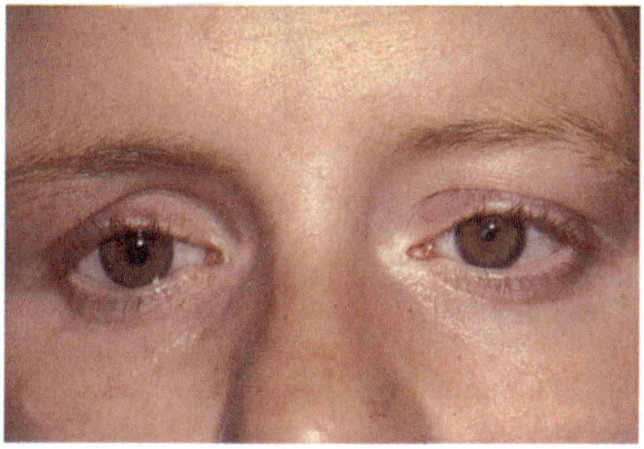

Vorgefertigte Kunstaugen

586

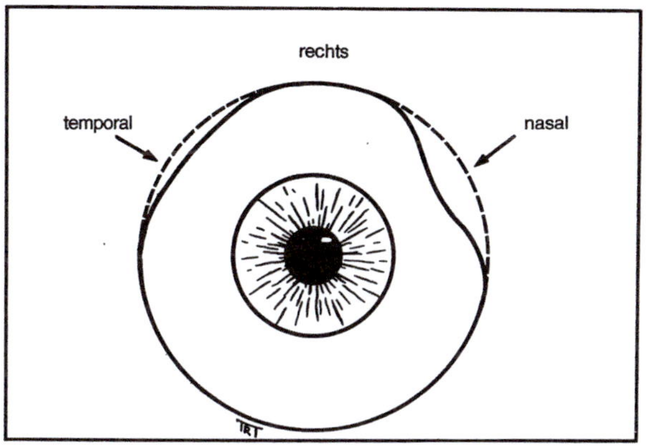

586 Umrißzeichnung eines Kunstauges. Man beachte die nasale Einbuchtung und den prismenförmigen Umriß.

587

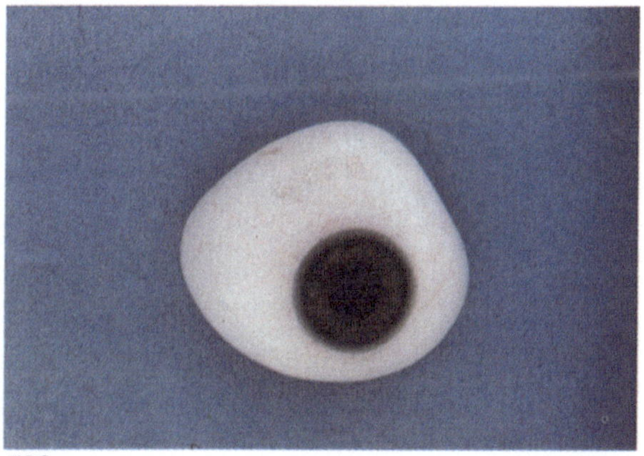

587 Kunstauge aus einem Anpaßsatz. Prismenform und nasale Einbuchtung verhüten ein Verdrehen der Prothese.

588 – 591 Prothesenformen. In den Zeichnungen sind die Stellen angegeben, wo die Prothesen verändert werden können, um eine bessere Zentrierung (*1–4*) oder eine Auffüllung der Oberlidfalte zu erzielen (*6*).
Diese Modifikationen kann man entweder durch Ankleben von Wachs und erneuten Abguß oder durch Wegnahme überstehender Stellen erreichen.

589

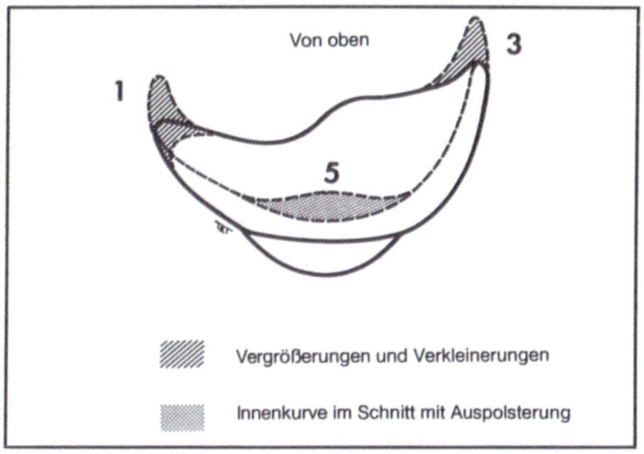

588

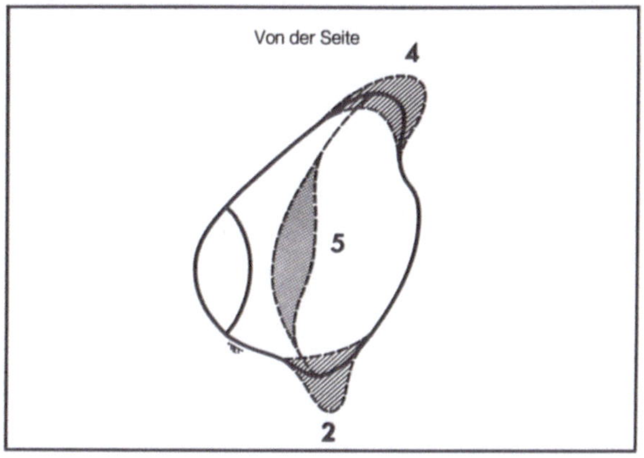

590

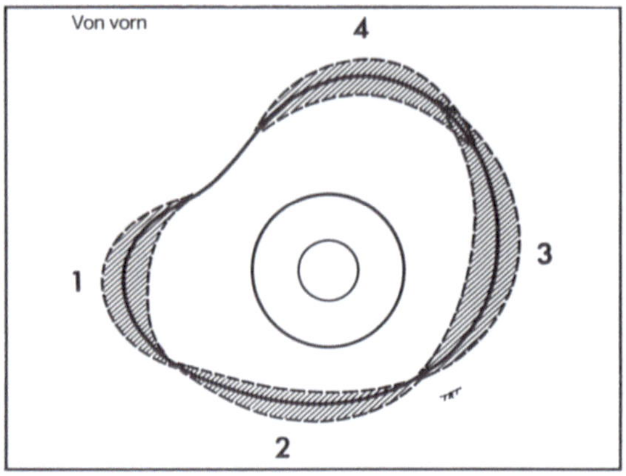

591

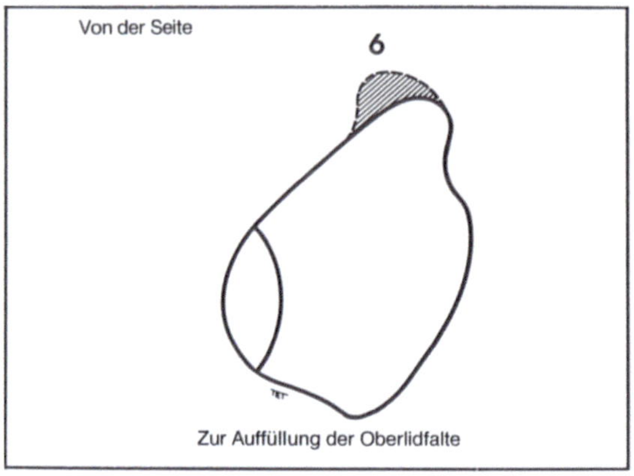

592 **Kunstaugenanpaßsatz** (Nissel-Kunstaugen)

593 **Irisfarbensatz** (Nissel-Kunstaugen)

594 **Sklerafarbensatz** (Nissel-Kunstaugen)

592

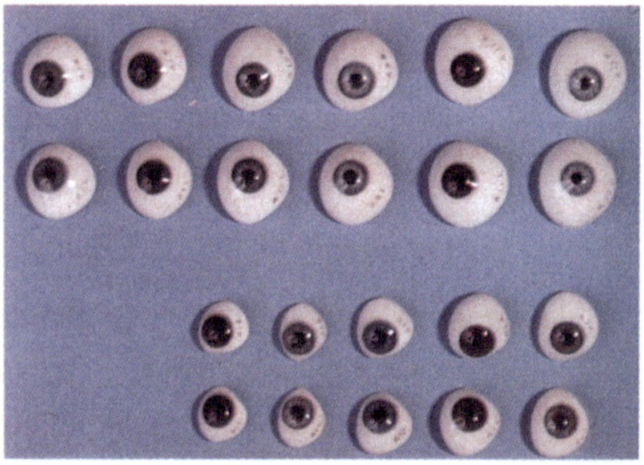

594

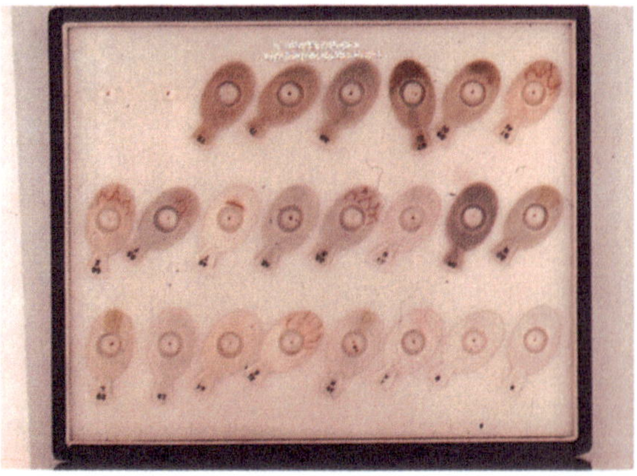

593

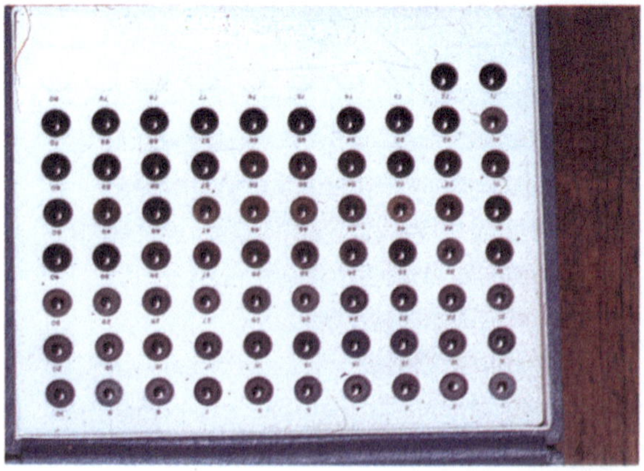

595 Sklerafarbprobe mit Iriseinsatz zum Farbvergleich (Nissel-Kunstaugen).

595

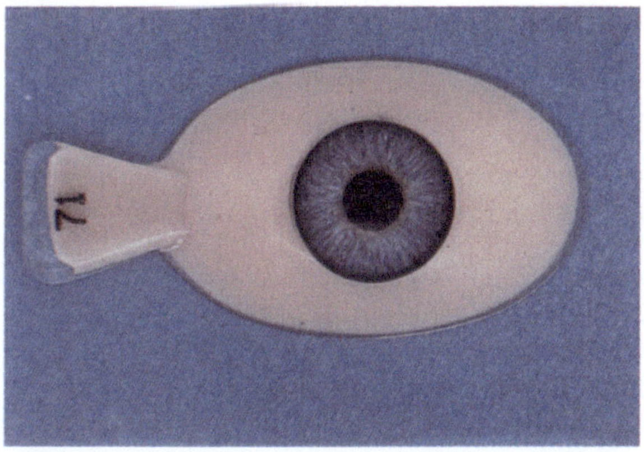

Abänderungen an der vorgefertigten Prothese

596 Kunstauge (rechts)

597 Die probeweise eingesetzte Prothese rutscht zu weit nach außen. Links wurde bereits eine Prothese angepaßt. Beidseitiger Anophthalmus.

598 Abänderung der rechten Prothese mit Wachs, anschließend erneuter Guß.

599 Weitere Abänderung mit Wachs.

600 Endergebnis

596

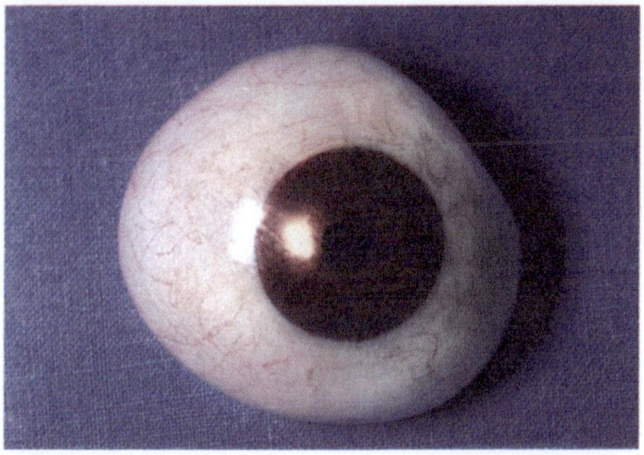

597

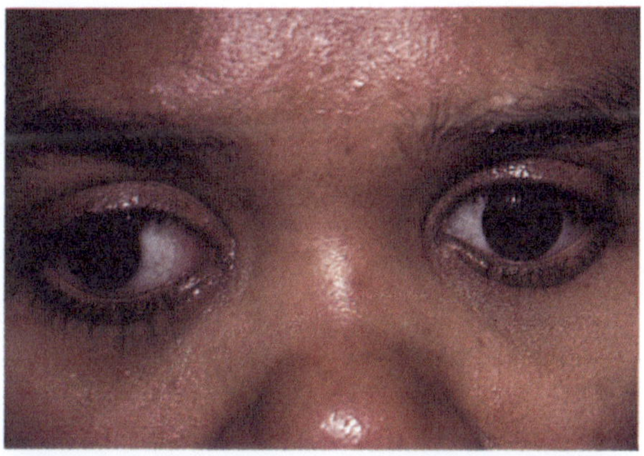

598

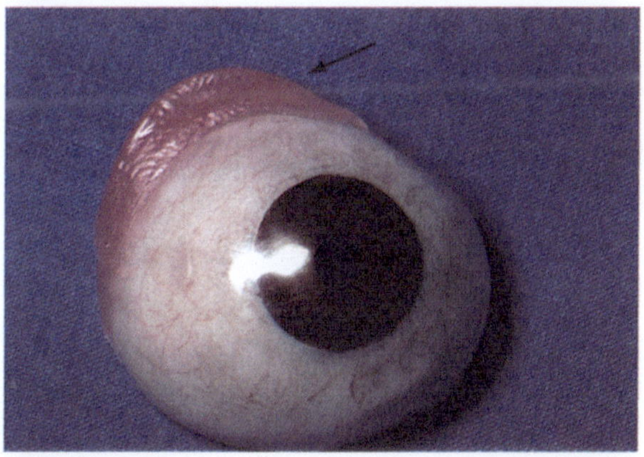

599

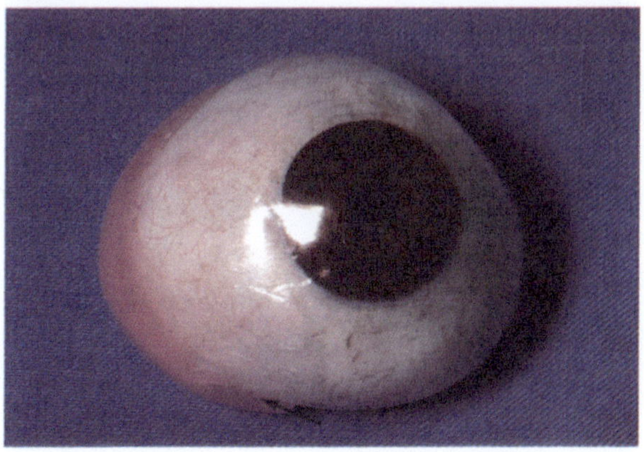

600

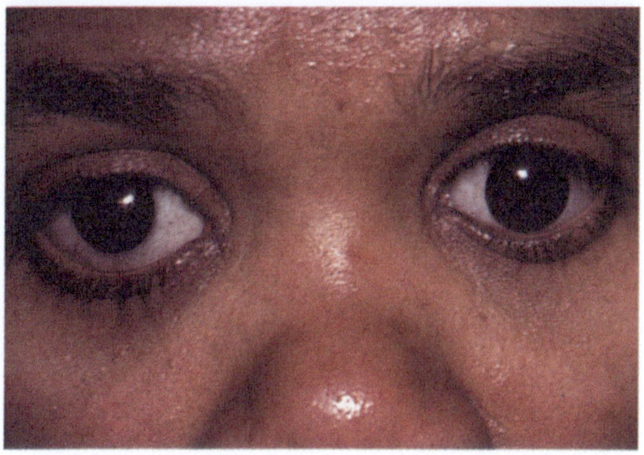

601 – 603 Kunstaugen. In manchen Fällen ist es notwendig, die Anophthalmushöhle zu revidieren und das Implantat zu modifizieren oder ein Ektropium vor Anpassen des Kunstauges zu korrigieren. Diese Abbildung zeigt ein unteres Ektropium mit Erweiterung der temporalen Lidspalte. Hochziehen des unteren Tarsus zur Innenseite des Oberlides, von dem ein Teil zuvor reseziert wurde, gibt dem Auge wieder ein normales Aussehen. Zeichnung der Ektropiumoperation (Tarsorrhaphie, Abb. 603).

601

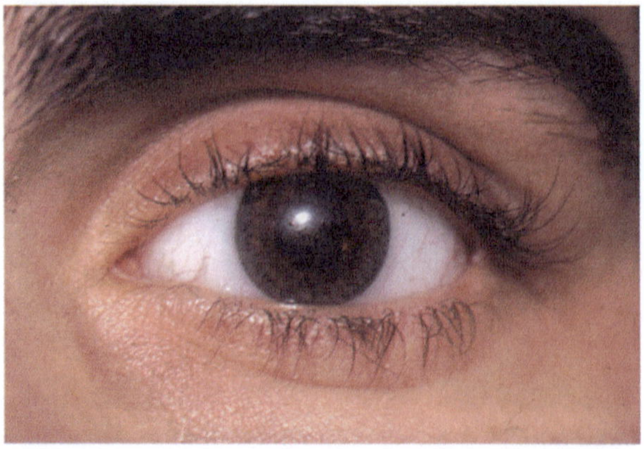

602

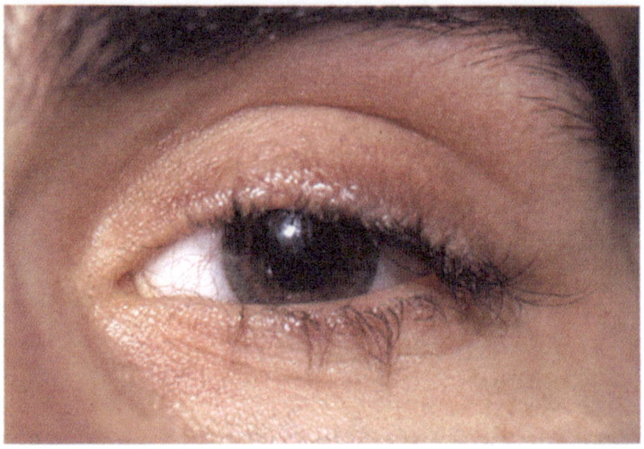

603

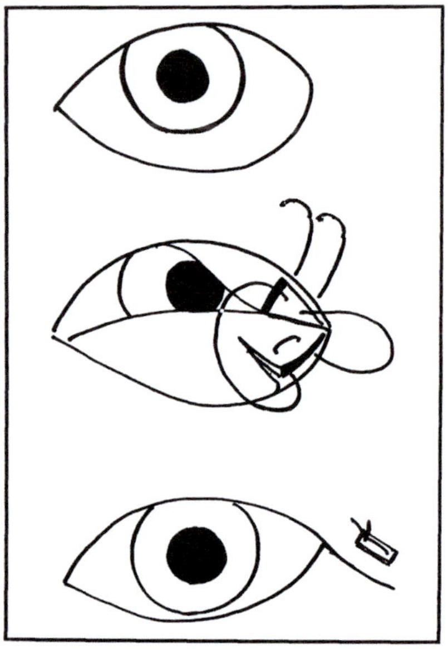

604 Kunstaugen. Beidseitige kongenitale Anophthalmie. Strangartige Anophthalmushöhle. Blepharophimose.

604

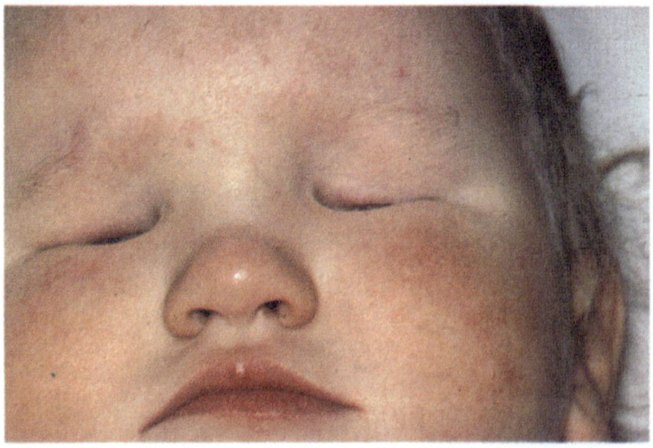

605 Kunstaugen. Vorläufige Anpassung von schwarzen Kugeln. Bei Säuglingen müssen laufend größere Kugeln eingesetzt werden, bis die Anophthalmushöhle hinreichend weit geworden ist, um ein Kunstauge aufzunehmen. Es können Prothesen aus gefärbten weichen Materialien verwendet werden.

605

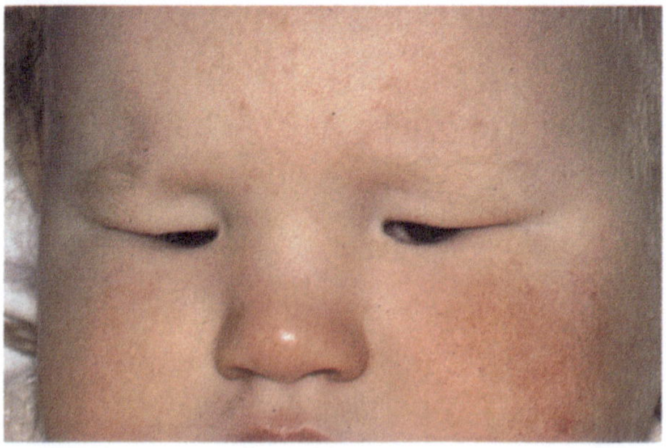

Sachverzeichnis

(Zahlen = Abbildungsnummern)

MIX
Papier aus verantwortungsvollen Quellen
Paper from responsible sources
FSC® C105338

If you have any concerns about our products,
you can contact us on
ProductSafety@springernature.com

In case Publisher is established outside the EU,
the EU authorized representative is:
Springer Nature Customer Service Center GmbH
Europaplatz 3, 69115 Heidelberg, Germany

Printed by Libri Plureos GmbH
in Hamburg, Germany